Können wir 150 Jahre alt werden?

Prof. Dr. Michail Tombak

Können wir 150 Jahre alt werden?

Aus dem Englischen von
Helwin Horras

Synergia

Hinweis:
Alle Vorschläge zu Rezepten, Methoden, Therapien, Behandlungen oder zu Änderungen des Lebensstils, wie sie in diesem Buch beschrieben sind, sollten nach dem Ermessen des Lesers und immer unter der Aufsicht eines ausgebildeten und amtlich zugelassenen Therapeuten durchgeführt werden. Weder der Autor, noch der Übersetzer, Lektor oder Verlag haften für Sach- und Personenschäden, die direkt oder indirekt aus der Verwendung und/oder der Umsetzung der in diesem Buch enthaltenen Informationen entstehen.

2. Auflage, 2012
Nachdruck, veröffentlicht im Synergia Verlag
www.synergia-verlag.de

Alle Rechte vorbehalten
Copyright 2011 by Synergia Verlag, Darmstadt

Umschlaggestaltung, Gestaltung und Satz: FontFront.com
Printed in EU
ISBN-13: 978-3-9810894-6-2

Bibliografische Information der Deutschen Bibliothek
Die Deutsche Bibliothek verzeichnet diese Publikation in der deutschen Nationalbibliographie; detaillierte bibliografische Daten sind im Internet unter http://dnb.ddb.de abrufbar.

Inhalt

Vorwort	9
Der Autor an seine Leser	10

Kapitel 1
Fünf Faktoren, die Gesundheitsschäden verursachen — 15

Können wir 150 Jahre alt werden?	17
VERNACHLÄSSIGTE WIRBELSÄULE	18
Kranke Wirbelsäule gleich kranker Körper	18
FALSCHES ATMEN	20
FALSCHE ERNÄHRUNGSWEISE	22
Was wir essen und „was uns isst"	22
Die Gefährlichkeit raffinierter Nahrung	23
• Süße Mörder	23
Milchsucht	**24**
• Krankheit aus der Flasche	24
• Wer braucht Geschwüre?	26
• Unverdauliches Kasein	26
• Kalzium, Fett und Cholesterin	28
• Das Überwinden der Sucht	29
Zeitbombe Fleisch - die Wahrheit	**30**
Weniger Mehl - mehr Energie!	**32**
• Weißes Mehl lässt uns leiden	32
• Gefährliche Hefe	33
• Ungesäuertes Brot	33
• Der Teufelskreis	34
• Unsere Ernährung und unser Gemütszustand	34
Wir sind, was wir essen	**35**
• Nicht jeder muss Vegetarier sein	38

- Krankheit auf dem Teller — 38

MANGEL AN INNERER KÖRPERHYGIENE — 39
Halte Deine Gesundheit in Ehren und pflege sie
so sorgfältig und liebevoll wie Dein Auto. — 39
Selbstvergiftung — 42
Blut gleich Leben — 44
Die Mikroflora des Dickdarms — 45
Der Dickdarm, die „Sicherung" unserer Gesundheit — 45
Die sieben Reinigungssysteme in unserem Körper — 46
Können wir stolz darauf sein, wie wir leben? — 49

UNFÄHIGKEIT, EIN GLÜCKLICHES LEBEN ZU FÜHREN — 49

Kapitel 2
Die gesunde Wirbelsäule,
Grundlage eines gesunden Körpers — 51

Warum ist es gesund, auf einer festen
Matratze zu schlafen? — 53
Warum schadet das Schlafen auf einer
weichen Matratze? — 54
Warum ist es gesund, auf einem festen
Kopfkissen zu schlafen? — 55
Eine Wirbelsäulenoperation sollte der
allerletzte Ausweg sein! — 56
Vorbeugung ist die beste Art, um Probleme
mit der Wirbelsäule zu vermeiden. — 57

Kapitel 3
Fettleibigkeit, Ihr schlimmster Feind — 59

Die Wirbelsäule steuert unseren Stoffwechsel — 62
Warum sind Diäten unwirksam? — 63

Schlechte Angewohnheiten, die zu Fettleibigkeit führen	67
Wie Sie tatsächlich Gewicht verlieren?	70

Kapitel 4
"Natürliche Ärzte", die immer bei Ihnen sind — 79

Leben ist Bewegung	**82**
• Der heilende Spaziergang	83
• Das heilsame Laufen	83
• Das Barfußgehen	85
LUFT	**88**
Der Atem des Lebens	**88**
Unsere Atmung und das Altern	**89**
Atmung und Rauchen	**90**
Richtige Atmung hilft beim Abnehmen	**91**
Atmen für die Gesundheit	**92**
• Die volle Atmung	93
• Die therapeutische Atmung	94
• Die reinigende Atmung	95
• Die Sonne-Mond-Atmung	95
• Die vietnamesische Atemtechnik	97
WASSER	**98**
Wasser kann ein Heilmittel oder ein Gift sein	**98**
Das Wasser in unserem Körper	**98**
Das Wasser, das wir trinken	**99**
• Mineralwasser	99
• Strukturiertes Wasser	100
Wie sollten wir trinken?	**101**
Was ist besser: Tee oder Kaffee?	**102**
Das Gedächtnis des Wassers	**104**
Säfte können Wunder vollbringen	**105**
• Frisch gepresste Säfte sind das Beste	105

- Frucht- und Gemüsesäfte, die Quelle der Gesundheit   108
Cocktails, die heilen   **116**

HITZE UND KÄLTE   119
Das heilende Wasser   **119**
Therapeutische Bäder für zu Hause   **121**
Die außergewöhnliche Kraft der Sauna   **123**
- Steigern Sie Ihre Abwehrkräfte!   124
- Wer kann die Sauna nutzen?   125
- Die Sauna und Ihr Herz   125
- Die beruhigende Sauna   125
- Die reinigende Wirkung der Sauna   126
- Die Kraft der Sauna   126
- Die Sauna und Ihre Haut   127
- Was sollten wir in der Sauna trinken?   128

NAHRUNG   130
Richtig kombinierte Nahrungsmittel   **132**
- Regeln zum Verzehr proteinreicher Nahrung   133
- Regeln zum Verzehr kohlehydrathaltiger Nahrung   134
- Regeln zum Verzehr von Fetten   136
- Regeln zum Verzehr von Obst   138
- Regeln zum Verzehr von Gemüse   138
- Wie sollten wir unsere Nachspeisen essen?   140

Die Geheimnisse einer gesunder Ernährung   **141**
- Wie Sie eine gesunde Ernährung planen   145
- Leere Kalorien   146
- Das Prinzip der Selbstverdauung   147
- Die Nahrung der Weisen   148

Der Geschmack von Nahrungsmitteln   **154**
- Der Geschmack von Nahrungsmitteln   157
- Das „Verdauungsfeuer"   157

Wie viel sollten wir essen?   **160**
- Die goldene Mitte   160

- Das Verändern von Essgewohnheiten 161
Unsere Ernährung und der Krebs **163**
- Inhaltsstoffe, die bösartige Tumore verursachen können 164
- Substanzen, die uns vor Krebs schützen 166

GEIST **170**
Was ist eine Krankheit? **170**
Lernen Sie über sich selbst **176**
Heilende Gedanken **180**
Positive Lebenseinstellung **183**
- Freude im hohen Alter 183
- Altern ist eine Frage der Einstellung 184
- Der Mechanismus des Alterns 185
- Die Kunst, jung zu bleiben 186
- Die Geheimnisse von Falten 188

Unser Aussehen, das Spiegelbild unserer Gesundheit **189**

Kapitel 5
Etwas Gedankennahrung **197**

Fragen und Antworten **199**
- Herzinfarkt 199
- Alkohol 204
- Wie man Osteoporose bekämpft 207
- Hämorriden 215
- Vorbeugung gegen Krebs 217
- Die Schädlichkeit synthetischer Vitamine 221
- Ernährung und Empfängnis 224
- Prostataentzündung 225

Kapitel 6
Die vollständige Entgiftung des Körpers **229**
ÄUSSERE KÖRPERHYGIENE **232**
Die Reinigung der Zähne **232**

Die Reinigung der Zunge 234
Die Reinigung der Nase 234
Die Reinigung der Ohren 237

INNERE KÖRPERHYGIENE 238
Die Entgiftung des Dickdarms 240
- Die Darmspülung 241
- Die Verwendung von Kefir, Apfelsaft und Gemüsesalaten zur Reinigung des Dickdarms 245
- Die Verwendung von Obst, um den Dickdarm zu entgiften 245
- Der Aufbau einer gesunden Darmflora 247

Die Entgiftung der Leber 249
- Anweisungen zur Leberentgiftung 252
- Wie oft können Sie Ihre Leber entgiften? 258
- Die Ernährung nach der Leberentgiftung 259
- Die Entgiftung der Leber durch Gemüsesäfte 260
- Die Entgiftung der Leber durch Apfelsaft 260

Die Entgiftung der Knochen und Gelenke 261
Die Entgiftung der Nieren 263
Die Entgiftung der Lymphe und des Blutes 265
Die Entgiftung des Blutkreislaufes 266
Zusätzliche Methoden, den Organismus zu entgiften 267
- Der Honigeinlauf 267
- Der Kaffee-Einlauf 267
- Die Entgiftung der Leber 267
- Die Entgiftung der Nieren 269
- Die Entgiftung des Blutkreislaufes 270
- Die Entgiftung der Schilddrüse 271
- Die Entgiftung der Atmungsorgane 272
- Die Reinigung der Augen 273
- Körperentgiftung durch schwarzen Rettich 273
- Die Entgiftung des Körpers (Reinigung von Radionukliden und Schwermetallen) 275
- Ölspülung 276

Kapitel 7
Gesundheit ohne Medikamente
Volkstümliche Naturheilmittel 279

Anwendung von Naturheilmitteln gegen:
Wetterbedingte Krankheiten	282
Störungen des Verdauungssystems	288
Herz-Kreislauf-Störungen	292
Schmerzen in den Gelenken, Knochen und Muskeln	296
Diabetes	298
Verzögerung der Wechseljahre	298
Augenbeschwerden	299
Verbrennungen	300
Wassersucht	300

Regeneration des Körpers nach einer schweren Krankheit 301

Die heilende Kraft von Apfelessig 301
Heiltherapien mit Apfelessig 303

ANHANG A Interviews mit dem Autor 305

ANHANG B Auszüge aus Artikeln eines Monatsmagazins 313

ANHANG C Rezepte für die Gesundheit 325

ANHANG D Äußere Anzeichen innerer Erkrankungen 337

ANHANG E Der Biorhythmus und Ihre Haut 345

Vorwort

Über Wege und Methoden, die zu einem gesunden und langen Leben führen, ist schon sehr viel geschrieben worden. So wird heutzutage eine unüberschaubare Zahl an Wundermitteln wegen ihrer angeblich außergewöhnlichen Wirkungen auf spektakulärste Weise angepriesen. Doch die Menschen werden getäuscht und im Glauben gelassen, dass eine stabile Gesundheit nur die Folge der Wunderpille ist, die man gerade geschluckt hat. In Wirklichkeit aber erfordert die Rückkehr zu vollkommener Gesundheit viele Jahre unserer Bemühungen, da auch unsere Krankheiten und Leiden durch die Vernachlässigung des Körpers über viele Jahre hinweg entstanden sind. Unsere Gesundheit hängt also niemals von der Einnahme irgendwelcher Wundermittel ab, die zu einem gewünschten Gewichtsverlust oder gar einer Aufhebung des Alterungsprozesses führen, sondern ausschließlich von einer Lebensweise, die im Einklang mit der Natur steht. Und genau diese Philosophie ist es, die sich als roter Faden durch dieses Buch zieht. Der Autor dieses Buches, Prof. Dr. Michail Tombak, hat ein ganzheitliches und außergewöhnliches System zur Erhaltung einer stabilen Gesundheit geschaffen.

Dieses Buch enthält keine Wunderdiäten; es enthält vielmehr einfache Richtlinien und Rezepte zum Schutz und zur Erhaltung Ihrer Gesundheit. Es fordert Sie auch nicht dazu auf, akribisch Kalorien zu zählen, sondern es vermittelt einfache und klare Richtlinien für eine natürliche und somit gesunde Ernährung.

Der Autor betont ausdrücklich die engen Wechselwirkungen, die zwischen unserer Gesundheit und der Art, wie wir essen, atmen und auf unsere physischen und psychischen Bedürfnisse Rücksicht nehmen, bestehen. Es kann also keine Rede davon sein, nur die Ernährung einzuschränken, so wie es bei den meisten Diäten empfohlen wird.

Als wir mit den Vorarbeiten zu diesem Buch beschäftigt waren, waren wir von der Bescheidenheit des Autors angenehm überrascht. Er mag es weder, von seinen Erfolgen zu sprechen, noch darüber, wie er sie erreicht hat. Am besten lässt sich auch seine Leistung an den Aussagen der Menschen messen, die sein System zur Erhaltung der Gesundheit bereits angewendet und fest in ihr Leben integriert haben. Dies zeigt auch der folgende Auszug aus einem Gespräch, das der Herausgeber kurz vor der Veröffentlichung dieses Buches mit dem Autor geführt hat.

Prof. Dr. Michail Tombak:
"Wenn Menschen mich nach Erfolgsgeschichten fragen, dann habe ich nur eine Antwort: Es ist leicht, sich vor anderen zu rühmen. Für mich ist das Urteil anderer Menschen der wahre Maßstab für meine Arbeit. Diese Menschen geben mir Auskünfte, die auf ihren persönlichen Erfahrungen und den positiven Veränderungen ihres Gesundheitszustandes beruhen.
Wenn das System, über das ich schreibe, nicht wirksam wäre, dann würden die Menschen meine Bücher auch nicht kaufen. Meine Bücher waren jedoch über die letzten Jahre hinweg immer unter den Top-Bestsellern.
Immer mehr Leser verstehen meine Philosophie von der Aufrechterhaltung der Gesundheit. Sie vertrauen in meine Methoden und sind von ihnen überzeugt, sobald sie feststellen, wie wirksam und positiv sich diese einfachen Methoden auf ihre Gesundheit und damit auf ihren gesamten Körper auswirken. Sie berichten ihren Verwandten und Freunden von ihren Erfolgen und so vergrößert sich ständig der Kreis derer, die Naturheilverfahren bevorzugen.
Meine Aufgabe sehe einfach darin, den Menschen zu zeigen, dass niemand in der Lage ist, die Natur zu überlisten."

Die interessanteste Schlussfolgerung, die sich nach der Lektüre dieses Buches dem Leser offenbart, steckt in einer altbekannten Idee: Unsere Gesundheit liegt in unseren eigenen Händen. Zudem haben alle in diesem Buch empfohlenen Rezepte und Therapien keinerlei Nebenwirkungen und können ohne jede Hilfe sehr leicht zu Hause durchgeführt werden, da dafür immer nur natürliche und leicht erhältliche

Zutaten verwendet werden, die nicht das typische Arsenal an Pharmazeutika beinhalten.

Dieses Buch enthält auch einige ungewöhnliche, zum Teil sogar schockierende, jedoch immer höchst wirksame Methoden und Rezepte zur vollständigen Körperentgiftung. Sie basieren auf Jahrtausende alten Traditionen fernöstlicher und westlicher Naturmedizin, die jedoch von der heutigen Schulmedizin trotz ihrer erwiesenen Wirksamkeit noch immer ignoriert werden.

Zu der Lektüre dieses außergewöhnlichen Buches lade ich Sie recht herzlich ein.

Der Herausgeber

An meine Leser

Meine Leser mache ich darauf aufmerksam, dass die Aussagen in diesem Buch, die praktisch alle Seiten der Funktionen des menschlichen Körpers betreffen, kontrovers diskutiert werden können. So mag es sein, dass einige Experten auf Argumentationsfehler und Ungenauigkeiten im Detail hinweisen werden; das wäre auch verständlich, da ich dieses Buch für eine sehr breite Leserschaft geschrieben habe.

Ich möchte Ihre Aufmerksamkeit auf die Tatsache lenken, dass wir im Grunde sehr wenig über unseren Körper und dessen enge Beziehung zu unserem natürlichen Umfeld wissen. Im Falle einer Gesundheitskrise hängt unser zukünftiges Leben oft davon ab, welche Behandlungsmethoden wir wählen. In Fällen, in denen die Allgemeinmedizin keine Hilfe bieten kann, sollten wir uns daran erinnern, dass es natürliche Therapien gibt, die sich als höchst wirksam erwiesen haben.

Ich bin zutiefst davon überzeugt, dass wir in vielen Lebenssituationen unser eigener Berater und Arzt sein sollten.

Über die Art und Weise wie unser Körper funktioniert, sollten wir uns genügend Wissen aneignen und somit im Stande sein, die Ursachen unserer Krankheiten und Leiden endgültig zu beseitigen.

Wenn - als Folge meiner Ratschläge - Menschen anfangen, sich besser zu fühlen, geheilt werden und die Notwendigkeit der Erhaltung ihrer Gesundheit begreifen, so ist das Ziel dieses Buches erreicht.

In meiner Praxis habe ich sehr viele Naturheilmittel und Heilverfahren ausprobiert und nur diejenigen ausgewählt, die wertvoll und effektiv sind. In diesem Buch stelle ich sie Ihnen vor, damit auch Sie sie ausprobieren können. Bitte gebrauchen Sie sie weise und ziehen Sie den größtmöglichen Nutzen daraus.

Ich wünsche Ihnen eine gute Gesundheit!

Ihr
Michail Tombak

Kapitel 1

Fünf Faktoren, die Gesundheitsschäden verursachen

Können wir 150 Jahre alt werden?

Den Grundsätzen traditioneller chinesischer Medizin zufolge (durch neueste wissenschaftliche Forschung bestätigt) ist unser Körper ein großes Energiesystem mit Zellen und Organen, die durch den Energiefluss über zwölf Energiekanäle eng miteinander verbunden sind. In jedem von uns existieren verschiedene Energiearten, die einer ständigen Veränderung und Umwandlung von einer Art in eine andere unterworfen sind.

Energie bildet eine Art biologische Schicht um unseren Körper, eine „Aura", die unseren physischen und psychischen Zustand bestimmt.

Ein vollständiger Zyklus eines Energieaustausches in unserem Körper dauert sieben Jahre. Es gibt 22 solcher Zyklen in unserem Leben, was bedeutet, dass wir im Hinblick der sich im Menschen angesammelten Energie ungefähr 150 Jahre alt werden können.

Skeptiker werden eventuell behaupten, dass 150 Jahre übertrieben sind. Trotzdem haben wir die Möglichkeit, ein langes Leben zu führen und, was noch wichtiger ist, gesund zu bleiben.

Unser Körper altert und wird krank, wenn sich das Gleichgewicht zwischen seinen gesunden und kranken Zellen zugunsten der kranken Zellen verlagert. Das Altern aufzuhalten bedeutet somit, dieses ungünstige Gleichgewicht zu verändern. Wenn wir - theoretisch - die richtigen Bedingungen für diesen Prozess schaffen, sind unsere Zellen in der Lage, sich in einem Zeitraum von sieben Jahren vollständig zu regenerieren.

Es ist wissenschaftlich erwiesen, dass wir 15% unserer Gesundheit von unseren Eltern erben, 15% können Ärzte beeinflussen, 70% jedoch hängen von unserer Lebensweise ab.

Deshalb schlage ich vor, dass wir gemeinsam eine Reihe von falschen Lebensgewohnheiten analysieren, die uns krank machen und zu vorzeitigem Altern führen.

Ich habe zahlreiche Bücher über Gesundheit und Krankheiten gelesen und vielen Menschen dazu verholfen, zu ihrer physischen Gesundheit und einem ganzheitlichen Wohlbefinden zurückzukehren.

Aufbauend auf diesen Kenntnissen konnte ich fünf Hauptursachen ermitteln, die unsere Gesundheit schädigen:

    I. VERNACHLÄSSIGTE WIRBELSÄULE
    II. FALSCHES ATMEN
    III. FALSCHE ERNÄHRUNGSWEISE
    IV. MANGEL AN INNERER KÖRPERHYGIENE
    V. UNFÄHIGKEIT, EIN GLÜCKLICHES LEBEN ZU FÜHREN

I. VERNACHLÄSSIGTE WIRBELSÄULE

Stellen Sie sich vor einen Spiegel und werfen Sie einen genauen Blick auf sich. Wie sieht Ihr Rücken aus? Ist er gekrümmt? Steht Ihr Bauch vor? Leiden Sie unter Rückenschmerzen?
Leider zeigen sich diese Symptome bei den meisten Menschen nur deshalb, weil sie eine zu schwache Rückenmuskulatur besitzen; sie halten ihr Rückgrat ohne viel Anspannung. Unsere Muskeln werden schwach, wenn wir älter werden, was hauptsächlich eine Folge von mangelnder Bewegung, falscher Ernährung, Fettleibigkeit und dem Schlafen auf weichen Matratzen usw. ist.

Kranke Wirbelsäule gleich kranker Körper

Eines Tages kam eine 35jährige Frau zu mir, die unter ständigen Kopfschmerzen litt. In der Herzgegend verspürte sie stets ein Gefühl der Schwere und nach der kleinsten Anstrengung wurde sie müde. Als ich sie untersuchte, stellte ich eine Verschiebung der Halswirbel fest.
Eine andere Patientin litt unter Schlaflosigkeit und Magenschmerzen. Die Ursache dieser Leiden war ebenfalls eine leichte Verschiebung der Hals- und der Brustwirbel. In beiden Fällen waren die Beschwerden nach dem Einrenken der Wirbel verschwunden. Ich möchte noch hinzufügen, dass bei beiden Frauen vorher auf dem Röntgenbild keine Veränderung der Wirbelsäule zu erkennen war.

Warum habe ich diese Beispiele angeführt? Manchmal sind die besten Untersuchungen nicht in der Lage, minimale Verrenkungen aufzudecken, die für die scheinbar nicht mit der Wirbelsäule in Verbindung stehenden Leiden verantwortlich sind. **Das Rückgrat ist die Säule, auf die sich alles stützt, woraus unser Körper besteht.** Sehr oft treten während „falscher" Bewegungen minimale Verrenkungen der Wirbel auf. Die Muskeln rund um den verrenkten Wirbel werden steif und das hindert den Wirbel daran, wieder an seinen richtigen Platz zurückzukehren. Die Folgen sind Nerven- und Muskelentzündungen, die Schmerzen verursachen und uns in unserer Bewegungsfreiheit einschränken.

Eine Verschiebung der Halswirbel übt Druck auf die Nerven und Blutgefäße aus, die mit bestimmten Muskeln und Organen verbunden sind. **Wenn ein Nerv für längere Zeit unter Druck steht, entwickelt das Organ, das von ihm abhängt, Krankheiten, die nur schwer zu heilen sind.** (Beispiele siehe Tabelle 1)

Tabelle 1

Falsche Ausrichtung der Wirbel	Verursachte Probleme
Halswirbel	Allergien, Verlust des Gehörs, Sehprobleme, Ekzeme, Halsprobleme, Funktionsstörungen der Schilddrüse
Brustwirbel	Asthma, Schmerzen in den Unterarmen, Rückenschmerzen, Funktionsstörungen der Gallenblase, Leberprobleme, Magen- und Zwölffingerdarmgeschwüre, Nierenkrankheiten, Funktionsstörungen der Haut (Akne, Ausschläge, Ekzeme, Furunkel)
Lendenwirbel	Hämorriden, Funktionsstörungen der Blase,

unregelmäßiger Menstruationszyklus, Schmerzen während der Menstruation, Impotenz, Schmerzen in den Knien, Hexenschuss, Schmerzen in den Lenden, schlechte Durchblutung der Beine, Schwellung der Knöchel, kalte Füße, Schwächegefühl in den Beinen, Muskelkrämpfe in den Beinen

Dies ist nur eine unvollständige Liste von Störungen, die dadurch verursacht werden, wenn wir unser Rückgrat vernachlässigen.
Statistiken zufolge trägt weltweit eins von zehn Kindern eine Brille, leidet an Allergien, häufigen Kopfschmerzen, Unterleibsschmerzen, chronischen Erkältungen, Aufmerksamkeitsdefizit usw. Die Ursache dieser Probleme, besonders bei vielen der jüngeren Generation, ist eine degenerierte Wirbelsäule. Wir vernachlässigen sie von früher Kindheit an, ohne zu erkennen, dass sie die meisten unserer Gesundheitsprobleme verursachen wird, wenn wir erwachsen werden.
Im Hinblick auf eine gute Gesundheit sollten wir unsere Aufmerksamkeit also zunächst auf das Rückgrat lenken. Weitere Hinweise dazu finden Sie in Kapitel 2 „Die gesunde Wirbelsäule, Grundlage eines gesunden Körpers".

II. FALSCHES ATMEN

Das Erste, was wir im Augenblick unserer Geburt tun, ist tief einzuatmen. Das Letzte, was wir tun, wenn wir diese Welt wieder verlassen, ist mit dem Atmen aufhören. Zwischen Geburt und Tod liegt unser Leben, welches gänzlich von der Atmung abhängig ist. Atmen ist die unsichtbare „Nahrung", ohne die der Mensch nicht einmal fünf Minuten überleben kann.

Einige deutsche Studien lassen darauf schließen, dass 9 von 10 Menschen nicht richtig atmen. Was ist die Ursache?

Beobachten Sie doch einmal, wie kleine Kinder atmen. Wenn sie einatmen, dann lässt die Luft ihren Bauch anschwellen und dehnt ihn aus, während sie ihn beim Ausatmen wieder zusammenzieht. Dafür ist ein spezieller Hauptmuskel verantwortlich, das Zwerchfell. Durch diese Art der Atmung werden auch die mittleren und unteren Teile der Lunge mit Luft gefüllt. Je mehr Sauerstoff durch das Einatmen in die Lunge gelangt, desto besser ist ihre Ventilation und damit die Menge des von den roten Blutkörperchen aufgenommenen Sauerstoffs zur Energieproduktion. Dank dieser Atmung, die man auch als Zwerchfellatmung bezeichnet, sind die Kinder robust, aktiv, voller Energie und fröhlich.

Das Atmen eines erwachsenen Menschen hingegen ist völlig anders. Mit zunehmendem Lebensalter beginnt der Mensch aufgrund von Bewegungsmangel, einer Verkrümmung der Wirbelsäule, Übergewicht usw. anders zu atmen: Beim Einatmen weitet sich der Brustkorb, der Bauch ist eingezogen und die Schultern und die Schlüsselbeinpartie heben sich. Durch diese Art der Atmung, die man als Hochatmung bezeichnet, arbeitet nur der obere, kleinste Teil der Lunge; die Luft reicht in der Regel nicht aus und der Mensch ist gezwungen, öfter zu atmen (besonders gut erkennbar bei beleibten Menschen). Der Sauerstoff erreicht die Lunge nur in kleinen Mengen. Die Lunge fängt an, intensiver - also mit größerer Belastung - zu arbeiten, allerdings nur in ihrem oberen Teil, was zu einem vorzeitigen Verschleiß der Zellen führt. Im Gewebe der Lunge bilden sich Schichten aus abgestorbenen, inaktiven Zellen.

Je älter wir werden, desto größer wird auch der Teil der Lunge, der nicht mehr am Atmungsprozess beteiligt ist. Unser Körper ist ständig hungrig nach Sauerstoff, selbst an der frischen Luft. Dies ist nicht nur die Ursache von Krankheiten der Atmungsorgane, sondern auch von Krankheiten des Blutkreislaufes, der Bauchspeicheldrüse, der Leber, der Nieren, des Magen-Darm-Traktes und vieler weiterer.

Wir können unseren Alterungsprozess um 30 bis 40 Jahre hinauszögern und viele Krankheiten vermeiden, wenn wir unser Zwerchfell beim Atmen besser einsetzen.

Es ist schon seit langem bekannt, dass alle langlebigen Menschen langsam atmen. Als ein 130 Jahre alter Hindu, der nur halb so alt aussah, gefragt wurde, worin das Geheimnis seiner Jugend bestehe, antwortete er: „Es ist das richtige Atmen (er atmete nur 1-mal in der Minute). Einer der Grundsätze traditioneller Medizin besagt: **„Je weniger wir im Verlauf einer Minute atmen, umso länger ist unser Leben."**
Richtige Atmung ist also die Garantie für eine gute Gesundheit und ein langes Leben. In Kapitel 4 verrate ich Ihnen die Geheimnisse weiterer Atemmethoden (siehe „Der Atem des Lebens").

III. FALSCHE ERNÄHRUNGSWEISE

Was wir essen und „was uns isst"

Die meisten Familien mit einem normalen Haushalt achten beim Kauf ihrer Nahrung auf drei Kriterien:

1. Sie muss kalorienreich sein, damit man sich mit weniger Nahrung satt essen kann.
2. Sie muss leicht zubereitet werden können, weil man mit anderen Dingen zu sehr beschäftigt ist.
3. Sie muss ohne viel Kauen leicht verzehrt werden können, (der Mensch von heute benutzt seine Zähne kaum noch und nimmt keine Zeit mehr, seine Mahlzeiten gründlich zu kauen).

Aufgrund dieser drei Kriterien scheint Fleisch zunächst besser als Gemüse zu sein, weil man von Fleisch schneller satt wird. Helles Brot und süße Brötchen scheinen besser als Vollkornprodukte zu sein, weil man sie leichter zerkauen kann. Weißer Reis und raffinierter Zucker sehen ansprechender aus als Naturreis und unbehandelter Zucker. Auch vorgefertigte Produkte verdrängen frische, weil sie weniger Arbeit in der Küche erfordern. Sogar Fertigsäfte werden frischen Säften vorgezogen. Unsere fortschrittliche Gesellschaft kann alles so einrichten, wie es für sie am bequemsten ist. Auch Mütter brauchen sich um das Stillen ihrer Babys keine Sorgen mehr zu machen, denn Baby-Fertignahrung soll die Muttermilch ersetzen. Auf lange Sicht schadet diese Art der Ernährung selbst Menschen mit einem starken Immunsystem. Menschen mit einem schwachen Immunsystem werden früher krank. Doch die schlimmsten Auswirkungen einer solchen Ernährungsweise kann man bei Kindern beobachten.

Die Gefährlichkeit raffinierter Nahrung

Süße Mörder

Unser Wunsch, alles zu „verbessern" und „nötige" Inhaltsstoffe von „unnötigen" zu trennen, führt uns dazu, die meisten unserer Nahrungsmittel zu verfeinern. Unser künstlich „verfeinertes" Essen hat jedoch nur scheinbar die gleichen nahrhaften Qualitäten wie natürliches Essen. Künstliches und natürliches Essen haben in etwa so viel gemeinsam wie Seidenrosen und echte Rosen; sie sehen nur ähnlich aus. Der gleiche Unterschied besteht zwischen synthetischen und natürlichen Vitaminen oder synthetischer Margarine und richtiger Butter.
Das Ziel, Nahrungsmittel zu raffinieren, sie also zu verfeinern, besteht darin, sie kommerziell attraktiver zu machen. Durch Kochen oder sonstige Arten des Erhitzens verliert die Nahrung jedoch ihre biologische Information (den ganzen Gehalt und die Zusammensetzung der chemischen Substanzen, die in Naturprodukten enthalten sind), die sie von der Sonne, der Erde und dem Wasser erhalten hat. Solch eine Nahrung erkennt unser Körper nicht gleich und nimmt sie auf. Um sie aber als Nahrung verwertbar zu machen, muss er sich seiner eigenen Ressourcen bedienen. Ein vorzügliches Beispiel dafür sind Rüben und Zucker, den man aus ihnen gewinnt. Die Rübe ist ein natürliches pflanzliches Produkt, das viele Vitamine, Mineralsalze, Fermente und Hormone enthält. Im Gegensatz dazu ist der Zucker gründlich gereinigt, kristallisiert und gefiltert. (Um dem Zucker seine weiße Farbe zu

geben, verwendet man das Gift Kalziumchlorid = Chlorkalk.) In unseren Magen gelangt der Zucker als reine chemische Substanz - Sacharose (pflanzlicher Zucker), der all seiner Vitamine, Mineralsalze und der biologisch aktiven Stoffe beraubt ist. Reiner Zucker kann aber von unserem Organismus nicht aufgenommen werden; er muss sich dazu erst mit anderen Substanzen verbinden. Rüben haben all diese erforderlichen Substanzen, Zucker nicht. Deshalb ist unser Organismus auch dazu gezwungen, seine eigenen Vorräte anzuzapfen: Kalzium aus den Zähnen, was zu Karies führt, Eisen und andere Elemente aus dem Blut, was zu Diabetes und Anämie (Blutarmut) usw. führt. Die Forschung hat nachgewiesen, dass ein hoher Zuckerverbrauch zur Rückbildung der Blutgefäße und einzelner Zellen sowie zu deren Mutation und letztendlich zu Krebs führen kann.

Wir nehmen Zucker jedoch nicht nur im Kaffee oder Tee zu uns, er ist auch in Bonbons, Keksen, Kuchen und Erfrischungsgetränken enthalten. Es gibt unzählige Produkte, die Zucker enthalten. **Aufgrund des hohen Zuckerverbrauches ist die Anzahl der Diabetes-, Anämie- und Blutkrebserkrankungen in den Industriestaaten in den letzten 20 Jahren sprunghaft angestiegen.** Deshalb begehen Eltern und Großeltern auch einen sehr gravierenden Fehler, wenn sie ihren Kindern Bonbons geben und ihnen so regelrecht einen „Appetit" auf Süßigkeiten angewöhnen, der sich später nur sehr schwer wieder abgewöhnen lässt.

Milchsucht

Krankheit aus der Flasche

Heutzutage ist es üblich, Muttermilch durch Kuhmilch oder Babymilch zu ersetzen. **Muttermilch ist reich an Milchzucker, der für die Entwicklung einer gesunden Dickdarmflora von Babys günstig ist.** Kuhmilch enthält bestimmte Arten von Proteinen und Antikörpern, die ein Säuglingsmagen nicht verdauen kann. Anstatt normal verdaut zu werden, zersetzen sich diese Substanzen im Darm eines Säuglings, wenn er mit Kuhmilch oder einem anderen Ersatz gefüttert wird. Dies verursacht eine Selbstvergiftung und die Störung der Mikroflora, was dann wiederum zur Entartung des Säuglingsdarmes führt.

Die biologischen Informationen, die in der Muttermilch enthalten sind, lassen sich nicht ersetzen. Aus diesem Grund fühlt sich das Baby auch ständig hungrig und muss häufig gefüttert werden, was dazu führt, dass stärke- und fleischhaltige Produkte früher als üblich in die Ernährung von Säuglingen mit einbezogen wird. Das Verdauungssystem des Säuglings wird nicht vollständig ausgebildet. Deshalb ist er auch nicht in der Lage, diese Produkte zu verdauen und aufzunehmen, denn bestimmte, für die Verdauung notwendige Enzyme sind darin nicht enthalten. Bei vielen Kindern im Alter von zwei bis fünf Jahren können wir beobachten, dass sich unter ihrer Nase ständig ein schleimiger Ausfluss befindet, der durch zu viel Protein und Stärke in ihrer Nahrung verursacht wird. Künstliche Nahrung zerstört schließlich das Immunsystem unserer Kinder; sie werden anfällig für alle Arten von Infektionen wie häufige Erkältungen, Schnupfen, grippale Infekte und Lungenentzündung. Säuglinge, die auf diese Art ernährt werden, leiden meistens auch an Allergien. Wir können nicht alle möglichen Gesundheitsprobleme vorhersagen, die durch den Ersatz von Muttermilch verursacht werden.

Jede zukünftige Mutter sollte wissen, dass nichts die Muttermilch wirklich ersetzen kann, denn sie ist die einzige natürliche Nahrung für ihren Säugling. Kein Muttermilchersatz enthält Informationen über Liebe, Sensibilität, Zärtlichkeit oder Wege, um Unglück oder Krankheiten zu vermeiden. All diese Informationen kommen von der Mutter und sind in ihrer Milch gespeichert.

Wenn die Nahrung einer schwangeren Frau vorwiegend aus Süßigkeiten, Backwaren aus weißem Mehl, Fertiggerichten, Wurst Kuhmilch, Kaffee, gebratenem oder gebackenem Fleisch und anderen künstlich verfeinerten Produkten besteht, so wird ihr Kind ernsthafte Gesundheitsprobleme davontragen, denn eine solche Ernährung hat für das Kind sogar weitaus schlimmere Folgen, als wenn die Mutter während der Schwangerschaft raucht.

Wer braucht Geschwüre?

Der Anteil an Eisen in Kuhmilch ist sehr gering. Außer dem Trinken von Muttermilch frisst ein Kalb auch Gras. Die Natur stattet seine Verdauungsorgane mit der Fähigkeit aus, Milch und Gras getrennt zu verdauen. Unser Verdauungssystem ist jedoch anders aufgebaut. Wenn Kuhmilch in unseren Magen gelangt, gerinnt sie unter dem Einfluss der Magensäure und bildet eine Substanz, die etwas an Käse erinnert. Dieser „Käse" schließt Stücke von anderem Essen im Magen ein. Die geronnene Milch muss also zuerst verdaut werden, bevor auch das restliche Essen verdaut werden kann. Wenn dies häufig geschieht, kann es zu Störungen unseres Verdauungssystems und insbesondere zu Magen- und Zwölffingerdarmgeschwüren kommen. Wollen wir wirklich, dass unser Körper zu einem „Milchverarbeitungsbetrieb" wird, der uns Geschwüre beschert, anstatt die erwarteten Vorteile mit sich zu bringen?

Das Hauptargument von Menschen, die das Milchtrinken befürworten, liegt darin, dass Milch viele Proteine (Aminosäuren) und Kalzium enthält. Ich stimme diesem Argument nicht ganz zu und ich werde Ihnen auch erklären, warum.

Unverdauliches Kasein

Kein Säugetier auf der Welt (außer dem Menschen) nimmt, wenn es erwachsen wird, noch Milch zu sich. So hat es die Natur eingerichtet. Was Katzen betrifft, so haben wir Menschen ihnen beigebracht, Milch zu trinken. Es wurde bewiesen, dass Katzen zweimal so lange leben, wenn sie keine Milch trinken.

Der Unterschied zwischen menschlicher Muttermilch und Kuhmilch ist der hohe Anteil an Kasein in der Kuhmilch. Kasein ist ein Eiweißbestandteil, der für das Kalb unentbehrlich ist, damit ihm Hufe und Hörner wachsen, doch selbst das Kalb trinkt Milch nur während der ersten sechs Monate. Der Mensch hat weder Hufe noch Hörner. Warum also sollte er so viel Kasein brauchen?

Erstens: Wir brauchen nicht so viel Protein, wie die meisten von uns in ihre tägliche Ernährung mit einbeziehen. Eine bestimmte Art von Bakterien, die sich im Dickdarm befinden, besitzt die Fähigkeit, Eiweiß aus Kohlehydraten, die wir durch den Verzehr von pflanzlichen Nahrungsmitteln zu uns nehmen, zu synthetisieren.

Zweitens: Unser Körper enthält alle Elemente, die im Periodensystem der chemischen Elemente aufgeführt sind sowie alle chemischen Verbindungen, die er benötigt, obwohl nur 40% davon in unserer Nahrung enthalten sind. Woher stammen diese Verbindungen? Sie werden in unserem Körper gebildet. Unser Körper besitzt ein perfektes, von der Natur geschaffenes, chemisches Labor, das so leistungsfähig ist, dass es Aminosäuren, heilende Stoffe, Hormone usw. bilden kann.

Gehen wir nun zur Synthese der Proteine zurück. Die Luft, die wir einatmen, enthält 80% mehr Stickstoff (der Hauptbestandteil von Aminosäuren) als die Luft, die wir ausatmen. Was aber passiert mit dem ganzen Stickstoff? Unser Körper benutzt ihn zum Aufbau von Aminosäuren. Wenn wir tierische Proteine in sehr kleinen Mengen zu uns nehmen, können wir ein Jahr lang leben, zwei Jahre oder noch länger ohne irgendeine Gefahr für unsere Gesundheit, solange wir Luft zum Atmen haben und genug Gemüse und Obst essen. Wenn wir andererseits nur Proteine zu uns nehmen, werden wir innerhalb eines Monats sterben. (Im Shaolin-Mönchskloster wurde Gefangenen, die zum Tode verurteilt worden waren, nur Fleisch zu essen gegeben. Alle Gefangenen starben innerhalb von 20 bis 40 Tagen.)

Wenn wir unsere Ernährung planen, sollten wir den von der Natur geschaffenen Verhältnissen in der Muttermilch folgen: Ein hoher Gehalt an einfachen Kohlehydraten und ein niedriger Proteingehalt. Leider verstehen wir nicht immer, dass die Natur uns solche Hinweise gibt.

Das in der Milch enthaltene Kasein wird durch Lab - einem Enzym - im Magen aufgeschlossen. Kinder im Alter von ein bis zwei Jahren besitzen aber schon Haare und Nägel und brauchen daher auch kein Kasein mehr. Ihr Verdauungssystem produziert kein Lab mehr und das Kasein wird unverdaulich und sogar giftig.

Unverdautes Kasein ist die Ursache von Ablagerungen in verschiedenen Teilen unseres Körpers. Diese Ablagerungen bilden Nierensteine, verstopfen unsere Blutgefäße und verformen unsere Finger. Andere unverdaute Bestandteile der Kuhmilch bilden schleimige Substanzen in unserem Körpergewebe und auf unseren Sehnen. In diesem Schleim wimmelt es von krankheitserregenden Bakterien. Naturheilpraktiker glauben, dass Kuhmilch unser ganzes Leben hindurch die Ursache dieser schleimigen Substanzen in unserem Körper ist. So machen Menschen, die gerne Milch trinken, ihren Körper regelrecht zu einem Wirt für Bakterien, die Krankheiten wie grippale Infekte, Erkältungen, Asthma, Bronchitis und viele weitere Krankheiten verursachen.

Noch ein weiterer Sachverhalt ist erwähnenswert. Heutzutage ist Milch - besonders für Kinder - auch deshalb so schädlich, weil sie aufgrund der Umweltverschmutzung verunreinigt ist. Neben Kalzium findet sich immer auch radioaktives Strontium-90 in der Milch. Seine Molekularstruktur ist der von Kalzium ähnlich, allerdings größer. Wenn Strontium-90 in unseren Körper gelangt, ersetzen seine Moleküle die Kalziummoleküle in unseren Knochen. Daher besitzen Milchtrinker auch vergrößerte Gliedermaßen (besonders die der Finger und Zehen) und leiden oft an Hüft- und Kniegelenkproblemen.

Kalzium, Fett und Cholesterin
Niemand bestreitet, dass Milch viel Kalzium enthält, das für die Entwicklung unserer Knochen nun einmal unentbehrlich ist. Was aber ist mit Nüssen, Kohl, Karotten, Rüben oder Mohnsamen? In der Tat enthalten sie mehr Kalzium als Milch und dazu noch in einer Form, die von unserem Körper leicht aufgenommen werden kann und zudem in einem idealen Verhältnis zu anderen Inhaltsstoffen steht.
Milch enthält auch tierisches Fett und, wie wir wissen, führt Fett zu einem erhöhten Cholesterinspiegel, der Hauptursache von Herzkrankheiten und Kreislaufproblemen. Dies ist auch der Hauptgrund, warum Milch entrahmt wird. Das natürliche Verhältnis zu anderen Bestandtei-

len der Milch wird durch diesen Prozess allerdings zerstört. Trinken wir diese Milch, berauben wir unseren Körper seiner Fähigkeit, einen ausgeglichenen Phosphor-Kalziumhaushalt aufrechtzuerhalten, denn die Aufnahme von Kalzium wird dadurch verschlechtert. Eine schlechte Kalziumaufnahme ist eine der Hauptursachen für eine spätere Osteoporose (Knochenabbau/Knochenschwund). Man geht von der Annahme aus, dass das Entrahmen der Milch unseren Blutkreislauf schützt (dies ist die übliche Meinung, der ich mich übrigens nicht anschließe), doch dabei zerstört es unsere Knochen. Sind wir tatsächlich so süchtig nach Milch, dass wir dafür bereit sind, unsere Gesundheit aufs Spiel zu setzen?
Produkte wie Naturjoghurt, Käse usw. sind anders; sie sind unbedenklich und - in kleinen Mengen verzehrt - sogar nützlich (vor allem, wenn sie noch ihren natürlichen Fettgehalt besitzen). Speziell empfiehlt sich der Verzehr für Menschen in fortgeschrittenem Alter und für Kinder. Die Bakterien, die sich in diesen Produkten befinden, übernehmen einen Großteil der Arbeit, die unser Körper sonst nur unter Zuhilfenahme seiner eigenen Reserven an Vitaminen, Mineralsalzen sowie Spuren- und Makroelementen mit viel Mühe verrichten müsste.

Das Überwinden der Sucht

All diese Argumente werden wahrscheinlich diejenigen nicht überzeugen, deren Hauptbestandteil ihrer Nahrung Molkereiprodukte sind. Es ist nicht leicht, eine lebenslange Sucht aufzugeben. Wenn Sie schon nicht damit aufhören können, Milch zu trinken, dann wechseln Sie wenigstens zu Ziegenmilch, denn sie enthält nicht viel Kasein und Fett und gleicht Muttermilch in ihrer Zusammensetzung am meisten.

Wenn Sie weiterhin Kuhmilch trinken, dann achten Sie bei sich auf Symptome wie Darmschmerzen, Blähungen, Durchfall, Verstopfung und stärker werdende Schmerzen in Knochen und Gelenken. Ob Sie nun weiterhin Milch trinken oder ab sofort nicht mehr, es ist Ihre eigene Entscheidung.

Zeitbombe Fleisch - die Wahrheit

Ich möchte Ihnen gerne einiges über Fleisch erzählen, das Produkt, das ich nicht für den alltäglichen Verzehr empfehle. Das Konsumieren großer Mengen tierischer Proteine (Fleisch, Wurst, Würstchen, Schinken usw.) übersteigt den täglichen Bedarf unseres Körpers bei weitem und verursacht Fäulnisprozesse, Verstopfungen und Vergiftungen des Körpers durch Milch-, Oxal- und Harnsäure. Diese drei „Hauptübeltäter" sind für Gelenkerkrankungen, Rückenschmerzen, Osteoporose und weitere, die Beweglichkeit einschränkende Beschwerden verantwortlich.

Fleisch selbst hat keinen Geschmack oder Geruch, sodass wir es braten, kochen und würzen müssen, um seinen Geschmack zu verbessern. Wenn Fleisch so verarbeitet wird, setzt es ca. 20 Giftstoffe frei, die die Blutgefäße und das Nervensystem schädigen. Die Verdauung von Fleisch bedarf großer Mengen an Vitaminen und Spurenelementen. **Wenn wir - gemeinsam mit Fleisch - keine entsprechenden Mengen an Rohkostsalaten essen, ist die Verdauung unvollständig und das unverdaute Fleisch verwest in unseren Gedärmen.**

Diese Verwesungsprozesse wiederum erhöhen das alkalische Milieu unseres Dickdarms, was zu einer Übersäuerung des Blutes führt. Ein alkalisches Milieu fördert die Entwicklung kranker und hauptsächlich krebsartiger Zellen. Diejenigen, die übermäßig Fleisch verzehren, sind die ersten Krebskandidaten.

Es gibt noch eine weitere Tatsache, auf die ich Ihre Aufmerksamkeit richten möchte. **Ein überhöhter Verbrauch an tierischen Proteinen, besonders in früher Kindheit, setzt uns dem Risiko von Störungen des Immunsystems aus. Denn wie bereits erwähnt, bedarf die Verdauung von Fleisch großer Mengen an Vitaminen und Spurenelementen, die dem Blut des Kindes entnommen werden. Die Abbauprodukte dieser Substanzen verursachen die Entstehung von versteckter Anämie und anderer Blutkrankheiten. Makabrerweise sind alle Arten von Allergien, Ekzemen sowie andere, pubertätsbedingte Störungen das Ergebnis der gut gemeinten Fürsorge der**

Eltern. Sich dieser Gefahren nicht bewusst, verursachen sie so Gesundheitsschäden bei ihren Kindern, indem sie zu viel Fleisch in die Ernährung mit einbeziehen.

Die fernöstliche Philosophie lehrt, dass jedes Nahrungsmittel, das wir konsumieren, Informationen über seinen Herkunftsort und seine Entwicklung in sich trägt, beispielsweise über das Klima, die Sonneneinstrahlung, das Mondlicht usw. Welche Informationen können in Fleisch enthalten sein? Die Zeiten, in denen das Vieh noch auf grünen Wiesen weidete, sind längst vorbei. Ihr ganzes Leben lang verbringen sie ohne Sonnenlicht oder frische Luft. Anstatt frisches, saftiges Gras zu fressen, werden ihnen Hormone und die unterschiedlichsten synthetischen Futtermittel verabreicht.

Wenn wir ein formloses Stück Fleisch kaufen, denken wir nicht daran, dass es einmal ein Teil eines liebenswerten Tieres war, das durch einen Stromschlag getötet wurde. Es ist naiv, zu glauben, dass Tiere ihren bevorstehenden Tod in den letzten Momenten nicht spüren. Sie spüren ihn sehr deutlich. Mit Aggression konfrontiert und von Angst getrieben, produziert der Körper eines geschlachteten Tieres große Mengen giftiger Hormone, die wir später zu uns nehmen, wenn wir unsere Steaks genießen. Kein Wunder, dass sowohl Erwachsene als auch Kinder zunehmend aggressiv und aufbrausend werden. Denn Aggression erzeugt immer wieder Aggression, und diese alte Wahrheit bestätigt sich durch den enorm hohen Fleischverbrauch.

In den letzten Jahren hat die Zahl der BSE-Fälle (BSE = **B**ovine **S**pongiforme **E**nzephalopathie = Rinderwahnsinn) in Westeuropa epidemische Ausmaße angenommen. Bei Rindern, die von BSE befallen wurden, bildete sich das Nervensystem vollständig zurück (Teile ihres Gehirngewebes wurden weich und schwammig). Anstatt Rinder ausschließlich mit pflanzlicher Nahrung zu füttern, fing die Industrie an, bei der Herstellung von Viehfutter tierische Proteine in Form von Fleisch- und Knochenmehl zu verwenden. BSE ist ein lebhaftes Beispiel für physiologische Veränderungen, die durch die Verwendung von falschem Futter verursacht werden können. Um die Ausbreitung von BSE zu verhindern, werden ganze Viehherden geschlachtet und anschließend verbrannt. Möge Gott die Kinder, deren Nahrung Fleisch enthält, das durch die unnatürlichen Fütterungspraktiken in der „Viehindustrie" erzeugt wurde, vor den Folgen bewahren.

Weniger Mehl - mehr Energie!

Weißes Mehl lässt uns leiden
Werfen wir einen Blick auf Mehl, ein ganz gewöhnliches Produkt aus unserem Haushalt. Natürliches Mehl enthält die Vitamine B, PP und F sowie Mineralsalze, Enzyme und andere wichtige Inhaltsstoffe, die unser Körper benötigt. Ein Getreidekorn besteht zu 85% aus Stärke und zu 15% aus einer biologischen Schicht, seiner Hülle. Die in der Hülle enthaltenen Stoffe erlauben es uns, die Stärke aufzuschließen und somit aufzunehmen.

Weißes Mehl besitzt diese Stoffe jedoch nicht mehr, daher enthält es nur sehr geringe Mengen an Vitaminen, Enzymen und Mineralien.

Die Verdauung von weißem Brot oder süßen Brötchen erfordert eine Anzahl von Stoffen, die im Veredelungsprozess entfernt werden. Da diese Stoffe fehlen, bedient sich das Verdauungssystem seiner körpereigenen Reserven. Weißes Mehl ist nur schwer zu verdauen. Unverdaute Stärkereste bleiben in den Fettschichten unseres Körpers zurück. Wir wissen, was mit Mehl passiert, wenn es mit warmem Wasser verrührt wird. Es dehnt sich aus und bildet eine klebstoffartige Substanz. Weißes Mehl verhält sich in unseren Därmen auf die gleiche Weise; zudem verlangsamt es die Verdauung anderer Nahrung und bildet Gallen- oder Blasensteine.

Um unsere Brote, Brötchen, Kuchen, Kekse und andere Produkte aus weißem Mehl attraktiver zu machen, fügt man Farbstoffe, Aromen, Säuerungsmittel, Stabilisatoren und Bindemittel hinzu. Was aber passiert mit diesen Zuätzen? Sie bleiben in unserem Körper und vergiften uns nach und nach; unsere Muskeln und Gelenke fangen an zu erstarren. Aus diesen Gründen können uns Produkte aus weißem Mehl sehr viel Schaden zufügen.

Gefährliche Hefe
Die Produktion praktisch aller Arten von Brot schließt die Verwendung von Hefe mit ein. Wenn wir backen, schweben ständig Hefekeime durch die Luft und landen auf der Oberfläche des Brotes. Diese Keime gelangen zusammen mit dem Brot in unseren Verdauungstrakt, wo sie zu wirken beginnen. Amerikanischen Forschungsergebnissen zufolge aktiviert Hefe krebsartige Zellen in unserem Körper. Wenn wir mit Hefe zubereitetes Brot essen, verwandeln wir unseren Verdauungstrakt in ein regelrechtes „Schlachtfeld" zwischen Hefe einerseits und unserer natürlichen Darmflora andererseits. Weil wir bereits in unserer Kindheit damit beginnen, Brot zu essen, ist eine gesunde Darmflora eine Seltenheit.

Verstopfungen, Blähungen und Erkrankungen des Verdauungstraktes sind oft die Folgen des Verzehrs großer Mengen Brot und anderer Backwaren, die unter Verwendung von weißem Mehl und Hefe hergestellt wurden.

Ungesäuertes Brot (nur aus Weizenmehl und Wasser, ohne Hefe)
Gesäuertes Brot wurde vor etwa 15.000 Jahren in Ägypten erfunden und seine negativen Auswirkungen waren schon damals bekannt. Um ihre Bevölkerung zu schützen, backten viele Völker kein gesäuertes Brot und festigten diese Gewohnheit in Form religiöser Gebote. Zum Beispiel lesen wir in der Bibel: „Nichts Saures sollt ihr essen, wo immer ihr auch verweilt, dürft ihr nur ungesäuertes Brot essen." Es ist ein sehr weiser und nützlicher Rat. Der Gedanke, auf helle Backwaren zu verzichten, mag für einige Menschen schockierend sein, doch wenn Ihnen Ihre Gesundheit lieb und teuer ist, sollten Sie diesen Schritt in Erwägung ziehen.

Sie sollten besser Brot essen, das aus unbehandeltem Mehl und ohne Hefe gebacken wurde.

Wenn Sie es schon nicht lassen können, gesäuertes Brot zu essen, dann essen Sie es wenigstens nicht frisch. Warten Sie ein bis zwei Tage, also so lange, bis die Hefe nicht mehr aktiv und schädlich ist. Sie können das Brot auch toasten, damit es Ihnen besser schmeckt.

Der Teufelskreis

Alle Getreidekörner verlieren beim Veredelungsprozess die wertvollen Inhaltsstoffe aus ihrer Hülle; übrig bleibt reine Stärke, die vom Körper nur schwer aufgenommen werden kann. Nicht veredelte Getreideprodukte sind für unsere Gesundheit wesentlich besser. Generell enthalten veredelte Nahrungsmittel wie Fertignahrung, Chips, Backwaren usw. normalerweise nicht genug Wasser und zu viel Zucker oder Salz. Gewöhnlich müssen wir danach etwas trinken, um unseren Durst zu stillen. **So entsteht ein Teufelskreis: Verfeinerte Nahrungsmittel regen unseren Durst an, wir trinken mehr Flüssigkeiten, diese wiederum verdünnen unsere Magensäure und unsere Verdauung ist unvollständig. Salz reizt unseren Magen, sodass wir mehr trinken, um es zu neutralisieren. Auf diese Weise essen und trinken wir fast ununterbrochen.** Folglich füllen wir unseren Körper mit Flüssigkeiten, nehmen zu und fühlen uns müde.

Unsere Ernährung und unser Gemütszustand

Die Japaner scherzen gerne: „Wenn ein Ehepaar den Tag mit einem Streit beginnt, sollten sie sich daran erinnern, was sie am Tag zuvor gegessen haben." Was dieses einfache Sprichwort treffend ausdrückt: Verfeinerte Nahrungsmittel schaden nicht nur unserer physischen Gesundheit, sondern sie beeinflussen auch unsere Psyche. Einige amerikanische Psychologen glauben, das wir aggressives Verhalten um bis zu 50% senken können, wenn wir Zucker, Fleisch und Kaffee in unserer Ernährung reduzieren. Unsere Vorfahren erkannten die Wichtigkeit dieser Tatsache schon viel früher. Im Osten gibt es ein Sprichwort: „Gott schuf das Essen und der Teufel den Koch." Man kann sich natürlich fragen: „Wie kann ich ohne Fleisch, helles Brot und Brötchen, Kaffee, Süßigkeiten, Schokolade usw. leben?" Benutzen Sie doch Ihre Phantasie! Die Natur hält eine Vielfalt an Nahrungsmitteln für uns bereit. Und wenn Sie sich sehr danach sehnen, dann können Sie sich immer noch ein paar Bonbons, ein Stück Ihres Lieblingskuchens oder eine Scheibe Schinken gönnen. Sie sollten aber nie vergessen, dass es Gifte sind!

Wir sind, was wir essen

Die Gesundheit Ihres Verdauungstraktes, von Ihren Zähnen bis zu Ihrem Dickdarm, hängt weitgehend von Ihrem Verständnis dessen ab, was ich nachfolgend beschreibe.

Schauen wir uns ein typisches belegtes Brot oder Brötchen an, normalerweise mit Butter und etwas Wurst oder Schinken, dazu Kaffee, Tee oder ein Erfrischungsgetränk. Brot wird den Kohlehydraten zugeordnet, Butter den Fetten und Fleisch, den Proteinen. Die Kombination all dieser Bestandteile in unserem Magen ist eine Mischung, die nur sehr schwer verdaulich ist.

Kohlehydrate werden in unserem Mund und teilweise im Zwölffingerdarm verdaut, Proteine hingegen in unserem Magen und im Zwölffingerdarm. Für diesen Zweck werden verschiedene Verdauungssäfte produziert, die unterschiedlich lange brauchen, um zu wirken. Wenn Butter in unseren Magen gelangt, unterdrückt sie die Wirkung der Magensäure. Der Verdauungsprozess verlangsamt sich und das Essen bleibt lange Zeit im Magen. Wenn wir etwas dazu trinken (Kaffee, Tee, usw.), spülen wir unverdautes Essen und saure Verdauungssäfte von unserem Magen in den Zwölffingerdarm. Der Zwölffingerdarm besitzt ein alkalisches Milieu. Der saure Verdauungssaft greift die Schleimhaut des Zwölffingerdarmes an und verursacht seine Entzündung, was auf Dauer zur Bildung von Geschwüren führt. Danach erreichen die unverdauten Essensreste den Dickdarm, in dem unverdautes Brot Fäulnisprozesse verursacht und Wurst oder Schinken zu abgestandenen Fäkalien werden. Wir werden schon bald feststellen, wie diese Ablagerungen unsere Gesundheit negativ beeinflussen.

Ein Leben ohne belegte Brote oder Brötchen können sich viele Menschen gar nicht vorstellen. Ich bin nicht generell dagegen. Wir können aber belegte Brote oder Brötchen essen, die aus Brot, Butter und einer Tomate oder Gurke bestehen. Wir können auch eine Scheibe Käse genießen oder in Kopfsalat eingewickelte Scheiben Schinken. **Doch belegte Brote oder Brötchen, wie wir sie uns üblicherweise zube-**

reiten und wie ich sie bereits beschrieben habe, sind eine Kombination, die für unseren Verdauungstrakt am schädlichsten ist.
Das ist nur ein Beispiel dafür, wie Nahrungsmittel falsch miteinander kombiniert werden und dadurch Ihrer Gesundheit schaden können.
Und aus welcher Nahrung sollten wir dann unsere Lebensenergie beziehen? Alle Arten von Nahrung, die im Sonnenlicht wachsen, sind die beste Energiequelle für uns, denn die Sonne ist die universale Energiequelle für jeden lebenden Organismus. Die Natur stattet Pflanzen mit der Fähigkeit aus, Sonnenenergie aufzunehmen und zu speichern, sodass sie uns später zur Verfügung steht.

Die Ernährung beeinflusst nicht nur unsere Gesundheit, sondern auch unsere Langlebigkeit. Wir wissen, wie die Kalorien zu berechnen sind, die wir an einem Tag verbrauchen. Unsere gesamte tägliche Nahrung (einschließlich Eis, Süßigkeiten, Kaffee usw.) führt uns ca. 2.500 kcal zu. Wissenschaftlichen Kalkulationen zufolge verbraucht ein durchschnittlicher Mensch ca. 50.000.000 kcal im Laufe seines Lebens. Lassen Sie uns nun versuchen, auf dieser Grundlage die durchschnittliche Lebenserwartung eines Menschen zu berechnen. Wenn wir 50.000.000 kcal (im Laufe unseres Lebens) durch 2.500 kcal (pro Tag) dividieren, so ergibt das 20.000 Tage oder fast 55 Jahre.
Wenn wir jetzt berechnen, wie hoch die durchschnittliche Lebenserwartung von denjenigen sein sollte, die Naturprodukte essen und ungefähr 1.000 kcal pro Tag benötigen, dann ergibt sich logischerweise eine völlig andere Rechung: 50.000.000 kcal dividiert durch 1.000 kcal pro Tag ergeben 50.000 Tage oder 137 Jahre. Es ist nicht nur bloß eine Rechnung, wir reden über unser Leben!
Es ist eine erwiesene Tatsache, dass in der Gruppe der Menschen bis 60 Jahre auf 1.000 Personen, die Fleisch essen, nur ein Vegetarier entfällt (Verhältnis 1.000 : 1). In der Gruppe 70 Jahre und älter ist das Verhältnis 1.000 : 100, also 10 : 1. Und in der Gruppe 80 Jahre und älter entfallen auf 1.000 Personen, die Fleisch essen, 600 Vegetarier (Verhältnis 10 : 6).
Ich möchte gerne noch hinzufügen, dass eine Ernährung, die sich nur nach dem Zählen der Kalorien richtet, aus physiologischer Sicht falsch

ist. Wichtig ist nicht der anfängliche Kalorieninhalt der Nahrung, sondern wie viel Energie wir letztendlich aus ihr beziehen, wenn sie verdaut wird.

Obwohl pflanzliche Nahrung einen niedrigeren Kaloriengehalt hat, so ist doch die Endenergie, die unser Körper nach ihrer Verdauung durch sie bezieht, immer noch höher. Darum fühlen wir uns nach dem Verzehr einer Schüssel Buchweizen leicht und sind bereit, aktiv zu werden. Damit verglichen fühlen wir uns nach dem Verzehr von Fleisch schwer und neigen dazu, zu ermüden. Viele Menschen assoziieren den Verzehr von Fleisch mit Kraft und Energie. In Wirklichkeit aber regt Fleisch unser Nervensystem in ähnlicher Weise an wie ein Betäubungsmittel.

Das Wichtigste an unserer Nahrung ist das Gleichgewicht der in ihr enthaltenen Bestandteile: Proteine, Kohlehydrate, Fette, Mineralien, Vitamine und Spurenelemente. Wenn die Mengen an diesen Bestandteilen (wie sie in natürlicher Nahrung enthalten sind) ausgewogen sind, braucht unser Körper nur wenig Energie für die Verdauung. Die meiste Energie kann dann für Entgiftungs- und Heilungsprozesse verwandt werden. Allen künstlichen Nahrungsmitteln fehlt es am perfekten Gleichgewicht der in ihnen enthaltenen Bestandteile. Aus diesem Grund wird ihre Verdauung auch zu einer sehr komplexen Aufgabe, die zudem all die Energie verbraucht, die in diesen Nahrungsmitteln enthalten ist. In einigen Fällen verbraucht die Verdauung sogar mehr Energie, als die Nahrung enthält. Daher bedarf es großer Mengen solcher Nahrungsmittel, um den Hunger zu stillen. Einerseits versuchen wir, die Anzahl der Mahlzeiten, die wir essen, zu kontrollieren, andererseits müssen wir mit Übergewicht fertig werden. Wenn wir Diäten machen und Mittel einnehmen, um abzunehmen, setzen wir unseren Körper völlig unnötigen Belastungen aus. Die Diät ist irgendwann vorbei und das Übergewicht kehrt wieder zurück.

Die Schlussfolgerung: Keine Diät, keine künstliche Nahrung und kein Koch können die Mengen an Proteinen, Fetten, Kohlehydraten, Vitaminen und Spurenelementen so ausgewogen in unsere

Mahlzeiten mit einbeziehen, wie das bei pflanzlichen Nahrungsmitteln der Fall ist.

Nicht jeder muss Vegetarier sein

Ich will nicht missverstanden werden; nicht jeder muss zu einem Vegetarier werden. Ich bemühe mich nicht, Sie davon zu überzeugen, ab sofort allen irdischen Vergnügungen zu entsagen, die dem Leben die Hälfte seines Reizes verleihen. In unserem Leben können wir Feste feiern und uns dann erlauben, alles zu essen, doch an gewöhnlichen Tagen sollten wir bei dem bleiben, was für unseren Körper gesund ist. **Mäßigen Sie sich beim Essen, denn Mäßigung ist eine der Grundvoraussetzungen unseres Überlebens.**

Krankheit auf dem Teller

Eine Kommission der Weltgesundheitsorganisation führte in einigen tibetischen Mönchsklöstern eine Untersuchung durch. Dabei stellte sich heraus, dass die Mönche in bester körperlicher Verfassung und fast alle vollkommen gesund waren. In 60% der Fälle gab es weder Zahnfäule noch Kreislauf- oder Verdauungsstörungen. Die Ernährung dieser Mönche ist äußerst bescheiden. Sie besitzen keine Kühlschränke oder Kochherde und essen nie Fleisch, Zucker oder künstlich veredelte Nahrungsmittel. Ihre Speisekarte besteht in erster Linie aus Gerstenkuchen, Kräutertee und reinem Wasser. Rüben, Karotten und Reis bereichern ihre Nahrung während der Sommerzeit.

Ironischerweise ist der allgemeine Gesundheitszustand in solch hoch entwickelten Ländern wie den USA, Deutschland oder Frankreich, in denen der Verbrauch an Milch, Fleisch, industriell hergestellter Nahrung und zudem das Nahrungsmittelangebot am größten ist, schlecht. In den USA beispielsweise treten in zwei von drei Familien Fälle von Krebs auf, zwei von fünf Menschen leiden und sterben an Herzproblemen und viele leiden an Diabetes. 19% der Bevölkerung, also fast jeder Fünfte, ist von chronischen Krankheiten betroffen.

In Deutschland leiden 20% der Bevölkerung an Diabetes. 20% der Kinder im Alter von 8 bis 16 Jahren zeigen körperliche und geistige

Entwicklungsprobleme. Von Rheuma und Gelenkentzündungen sind 15 bis 17% der Bevölkerung betroffen.
In Frankreich leiden 15 bis 20% der Bevölkerung an Allergien. 450.000 Kinder unter 18 Jahren haben Hör- und Sehprobleme, und 1.500.000 Kinder im Alter von 6 Jahren und darunter leiden an Asthma. In den letzten 25 Jahren hat sich in allen hoch entwickelten Industrieländern die Anzahl der Kinder verdoppelt, die mit den unterschiedlichsten Gesundheitsstörungen zur Welt kommen.

Ein altes tibetisches Sprichwort besagt: **„Die meisten Menschen werden aus einem von zwei Gründen krank: Durch zu viel essen oder durch Hunger." Wie sich herausstellt, benutzen wir oft unsere Gabel und Löffel, um uns unsere eigenen Gräber zu schaufeln.**

Das Wissen, das uns erlaubt, uns richtig zu ernähren, ist sehr wichtig. Es genügt nicht, nur schmackhafte Mahlzeiten zuzubereiten; wir brauchen das Wissen, wie wir unseren Körper richtig hegen und pflegen.

In Kapitel 4 (siehe „Richtig kombinierte Nahrungsmittel" auf Seite 132) finden Sie die Antworten auf die Fragen, wie Sie Nahrungsmittel richtig miteinander kombinieren, um Ihre Gesundheit zu verbessern.

IV. MANGEL AN INNERER KÖRPERHYGIENE

Halte Deine Gesundheit in Ehren und pflege sie so sorgfältig und liebevoll wie Dein Auto.

Seit unserer Kindheit hören wir von „äußerer" Körperhygiene, von innerer Körperhygiene wissen wir aber nur sehr wenig. Der Zustand unserer inneren Organe besitzt jedoch einen ganz entscheidenden Einfluss auf unsere äußere Erscheinung.

Jeder Besitzer eines Autos hält es innen und außen sauber. Die hochwertigsten Qualitätsöle und Kraftstoffe sind gerade gut genug. Warum kümmern wir uns eigentlich nicht mit dem gleichen Verantwortungsgefühl um unsere Gesundheit? Wenn wir unser Auto innen ein Jahr lang nicht reinigen, wird sich viel Schmutz und Staub ansammeln. Die meisten Menschen reinigen nie das Innere ihres Körpers. So etwa um das 40. Lebensjahr ist ihr Körper normalerweise so sehr mit Giften, schädlichen Ablagerungen und Bakterien belastet, dass er für Krankheiten anfällig wird.

Unser Körper ist aus Zellen aufgebaut. Die Natur schuf uns so, dass die gleiche Zahl der Zellen, die pro Sekunde absterben, wieder neu gebildet wird. In einem ständig vergifteten Körper befinden sich jedoch mehr alte als neue Zellen. Dieses ungesunde Ungleichgewicht verursacht Krankheiten und führt zur Degeneration unseres Körpers, wenn wir altern.

Die Evolution begann mit einem einfachen einzelligen Organismus, der zwei Öffnungen besaß: Eine, um Nahrung aufzunehmen, die andere, um Abfallstoffe wieder auszuscheiden. Alle Lebensprozesse der Zelle laufen zwischen diesen beiden Öffnungen ab. Wenn der Ausscheidungsprozess versagt, stirbt die Zelle ab. Es ist ein einfaches, aber perfektes Prinzip. Unser Körper besteht zwar aus Milliarden von Zellen, doch das Prinzip ist das gleiche: Ein Versagen des Ausscheidungssystems verursacht Krankheiten und führt zum Tod.

Nur wenige wissen, dass der Dickdarm eines erwachsenen Menschen zwischen 8 und 15 kg an verhärteten fäkalen Ablagerungen enthält, die er ein ganzes Leben lang mit sich herumträgt.

Normalerweise ist unser Dickdarm nach dem 40. Lebensjahr derart voll von fäkalen Ablagerungen, dass diese sich auf andere Organe auswirken und die Funktionen unserer Leber, Nieren und Lungen beeinträchtigen. Diese fäkalen Ablagerungen sind eine der Hauptursachen vieler Krankheiten. Lassen Sie mich nun erklären, wie es dazu kommt.

Im Allgemeinen werden alle Nahrungsmittel in vier Gruppen unterteilt:

    1. Proteine: Fleisch, Fisch, Eier usw.
    2. Kohlehydrate: Brot, Honig, Süßigkeiten, Kartoffeln usw.
    3. Fette: Butter, Öl, Fette usw.
    4. Obst und Gemüse, Obstsäfte

Die Verdauung der meisten Kohlehydrate sowie von Obst und Gemüse beginnt im Mund und wird dann im Dünndarm fortgesetzt. Fette und Proteine werden im Magen verdaut. Wird Fleisch zusammen mit Kartoffeln verzehrt, so führt das zu Verdauungsproblemen. Wir denken nicht über die unterschiedlich langen Verdauungszeiten verschiedener Nahrungsmittel nach. So dauert die Verdauung von Kartoffeln etwa 1 Stunde, Fleisch hingegen benötigt 3 bis 7 Stunden, bis es verdaut wird.

Eine ganze Menge unserer Körperenergie, die für die unterschiedlichsten Lebensvorgänge und zur Bekämpfung von Krankheiten genutzt werden kann, wird so beispielsweise für die Verdauung eines Abendessens verschwendet, das aus falsch kombinierten Zutaten besteht. Überreste unverdauter Nahrung gelangen in unseren Dickdarm, trennen sich hier von verdauter Nahrung und bilden Schichten fäkaler Ablagerungen.

Der Dickdarm ist wie ein Blumentopf, der fruchtbare Erde in Form von verdautem Essen enthält. Unser Körper ist wie eine Pflanze. Die Wände des Dickdarms sind mit „Wurzeln" ausgekleidet, die ähnlich den Wurzeln einer Pflanze die nahrhaften Bestandteile in unser Blut befördern. Jede Gruppe von Wurzeln ernährt ein bestimmtes Organ. Unbrauchbare Abfallstoffe werden ausgeschieden. Doch was geschieht mit den unverdauten, verklumpten Teilen der Nahrung?

Während der nächsten Mahlzeit klebt ein neuer Klumpen unverdauter Nahrung an dem alten fest, dann noch ein weiterer usw. Unverdaute Nahrung klebt an den Wänden des Dickdarms fest. Einige Pfund davon tragen wir ständig mit uns herum. Man kann sich leicht vorstellen, was mit unverdauten Nahrungsresten geschieht, die sich über viele Jahre hinweg bei Temperaturen von 36° - 37°C abgelagert haben.

Unter dieser Schmutzschicht erfüllt der Darm zwar immer noch seine aufnehmende Funktion, er nimmt jedoch auch Gifte, krebserzeugende Stoffe und Fäulnissubstanzen auf und gibt sie an unseren Organismus wieder ab. Es ist offensichtlich, dass aus diesen Substanzen keine gesunden Zellen aufgebaut werden können. Die Gifte zirkulieren im Blut und schädigen nach und nach unsere Gesundheit.

Aus all den zuvor geschilderten Tatsachen können wir schließen, dass wir niemals nur ein einzelnes, krankes Organ besitzen können. Der ganze Körper ist krank. Ein Organ gibt zuerst auf, doch es zu behandeln, löst das eigentliche Problem nicht. **Wenn wir eine bestimmte Krankheit behandeln, behandeln wir lediglich das örtliche Symptom eines noch größeren, darunter liegenden Problems, die Verunreinigung des gesamten Körpers. Während wir eine bestimmte Störung behandeln, bleibt der eigentliche Übeltäter unbehandelt und ist bereit, irgendwo anders zuzuschlagen.**
Der vergiftete Darm gibt seine giftigen Substanzen ständig an den gesamten Organismus ab und wird so zur Quelle allgemeiner Vergiftung. Die angestauten fäkalen Ablagerungen verformen sich zu verhärteten Schichten. Die riesigen Mengen an Abfallstoffen verdrängen die inneren Organe von ihrem ursprünglichen Platz, erzeugen Druck auf das Zwerchfell und schließen es vom Atmungsprozess aus. Die Kapazität der Lungen lässt bedeutend nach. Die Leber wird aus ihrer ursprünglichen Position gedrängt, die Nieren stehen unter Druck, der Dünndarm hat nicht genügend Platz für seine Bewegungen, und bei Männern kommt es zum Stau im Urogenitalsystem. Der untere Teil des Mastdarms steht unter der größten Beanspruchung, überlastete Adern weiten sich und bilden blutige Klumpen. Ein vergifteter Dickdarm kann zahllose Probleme und unvorhersehbare Krankheiten verursachen. Im schlimmsten Fall führt es zu Krebs im Endstadium, der Durchlauf der Abfallstoffe im Dickdarm wird vollkommen blockiert und der Körper stirbt, vergiftet durch seine eigenen Gifte (Selbstvergiftung).

Selbstvergiftung

Die Selbstvergiftung unseres Organismus ist der schlimmste Feind unserer Gesundheit. Sie ist die Ursache vieler Krankheiten, da sie in der Vergiftung des Blutes ihren Anfang nimmt.
Ärzte und Heiler aus dem alten Ägypten und Tibet wussten schon vor langer Zeit um diese grundlegenden Zusammenhänge: **Der einwand-**

freie Zustand unserer Gedärme ist die Grundvoraussetzung für eine gute Gesundheit.

„Viele Krankheiten gelangen durch den Mund in unseren Körper", sagte Hippocrates. Wie üblich hatte er Recht.

Wir neigen dazu, viel gekochte Nahrungsmittel und helle Backwaren in Verbindung mit Butter, Zucker und zusammen mit Proteinen (Fleisch, Wurst, Käse, Molkereiprodukte, Eier) zu verzehren.

Da unser Verdauungssystem nicht in der Lage ist, Mahlzeiten, die aus einer Vielfalt unterschiedlicher Nahrungsmittel bestehen, vollständig zu verarbeiten, lagern sich an den Wänden unseres Dickdarms Schichten unverdauter Nahrung ab. Die Umgebung des Dickdarms ist warm und feucht. Überreste unverdauter Nahrung verwandeln sich in eine Masse voller schädlicher Bakterien; diese Bakterien produzieren Gifte und giftige Nebenprodukte ihres eigenen Stoffwechsels. Die Wände unseres Dickdarmes nehmen diese Gifte auf; sie zirkulieren im Blut und vergiften nach und nach unseren Körper.

Wie wir sehen können, ist übermäßiges Essen und die falsche Zusammenstellung von Nahrungsmitteln die Ursache der meisten Schäden an unserem Magen-Darm-Trakt.

Eine ungewöhnliche Färbung der Zunge, schlechter Atem, plötzlich auftretende Kopfschmerzen, Schwindelgefühle, Teilnahmslosigkeit, Müdigkeit, Schweregefühle im Unterleib und Blähungen sind die Folgen von Selbstvergiftung, die von Verstopfungen verursacht werden.

Bleibt der Stuhlgang länger als 24 Stunden aus, so ist dies ein eindeutiger Hinweis für eine Verstopfung und bedarf definitiv eines Heilmittels.

Es ist kein Geheimnis, das 60% der Menschen an ständigen Verstopfungen leiden. Ich werde Ihnen nun erklären, worin die Hauptursachen dieser Dickdarmbeschwerden liegen.

1. Der Verzehr kleiner Mengen kalorienreicher Nahrung.

Durch den Verzehr eines belegten Brötchens oder Brotes, gefolgt von einem Getränk (Kaffee oder Tee) machen wir uns unseren Hunger oft zunichte. Wegen der relativ kleinen Menge bilden sich auch nur wenig kleine Mengen an Fäkalstoffen im Dickdarm. Der Druck auf die Gedärme ist daher nicht hoch genug, damit die Entleerung des Darmes angeregt wird. So können wir einige Tage lang keinen Stuhldrang empfinden.

2. **Der übermäßige Verzehr von Nahrung.** Es ist schon seit langem bekannt, dass Menschen 3 bis 5-mal so viel Nahrung zu sich nehmen, wie ihr Körper tatsächlich benötigt. Wenn wir uns überessen, dann kann nicht alles Essen aufgenommen werden, sodass einiges davon zu verfaulen beginnt und unsere Därme regelrecht zu einem Schlachtfeld zwischen nützlichen und krankheitserregenden Bakterien werden. Die Ausscheidung von Abfallstoffen setzt aus, bis dieser Kampf vorüber ist.

3. **Das Konsumieren von großen Mengen an Kaffee und mehlhaltigen Nahrungsmitteln** (Brot, Torte usw.) ohne den Verzehr ballaststoffreicher Nahrung, die unseren Dickdarm arbeiten lassen würde.

Blut gleich Leben

Unser Körper besteht aus Zellen, Zellen bilden Gewebe und Gewebe unsere Organe. Organe sind Teile von Organsystemen (Nerven, Skelett usw.) und alle Systeme sind eng miteinander verbunden. Die Zellen nehmen die Nährstoffe aus dem Blut auf. Blut erhält das Leben, solange es mit Energie, Spurenelementen, Hormonen und Vitaminen gesättigt wird. Nur Blut, das frei von Giften ist, ist in der Lage, gesunde Zellen für unsere Knochen, unsere Haut, Haare und Zähne zu bilden. **Blut, das aufgrund häufiger Verstopfungen durch Gifte verunreinigt ist, wird zu einer Quelle der Selbstvergiftung.**

Einigen Statistiken zufolge haben Frauen, die an Brustkrebs leiden, in 9 von 10 Fällen eine sichtlich langsamere Darmfunktion. Hätten sie 10 bis 15 Jahre früher ihren Dickdarm zur Vorbeugung entgiftet, wären sie wahrscheinlich nie an Brustkrebs oder irgendeiner anderen Art von Krebs erkrankt.

Die Mikroflora des Dickdarms

In unserem Dickdarm gibt es über 500 Arten von Bakterien. **In einem gesunden Dickdarm schließen diese Bakterien die Verdauung der Nahrung ab und zerstören andere, krankheitserregende Bakterien. Zudem erzeugen sie auch die für unseren Organismus lebenswichtigen Vitamine, Hormone, Enzyme und Aminosäuren.**
Der Verzehr großer Mengen tierischer Proteine verursacht im Dickdarm permanente Verwesungsprozesse und führt so zur Bildung von Methan. Dieses giftige Gas zerstört die Bakterien, die die Vitamine der B-Gruppe produzieren und die unseren Körper daran hindern, krebsartige Zellen zu bilden. Wie wir sehen können, kann das Fehlen einer nur einzigen Bakterienart schon unzählige Gesundheitsprobleme verursachen.

Der Dickdarm, die „Sicherung" unserer Gesundheit

Die Natur stattete uns Menschen mit einem robusten Immunsystem aus. Der Dickdarm ist ein wichtiger Teil davon. Jeder Teil des Darmes regt in unserem Körper ein bestimmtes Organ an. Wenn unser Dickdarm gesund ist, drohen uns keine Krankheiten. Wenn sich in unserem Darm jedoch gefährliche Ablagerungen befinden oder seine Mikroflora aus ihrem Gleichgewicht geraten ist, ist unsere Gesundheit in Gefahr. Die Abbildung auf der folgenden Seite zeigt mögliche Krankheiten, die durch schädliche Ablagerungen in unserem Dickdarm verursacht werden.

Abbildung 1: Krankheiten, verursacht durch schädliche Ablagerungen im Dickdarm.

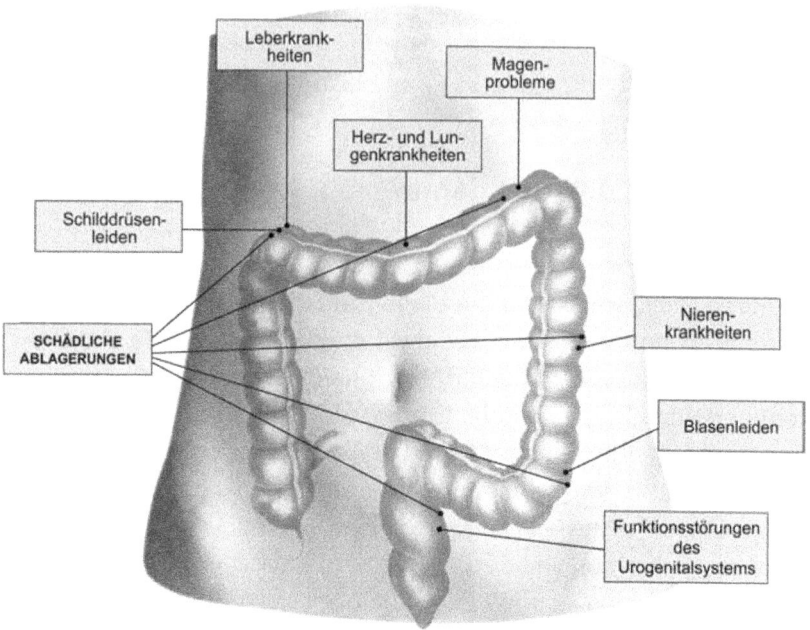

Hier einige äußere Symptome eines erkrankten Dickdarms:

1. Geschwollener Bauch, Verstopfung, Blähungen
2. Schwarze Flecken auf den Zähnen
3. Graue, weiße, oder gelbliche Verfärbung der Zunge
4. Warzen und Sommersprossen auf der Haut

Die sieben Reinigungssysteme in unserem Körper

In unserem Körper gibt es sieben Systeme, die dafür verantwortlich sind, Schleim, Teer und anderen Schmutz aus unserem Körper zu entfernen. Diese Systeme sind:

1. Der Dickdarm
2. Die Leber
3. Die Nieren
4. Das Fettgewebe
5. Muskeln und Sehnen
6. Nase, Ohren und Augen
7. Lungen und Haut

Wenn eines unserer inneren Reinigungssysteme nicht in der Lage ist, seine Arbeit zu verrichten, wird das nächste System aktiviert. Wenn beispielsweise der Dickdarm und die Leber ihre Reinigungsaufgaben nicht vollständig erfüllen können, übernehmen die Systeme, die mit der Nase, den Augen, der Haut und den Lungen verbunden sind, diese Aufgaben. Die Folge sind Ausschläge, Ekzeme, Allergien, Schnupfen, zeitweise auftretender, schleimiger Husten aus der Lunge und Absonderungen der Augen.

In solchen Fällen verwenden manche Menschen Nasentropfen, legen sich Kompressen auf ihre Augen oder reiben sich Heilsalben auf die Haut. All diese Maßnahmen bekämpfen jedoch nur die Symptome, und die Behandlung dauert normalerweise lange, ist kostspielig und zudem unwirksam.

„Jede Krankheit hat ihre Ursache, und die Ursache kann von keinem Medikament beseitigt werden."
- Hippocrates -

Ein Medikament oder auch Krankenhauspflege sind nicht in der Lage, uns von schlechten Gewohnheiten zu kurieren, die auf eine Verunreinigung unserer inneren Organe zurückzuführen sind.

Wenn wir unsere inneren Reinigungssysteme genau untersuchen würden, würden wir herausfinden, dass sie sich in den meisten Fällen in einem fürchterlichen Zustand befinden:

- Der Dickdarm ist so verschmutzt, dass unser Blut mehr Schmutz als nützliche Substanzen von ihm aufnimmt.
- Die Leber oder die Gallenblase sind durch Steine, Cholesterin und dunkelgrüne Galle derart verstopft, dass ihre Auf-

gabe, Gifte aus dem Blut herauszufiltern, unterdrückt wird.
- Die Nieren sind nicht in der Lage, ihre Funktion zu erfüllen, weil sie mit Sand und Steinen verstopft sind.
- Salzige Ablagerungen auf den Knochen und in den Gelenken verursachen Schmerzen bei jeder Hals-, Arm- oder Kniebewegung. Die Gelenke erzeugen ein knirschendes Geräusch, wenn sie sich in ihre Ruheposition zurückbewegen.

Wie können wir erwarten, uns angesichts solch extremer Vergiftungen in unserem Körper gesund zu fühlen?

Die Fähigkeit unseres Körpers, die Aufgabe der Reinigung eigenständig abzuschließen, hängt einzig und allein vom Grad der Vergiftung ab.

Die sieben Stufen der Körpervergiftung

1. Das beständige Gefühl der Ermüdung trotz eines gesunden Aussehens
2. Kopfschmerzen und Knochenschmerzen
3. Viele Arten von Allergien
4. Zysten, Ablagerungen, Steine und Fettleibigkeit
5. Verformte innere Organe, Knochen und Gelenke
6. Krankheiten des Nervensystems
7. Entartung von Zellen und Organen, die schließlich zu Krebs führt

Sie können den Grad der Vergiftung Ihres Organismus selbst bestimmen, indem Sie sich die Symptome betrachten. Wenn Sie Symptome der 2. und 3. Stufe an sich bemerken, haben Sie nicht mehr viel Zeit zu verlieren. Beginnen Sie sobald wie möglich mit der vollständigen Entgiftung Ihres Körpers.

Können wir stolz darauf sein, wie wir leben?

Wenn wir nach den Gesetzen der Natur leben wollten, würden wir uns den Segen von Sonnenlicht, Luft, Wasser und Land zu Nutze machen. Wir würden uns daran gewöhnen, keine Nahrungsmittel zuzubereiten, die süß, schmackhaft, gekocht und warm sein müssen; deshalb kann unser Körper nicht sein volles Potential entfalten.
Keine Pillen werden uns heilen, wenn unser Blut vergiftet ist. Krankheiten verursachen bleibende Gesundheitsschäden; unser Herz wird schwach und unser Gehirn stirbt. Wir haben zwei Möglichkeiten: Finden Sie sich mit der Krankheit ab und erwarten Sie einen vorzeitigen Tod oder befreien Sie Ihren Körper von dem „giftigen Sumpf" und nehmen Sie einen gesunden Lebensstil an.
In Kapitel 6 - „Die vollständige Entgiftung des Körpers" - können Sie die Methode finden, die Ihnen am meisten zusagt, um Ihren Magen-Darm-Trakt in einem guten Zustand zu erhalten und sich eine Therapie aussuchen, die Gifte und andere schädliche Ablagerungen beseitigt, die sich im Verlauf der Jahre in Ihrem Körper angesammelt haben.

V. UNFÄHIGKEIT, EIN GLÜCKLICHES LEBEN ZU FÜHREN

Es ist wichtig, zu verstehen, dass jede Störung in unserem Körper nicht nur physische, sondern auch psychische Ursachen hat.
Unsere Denkweise beeinflusst, was mit uns geschieht und bestimmt die guten und schlechten Aspekte in unserem Leben. Hören Sie Ihren eigenen Worten zu. Wenn Sie bemerken, dass Ihnen ein und derselbe Gedanke immer wieder durch den Kopf geht, und das mehrere Tage hintereinander, so ist er danach zu Ihrer geistigen Schablone geworden. Wir alle leben von unseren Gedanken, denn sie steuern unsere Handlungen. **Wenn unsere Gedanken von Ärger, Angst, Schmerz, Trauer und Rachegefühlen erfüllt sind, was glauben Sie, zu wel-**

chen Handlungen sie führen können? Sie können Ihre Gesundheit und Ihr Leben grundlegend beeinflussen, wenn Sie Ihre Worte und Gedanken kontrollieren. Wenn Ihre Gedanken positiv sind, können Sie normalerweise das Beste in Ihrem Leben erwarten. **Negatives Denken jedoch zieht nur Schwierigkeiten und Misserfolge nach sich.**
Wie sich zeigt, entscheidet unsere Denkweise nicht nur über die Erfolge und Misserfolge in unserem Leben, sondern sie hat auch einen entscheidenden Einfluss auf unsere Gesundheit. Zum Beispiel leiden viele Menschen an Kopf-, Nacken- und Rückenschmerzen. Was könnte die Ursache dieser Schmerzen sein? Unser Hals beispielsweise steht für unsere geistige Flexibilität. Im Hinblick auf unsere Gedanken und Handlungen bedeutet Flexibilität die Fähigkeit, ein Problem von verschiedenen Seiten anzugehen, um auf kreative Art und Weise eine Lösung zu finden. Menschen, die stur bzw. „halsstarrig" sind, unfähig, Kompromisse einzugehen und das Problem aus dem Blickwinkel ihres Gegenübers zu betrachten, leiden an Kopf-, Nacken- und Rückenschmerzen, bis sie lernen, der Meinung eines anderen mit größerem Mitgefühl und Verständnis zu begegnen. Wenn wir alle und alles ständig kritisieren, fangen unsere Gelenke und Muskeln an zu schmerzen. Wenn Ärger und Hass unsere Gedanken beherrschen, „brennt unser Körper aus" und ist für Infektionen anfällig. Wenn wir länger über eine Ungerechtigkeit nachdenken, die uns vor langer Zeit widerfahren ist, „frisst" es unseren Körper regelrecht auf; es kommt zunächst zur Bildung krebsartiger Zellen und schließlich zu Krebs.
Wir sollten uns bemühen, negative Gedanken und Klischees so früh wie möglich zu beseitigen, um sowohl psychische, als auch physische Gesundheit zu erlangen.
Es ist eine schwierige Kunst, die jeder von uns alleine erlernen muss.

Kapitel 2

Die gesunde Wirbelsäule, Grundlage eines gesunden Körpers

Die Wirbelsäule der meisten Menschen ist derart degeneriert, dass es viel Zeit und Geduld erfordert, um diese Fehlstellung wieder zu korrigieren. Die Schmerzen verschwinden nicht so schnell, wie wir es uns wünschen würden. Trotzdem kann alles korrigiert werden. Wir sollten uns angewöhnen, uns um unsere Gesundheit zu kümmern, und verstehen, dass wir die Hüter unseres Körpers sind. Um unsere Wirbelsäule stark und gesund zu halten, sollten wir auf einer festen Matratze schlafen, ein festes Kissen benutzen, und einem täglichen Bewegungsablauf folgen.

Warum ist es gesund, auf einer festen Matratze zu schlafen?

Ungefähr ein Drittel unserer Lebenszeit schlafen wir. Wenn wir schlafen, entspannen sich unsere Muskeln und unser Körper streckt sich. Alle unsere Bewegungen sind anders als die Bewegungen, die wir machen, wenn wir wach sind. Bewegungen im Schlaf benötigen weniger Energie. Der Schlaf ist die beste Zeit für die Wiederherstellung unserer Wirbelsäule.

Die Matratze, auf der wir schlafen, sollte so fest wie möglich sein, ohne unseren Schlaf zu stören. Wir sollten in gerader Position auf dem Rücken schlafen, die Arme neben dem Körper ausgestreckt und unsere Beine entspannt halten. In dieser Position wird unser Gewicht gleichmäßig verteilt, unsere Muskeln sind sehr entspannt, und alle Verrenkungen unserer Rückenwirbel, die wir uns während des Tages möglicherweise zugezogen haben, werden leicht korrigiert.

In dieser Position steht das Herz nur unter geringer Belastung, pumpt das Blut leicht, und unser Kreislauf arbeitet besser. Ein besserer Blutkreislauf wiederum erleichtert die Arbeit unserer Leber, die Gifte aus unserem Körper beseitigt. Eine gut funktionierende Leber verbessert auch den Stoffwechsel. Wenn wir nur zwei Monate auf einer festen Matratze schlafen, können wir 3 bis 5 kg an Gewicht verlieren und viele Gesundheitsprobleme beseitigen.

In den ersten paar Tagen werden wir zwar noch Muskel- und Rückenschmerzen verspüren, doch wenn sich die Fehlausrichtung der Wirbel erst einmal korrigiert hat, wird der Schmerz innerhalb von 10 bis 14 Tagen verschwinden.

Warum schadet das Schlafen auf einer weichen Matratze?

Unsere Leber ist das chemische Labor unseres Körpers. Tausende von chemischen Reaktionen, die allgemein als Stoffwechsel bezeichnet werden, hängen vom richtigen Funktionieren dieses Labors ab.

Wissenschaftler haben nachgewiesen, dass sogar die Abstände zwischen den Brustwirbeln für ein gutes Funktionieren der Leber verantwortlich sind. Bei Menschen, die immer auf einer weichen Matratze schlafen, sind die Rückenwirbel bereits so verkrümmt, dass sich die Funktion ihrer Leber schon bedeutend verschlechtert hat.

Die Festigkeit unserer Matratze hat einen gewaltigen Einfluss auf den Zustand unserer Wirbelsäule und damit indirekt auch auf unseren allgemeinen Gesundheitszustand.

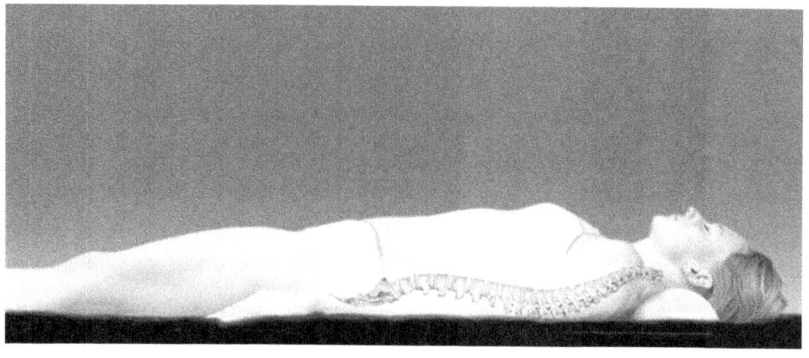

Abbildung 2: Auf einer festen Matratze und einem festen kleinen Kissen werden Ihre Rückenwirbel richtig ausgerichtet.

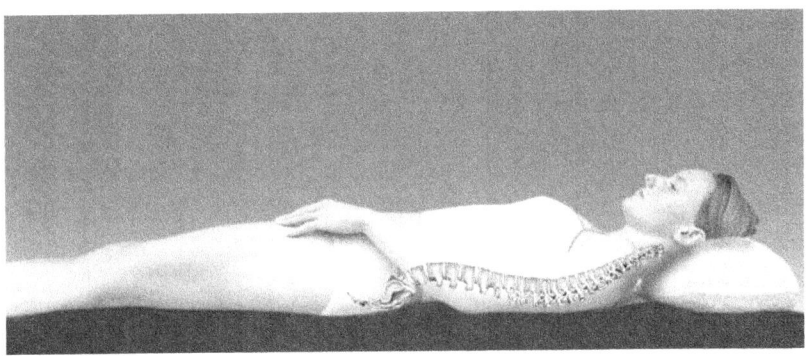

Abbildung 3: Wenn Sie auf einer weichen Matratze und einem hohen Kissen schlafen, degeneriert Ihre Wirbelsäule.

Abbildung 2 zeigt, wie eine feste Matratze den Zustand unserer Wirbelsäule positiv beeinflussen kann. Es lohnt sich, den Platz, an dem wir ein Drittel unseres Lebens verbringen, etwas mehr zu würdigen. Unser Bett sollte unserer Gesundheit dienen, anstatt uns Verspannungen zu bescheren und uns zu schaden.

Warum ist es gesund, auf einem festen Kopfkissen zu schlafen?

Das Kissen, auf dem wir schlafen, sollte fest, klein und flach sein. Diejenigen, die ohne ein Kissen schlafen können, sollten sich ein zusammengerolltes Handtuch unter den Nacken legen. Ein festes Kissen unterstützt die natürliche Lage der Nasenscheidewand.
Unsere Nasenscheidewand ist für das physiologische Gleichgewicht all unserer Körperorgane verantwortlich. Leichte Atmung durch beide Seiten unserer Nase ist für das richtige Funktionieren unseres Körpers sehr wichtig. Zudem wird die Luft erwärmt, gereinigt und desinfiziert, wenn sie durch die Nase strömt.

Wenn wir auf einem weichen, großen und hohen Kissen schlafen, ist unsere Wirbelsäule derart gekrümmt, dass es schwierig wird, durch die Nase zu atmen und wir stattdessen beginnen, durch den Mund zu atmen. Durch den Mund zu atmen ist jedoch gefährlich für unsere Gesundheit, weil auf diese Weise alle Arten von Krankheitserregern sehr leicht in die Atemwege gelangen können. **Häufige Erkältungen, Halskrankheiten und Probleme mit den Bronchien sind die Folgen, wenn man auf einem weichen und hohen Kissen schläft.**

Eine Wirbelsäulenoperation sollte der allerletzte Ausweg sein!

Menschen, die krank sind, sehen in einer Operation oft ein Allheilmittel für all ihre Leiden. Wegen geringfügiger Rückenleiden werden in den USA jedes Jahr ca. 200.000 Operationen durchgeführt. Die Hälfte davon führt zu keiner Verbesserung und ist von vornherein unnötig.

Die beschädigte Bandscheibe wird normalerweise in einem Vorgang entfernt, was in der Folge zu einer weiteren Operation, der erneuten Entfernung einer Bandscheibe und schließlich zu einer teilweisen Versteifung der Wirbelsäule führen kann. Eine solche Operation beseitigt zwar die Schmerzen, nicht jedoch die eigentliche Ursache des Bandscheibenschadens. Eine Operation sollte also nur dann der allerletzte Ausweg sein, wenn präventive Maßnahmen keine Wirkung gezeigt haben.

Im Grunde genommen hätten wir eine gesunde Wirbelsäule ein ganzes Leben lang verdient. Wenn wir jedoch unsere Wirbelsäule ständig vernachlässigen, können wir davon ausgehen, dass wir früher oder später mit Schmerzen konfrontiert werden, die nur schwer zu ertragen sind. Dann werden wir Zeit, sogar viel Zeit finden, um eine Therapie zu machen. Ist es nicht besser, etwas Zeit und Mühe darauf zu verwenden, um diesem Problem vorzubeugen?

**Vorbeugung ist die beste Art,
um Probleme mit der Wirbelsäule zu vermeiden.**

1. Sie sollten sich ganz bewusst selbst beobachten, um sich davon zu überzeugen, dass Sie gerade gehen, stehen und sitzen, Ihren Bauch eingezogen, Ihren Rücken gestreckt und Ihren Kopf etwas angehoben haben.
2. Beim Sitzen sollten Sie niemals Ihre Beine übereinanderschlagen, weil unter Ihren Knien zwei große Arterien verlaufen und der auf sie ausgeübte Druck den Blutkreislauf beeinträchtigt, was im Laufe der Zeit dann zu Wirbelsäulen- und Rückenschmerzen, Krampfadern und Problemen mit den Blutgefäßen in Ihren Beinen führt.
3. Wenn Sie eine Last anheben, sollten Sie Ihre Knie nicht durchdrücken. Gebeugte Knie reduzieren die Belastung auf die Wirbelsäule.
4. Feste Bauchmuskeln vermindern die Belastung auf Ihre Wirbelsäule um 20%.
5. Wenn Sie schwere Gegenstände (z.B. volle Einkaufstüten) tragen, sollten Sie die Lasten auf beide Schultern gleichmäßig verteilen.

Ich schlage Ihnen zwei Gruppen von Übungen vor, die zu einer guten Haltung und zur Beseitigung von Rückenschmerzen verhelfen. Sie erfordern nicht viel Zeit oder Anstrengung und führen zu ausgezeichneten Ergebnissen.

Übungsgruppe 1
1. Strecken Sie sich nach dem Erwachen einige Male.
2. Pressen Sie, auf dem Rücken liegend, Ihren Hinterkopf 5 Sekunden lang fest auf das Kopfkissen und ruhen Sie dann 5 Sekunden aus. Wiederholen Sie diese Übung 6-mal.
3. Legen Sie das Kopfkissen auf Ihre Brust und umklammern Sie es 5 Sekunden lang. Dann 5 Sekunden ausruhen. Wiederholen Sie diese Übung 6-mal.
4. Legen Sie das Kopfkissen zwischen Ihre Knie und pressen

Sie es 5 Sekunden lang fest zusammen. Dann 5 Sekunden ausruhen. Wiederholen Sie diese Übung 6-mal.
5. Ziehen Sie Ihre Knie in einem 45°-Winkel an und verweilen Sie in dieser Position 5 Sekunden lang. Dann 5 Sekunden ausruhen. Wiederholen Sie auch diese Übung 6-mal.
6. Legen Sie im Wechsel die Zehen des einen Fußes auf die Zehen des anderen Fußes und ziehen Sie die Beine an sich heran. Wiederholen Sie diese Übung für jedes Bein 6-mal.

Da diese Übungen in liegender Position im Bett durchgeführt werden, wird das Herz nur sehr schwach beansprucht. Deshalb können Sie praktisch von jedem angewendet werden - von Kindern, Erwachsenen sowie von älteren Menschen.

Übungsgruppe 2
Diese Übungen korrigieren die Funktionen der Muskeln, der Nerven, der inneren Organe und der Blutgefäße, normalisieren die Funktionen des Nerven- und Verdauungssystems und haben einen guten Einfluss auf unsere geistigen Fähigkeiten. Sie eignen sich besonders für aktive Menschen mit einer intensiven Lebens- und Arbeitsweise.

1. Setzen Sie sich auf einen Stuhl, bewegen Sie Ihre Füße etwas nach vorne, legen Sie Ihre Hände auf die Knie und heben und senken Sie die Arme 10-mal.
2. In derselben Position bewegen Sie Ihren Kopf jeweils abwechselnd 10-mal von rechts nach links.
3. Bewegen Sie Ihren Kopf jeweils 10-mal nach vorn und nach hinten.
4. Strecken Sie Ihre Arme horizontal vor sich aus und drehen Sie Ihren Kopf jeweils 5-mal nach links und nach rechts.
5. Heben und senken Sie Ihre Arme in einem 90°-Winkel und bewegen Sie gleichzeitig Ihr Kinn nach vorne und nach oben. Diese Übung sollten Sie 10-mal wiederholen.

Kapitel 3

Fettleibigkeit,
Ihr schlimmster Feind

Heute befand sich in meiner Post wieder ein Stapel Leserbriefe. Für die Rückmeldungen meiner Leser zu meiner Arbeit und ihren Aussagen, dass meine Therapien bei ihnen die gewünschten Erfolge gezeigt haben, bin ich ihnen sehr dankbar.

Ich möchte mich dafür entschuldigen, dass ich nicht jeden einzelnen Brief persönlich beantworten kann. Dafür gibt es viele Gründe; der Hauptgrund ist einfach Zeitmangel. In meinen Büchern können meine Leser viele Antworten finden. Bitte lesen Sie sie mit der nötigen Aufmerksamkeit und bemühen Sie sich, die Konzepte dahinter zu verstehen. Dieses Buch gibt Antworten auf einige Briefe (siehe Kapitel 5 - „Fragen und Antworten", Seite 199). Bitte beachten Sie den folgenden Brief, der sich mit einem Problem beschäftigt, das viele Menschen haben.

Ich habe Fettleibigkeit mein ganzes Leben lang bekämpft. Egal, was ich auch ausprobiert habe - Diäten, Fasten, Rezepte zum Abnehmen -, erwies sich als unwirksam. Ich überesse mich nicht und weiß nicht, wo das Fett herkommt. Vielleicht stimmt etwas mit meinem Stoffwechsel nicht. Bitte sagen Sie mir, ob Sie irgendeine Wunderdiät kennen. Es ist sehr wichtig für mich. (Helmut M.)

Die Tatsache, dass Sie mit Ihrem Problem nicht alleine sind, sollte Sie etwas trösten, denn 70% der Weltbevölkerung sind übergewichtig. Das bedeutet allerdings nicht, dass ich Ihnen empfehle, aufzugeben. Lassen Sie uns eine Reihe von Ursachen für die Fettleibigkeit bei den Menschen heutzutage analysieren. Vielleicht kann diese Analyse Ihnen und anderen Menschen eine Antwort auf dieses Problem geben. Es mag viele überraschen, dass es eine Verbindung zwischen Fettleibigkeit und dem Zustand der Wirbelsäule gibt. Stellen Sie sich vor, dass Sie ständig, jeden Tag und jede Nacht, mit 20 kg Übergewicht belastet sind. Würde das Ihrer Wirbelsäule schaden? **Aufgrund meiner langjährigen Studien über Fettleibigkeit kam ich zu dem Schluss, dass es einen engen Zusammenhang zwischen Fettleibigkeit und dem schlechten Zustand der Wirbelsäule gibt.**

Die Wirbelsäule steuert unseren Stoffwechsel

Die 33 Wirbel unserer Wirbelsäule haben, außer unseren Körper aufrecht zu halten, noch andere wichtige Funktionen. Wir alle wissen, dass sie auch das Rückenmark stützen und seine Nervenbahnen dazu nutzen, die Arbeit unserer inneren Organe zu steuern. Die Lendenwirbel sind dabei am interessantesten für uns, weil sie den Bereich des Rückenmarks umschließen, der für die Regulierung unseres Stoffwechsels verantwortlich ist. Mit anderen Worten, **wenn sich unsere Lendenwirbelsäule durch eine Verrenkung der Wirbel zurückbildet, dann neigen wir dazu, schnell zu- oder abzunehmen. Dies erklärt auch die Tatsache, dass einige Menschen, die wenig essen, zunehmen, während andere, obwohl sie übermäßig essen, ungewöhnlich schlank sind.** Beide Gruppen weisen krankhafte Veränderungen ihrer Lendenwirbel auf.

Die Ursache für abnormes Körpergewicht liegt in einer Rückbildung der Lendenwirbel, die die Übertragung der Nervenimpulse zu den inneren Organen beeinträchtigt und diese dann wiederum in ihrer normalen Funktion gestört sind. Dieses Phänomen wird im Allgemeinen als „metabolische Störung" bezeichnet. In Fällen einer noch schwerwiegenderen Degeneration der Lendenwirbelsäule verläuft der Prozess der Gewichtsveränderung weitaus dramatischer.

Sie werden sich jetzt vielleicht fragen: „Wie kann eine degenerierte Wirbelsäule wieder korrigiert werden?" Ich schlage vor, dass wir zunächst einiges über weitere Ursachen für abnormales Gewicht lernen, bevor wir uns später mit korrektiven Schritten eingehender beschäftigen.

Direkte Ursachen für Fettleibigkeit (hormonelle Störungen, gestörte Verwertung von Fetten und Kohlenhydraten) entstehen oft in einer degenerierten Lendenwirbelsäule. Daher kann selbst auf lange Sicht keine Diät eine ungewöhnliche Gewichtsveränderung, ganz gleich in welche Richtung, verhindern. Kalorienarme Diäten, weniger Mahlzeiten oder Schlankheitspräparate können nicht die Ursachen eines abnormalen Gewichtes bekämpfen, sie bekämpfen lediglich die Symptome.

Ich möchte nun einige Anmerkungen zum Thema »Diäten« machen. Für unseren Blutkreislauf ist es sehr gefährlich, wenn wir Diäten über einen langen Zeitraum hinweg durchführen. Um 1 kg Fettgewebe zu versorgen, baut unser Körper ca. 10.000 m Blutgefäße auf. Wenn sich unser Gewicht häufig verändert (durch Diäten), so steht der Blutkreislauf unter ständiger Belastung, was zu einem starken Verschleiß der Blutgefäße führt. Bei den meisten Menschen, die ständig mit unterschiedlichen Diäten herumexperimentieren, sind die Adern sichtlich angeschwollen (meistens in ihren Beinen) oder brüchige Blutgefäße unter ihrer Haut zu erkennen.

Die Schlussfolgerung: Ein Einschränken der Nahrungsaufnahme allein kann das Körpergewicht nur eine Zeit lang reduzieren, doch es ist sicher, dass dadurch die gesamte Gesundheit Schaden nimmt, was zu Anämie, depressiven Zuständen und einer noch schlimmeren Degeneration des Blutkreislaufes führen kann.

Warum sind Diäten unwirksam?

Die meisten Menschen, die gegen Fettleibigkeit kämpfen, wählen eine der folgenden drei Methoden:

1. Das Abnehmen durch Schlankheitspräparate
2. Der Verzehr kalorienarmer Nahrung
3. Körperliche Übungen

Lassen Sie uns nun jede dieser drei Methoden genauer untersuchen.

1. Das Abnehmen durch Schlankheitspräparate
In der letzten Zeit erfreuen sich verschiedene pharmazeutische Präparate zur Gewichtsreduktion großer Beliebtheit. Die Wirkung dieser Präparate ist jedoch nur von kurzer Dauer; in der Mehrzahl der Fälle kehrt das alte Körpergewicht zwei bis drei Monate, nachdem das Präparat abgesetzt wurde, wieder zurück. Was bleibt, ist der unbeschreibliche

Schaden, den diese Präparate unserem Organismus zufügen, insbesondere der Leber, dem Magen, der Bauchspeicheldrüse und dem Blutkreislauf. Da diese Präparate dem Organismus Wasser entziehen, verdicken sie das Blut, verändern seine Zusammensetzung und erhöhen den Säuregehalt in unserem Körper (schädlich!). In ihrer ganzen Tragweite sind die negativen Auswirkungen dieser Präparate nicht abzuschätzen. Die Therapien zum Abnehmen verlassen sich nur auf die Wirkung künstlicher Präparate, ohne dabei den psychischen Zustand des Menschen zu berücksichtigen. Da unsere Körper alle unterschiedlich sind und ganz bestimmte, einzigartige Merkmale aufweisen, verdient auch unsere Individualität eine größere Beachtung.

Wir alle müssen daher auch eine individuelle Methode finden, um unseren Körper gesund zu halten, eine Methode, die auf der einmaligen Physiologie unseres Körpers und nicht auf der massenhaften Vermarktung von Präparaten beruht. Wenn wir uns vorgenommen haben, abzunehmen, dann sollten wir uns dabei auch von unserer eigenen Wahrnehmung leiten lassen, denn schließlich wollen wir ja abnehmen, um unseren Gesundheitszustand zu verbessern und nicht, um Krankheiten Tür und Tor zu öffnen.

2. Der Verzehr kalorienarmer Nahrung

Wie wir wissen, bildet Wasser die Grundlage des Fettgewebes, das sich in unserem Körper anhäuft. Jede Diät und jedes Schlankheitsmittel aktivieren die Abwehrmechanismen unseres Körpers. Wenn unser Körper aber nicht genug Nahrung erhält, muss er, um seine physiologischen Abläufe aufrecht zu erhalten, sein eigenes Fett als Energiequelle nutzen. Wasser ist dabei ein Nebenprodukt, das aus unserem Körper ausgeschieden wird. Statt jedoch abzunehmen, beginnt unser Körper auszutrocknen und ähnelt nach und nach immer mehr einer getrockneten Frucht. Im Gesicht und am Körper bilden sich Falten, unsere Muskeln werden schlaff, und schließlich leiden wir an Kopf-, Leber- und Magenschmerzen. Letztendlich zwingen uns dann ständige, intensive Hunger- und Schwächegefühle dazu, die Diät abzubrechen. Das Fettgewebe funktioniert wie ein Schwamm, der bestrebt ist, sich mit Wasser voll zu saugen, und wir beginnen, sehr schnell wieder zuzunehmen.

3. Körperliche Übungen

Körperliche Belastungen durch Aerobic, Joggen und andere Sportarten können einem Körper, der nicht genügend darauf vorbereitet ist, ernsthafte Gesundheitsschäden zufügen. Das passiert, weil intensive körperliche Übungen die Blutzirkulation steigern und unseren Körper erwärmen. Schädliche Ablagerungen, die sich in den Därmen und in den Blutgefäßen unseres Körpers angesammelt haben (bei beleibten Menschen finden sich normalerweise mehr schädliche Ablagerungen), werden saurer, und die Menge giftiger Stoffe nimmt zu. Zwar entfernt starkes Schwitzen einige dieser Gifte, unser Blut nimmt jedoch den Großteil von ihnen auf, verbreitet sie im Körper und verursacht eine Selbstvergiftung. Unser allgemeiner Gesundheitszustand verschlechtert sich, begleitet von akuten Kopfschmerzen und Depressionen als erste Anzeichen. Besonders Menschen, die das 30. Lebensjahr bereits überschritten haben, sollten niemals versuchen, überschüssiges Gewicht durch intensive körperliche Übungen zu reduzieren.

Dicke Menschen, die versuchen, auf eine der Arten abzunehmen, wie ich sie gerade beschrieben habe, begehen zwei grundlegende Fehler:

1. Diäten werden nur über einen bestimmten Zeitraum hinweg durchgeführt, während deren Verlauf lediglich kalorienarme Nahrung verzehrt wird. (Das Wort »Diät« kommt aus dem Griechischen und bedeutet »Lebenswandel«, nicht eine bestimmte Zeitspanne.)

2. Der Versuch, in kurzer Zeit möglichst viel Gewicht zu verlieren.

Ein östliches Sprichwort besagt: „Ein Baby kann nicht innerhalb eines Monats geboren werden, nur weil man neun schwangere Frauen zusammensetzt." Hinsichtlich unseres Themas bedeutet diese einfache Wahrheit: Es gibt keinen schnellen Weg! Wenn wir über Jahre hinweg zugenommen haben, dann braucht es seine Zeit (2 bis 3 Monate), um diesen Prozess wieder umzukehren; unser Körper muss sich erst umstellen.

Ein Grundprinzip der Natur besagt, das nichts spurlos verschwindet und etwas nicht einfach aus dem Nichts heraus entstehen kann. **Dieses Prinzip enthält auch die wichtigste Botschaft für dicke Menschen: Essen Sie weniger!**

Hierzu zwei Ratschläge, wie Sie es schaffen können:
1. Benutzen Sie kleinere Teller, Teller die nur halb so groß sind wie die, die Sie normalerweise benutzen.
2. Lernen Sie, langsam zu essen. Nehmen Sie sich einen Notizblock und schreiben Sie auf mehrere Blätter: „Iss langsam und kaue jeden Bissen 50-mal." Legen oder heften Sie diese „Gedächtnisstützen" an viele unterschiedliche Stellen, wo Sie Ihnen direkt ins Auge fallen, beispielsweise auf Tische, an Spiegel, den Kühlschrank, ins Bad usw.

Lassen Sie mich erklären, was Fettleibigkeit ist. Mit Fettleibigkeit assoziieren wir meistens eine unansehnliche Körperform, doch in erster Linie handelt es sich um eine Krankheit, die Unregelmäßigkeiten in vielen physiologischen Vorgängen verursacht, die im Körper ablaufen. Wie jede andere Krankheit verlangt auch Fettleibigkeit eine lange und gründliche Behandlung. Wenn Fettleibigkeit auf die leichte Schulter genommen wird, verursacht sie bleibende Gesundheitsschäden. Fettleibigkeit betrifft alle Altersgruppen, jung und alt. Um eine Krankheit zu bekämpfen, müssen wir zunächst ihre Ursachen kennen. Im Falle von Fettleibigkeit sind unsere schlechten Angewohnheiten und Süchte die eindeutigen Ursachen.

Stellen Sie sich nackt vor einen Spiegel, werfen Sie einen genauen Blick auf Ihren Körper, und schauen Sie sich alles überschüssige Fett an, das Sie mit sich herumtragen. Drehen Sie Ihren Kopf nicht weg und sehen Sie, was Ihre Völlerei und Ihr Mangel an Disziplin mit Ihrem Körper gemacht haben. Das, was Sie sehen, sollte Sie dazu motivieren, etwas zu unternehmen.

Schlechte Angewohnheiten, die zu Fettleibigkeit führen

Victor Hugo sagte einmal, dass Menschen das nicht erreichen können, was sie nicht verstehen. Um diese Regel auf Fettleibigkeit anzuwenden: Wir können nicht abnehmen, wenn wir nicht verstehen, was zu Fettleibigkeit führt.

Schenken Sie der nachfolgenden »Liste der schlechten Angewohnheiten« Ihre volle Aufmerksamkeit, denn diese Angewohnheiten sind zum größten Teil die Ursache von Fettleibigkeit. Und bemühen Sie sich bitte, diese Angewohnheiten aus Ihrem alltäglichen Leben zu verbannen. Von den Ergebnissen werden Sie angenehm überrascht sein, und nur Ihr Name wird Sie noch an die dicke Person erinnern, die Sie einmal waren.

1. Die Gewohnheit, schnell zu essen und die Nahrung nicht richtig zu kauen, verschlechtert den Verdauungsprozess und führt zur Bildung von Fettgewebe. Kauen Sie jeden Bissen 50-mal; Kauen ist keine anstrengende Tätigkeit.

2. Die Angewohnheit, während der Mahlzeiten zu trinken, führt zu Unregelmäßigkeiten der Funktionen des Verdauungs- und des Hormonsystems. Wenn Sie während der Mahlzeiten trinken, nehmen Sie sogar von Wasser zu. Trinken Sie bis höchstens 20 Minuten vor und erst wieder 1 bis 1½ Stunden nach dem Essen.

3. Die Angewohnheit, helle Backwaren und Süßigkeiten zu essen. Die Stärke, die sich in hellen Backwaren befindet, setzt sich an den Wänden Ihres Verdauungstraktes fest, verstopft diese und verringert so deren Aufnahmefähigkeit. Zudem fördert Sie die Bildung übermäßig großer Mengen von Schleim in Ihrem Körper.
Der Verzehr von Süßigkeiten führt ebenfalls zu einer Steigerung des Gewichtes. Es ist besser, wenn Sie - als Ersatz für Süßigkeiten - getrocknetes Obst, Sonnenblumenkerne, Kürbiskerne usw. und kleine Mengen Nüsse essen.

4. Die Angewohnheit, häufig kleine Zwischenmahlzeiten zu essen oder ständig zu kauen. Diese Angewohnheit setzt bestimmte Systeme in unserem Körper einer zu hohen Belastung aus und hindert sie daran, andere wichtige Aufgaben zu erledigen. Sobald etwas in unseren Mund gelangt, übermittelt die Zunge (als Geschmacksorgan) dies an unser Gehirn und sofort werden viele verschiedene Mechanismen in Gang gesetzt, unter ihnen auch unser Abwehrsystem. Unsere Zunge kann jedoch keine Information an unser Gehirn weiterleiten, was sich gerade in unserem Mund befindet. Aus diesem Grund werden die Leukozyten (weiße Blutkörperchen) von ihrer Aufgabe, unseren Organismus zu reinigen und Heilungsprozesse zu unterstützen, abgezogen und sammeln sich um den Magen, in den der Inhalt des Mundes in Kürze gelangen wird. Wenn feststeht, dass keine Gefahr im Verzug ist und daher auch keine Leukozyten gebraucht werden, kehren sie wieder zu ihren eigentlichen Aufgaben zurück. Wenn nun aber erneut eine Portion Nahrung in Mund und Magen gelangt, wiederholt sich der ganze Prozess von vorne. Infolgedessen sind die Leukozyten ständig so überlastet, dass sie nicht in der Lage sind, ihre eigentliche Arbeit - als Abwehrsystem unseres Organismus - korrekt zu verrichten. Deshalb erkranken - beispielsweise während einer Grippeepidemie - auch diejenigen zuerst, die ständig essen oder kauen. Zudem schwächt ständiges Essen die Verdauungsenzyme, die von unserem Blut gebildet werden. Schwächere Enzyme bedeuten jedoch auch eine unvollständige Verdauung und die Bildung von Fett anstatt von Wasser und Kohlendioxid (Nebenbei bemerkt hat ständiges Kaugummikauen die gleichen, negativen Auswirkungen).

5. Das falsche Kombinieren von Nahrungsmitteln führt zu einer schlechten Verdauung und schwächt die Verdauungsabläufe, da unterschiedliche Nahrungsmittel auch unterschiedliche Verdauungsenzyme benötigen. Falsches Kombinieren von Nahrungsmitteln führt dazu, dass ein Teil der Nahrung verfault, während der andere Teil vom Organismus in Fett umgewandelt wird.

6. Die Angewohnheit, sich nach dem Essen hinzulegen, setzt Mechanismen in Gang, die normalerweise während des Schlafes ablaufen. Daher wird die Verdauung der Nahrung von unserem Organismus auch als zweitrangig „eingestuft" und die unverdaute Nahrung in Fett umgewandelt. Um die Blutversorgung zum Magen zu erhöhen und die Verdauung zu verbessern, sollten Sie nach einer Mahlzeit spazieren gehen.

7. Ein sitzender Lebensstil erfordert nicht viel Energie, und so ist unser Körper nicht der Lage, seine Fettreserven abzubauen. Jeden Tag sollten wir mindestens 1000 verschiedene, aktive Bewegungen machen, um den Energieverbrauch zu erhöhen.

8. Die Angewohnheit, während des Fernsehens zu essen, beraubt unsere Mahlzeiten ihrer Vertrautheit. Bereits in der Antike rieten Gelehrte dazu, dass wir bei unseren Mahlzeiten »taub und stumm« sein sollten. Wenn wir während des Fernsehens essen, muss unser Gehirn einerseits die Informationen vom Bildschirm verarbeiten und andererseits gleichzeitig den Verdauungsprozess steuern. Da es jedoch nicht in der Lage ist, beide Aufgaben gleichzeitig zu bewältigen, wendet es sich mal der einen, mal der anderen Aufgabe zu, was zu einer Beeinträchtigung der Verdauung führt. Zudem isst man mehr als man eigentlich sollte.

9. Essen, wenn Sie aufgeregt oder verärgert sind, ist eine weitere schlechte Angewohnheit, die uns dazu veranlasst, uns nicht mehr mäßigen zu können. Essen Sie nie, wenn Sie angespannt sind! Unsere Leber reagiert zuerst auf diese Anspannung. Die Gallengänge verengen sich, Galle gelangt nicht mehr zu unserem Dünndarm und die Nahrung wird nicht verdaut.

10. Die Angewohnheit, vor dem Schlafengehen oder während der Nacht zu essen, ist schädlich, weil alle Prozesse in unserem Körper während des Schlafens auf die Regeneration unserer Zellen und somit auf unseren gesamten Körper ausgerichtet sind. Nachts verfügen die Verdauungsorgane nicht über die notwendige Energie, um die Nahrung zu verarbeiten. Nächtliches Essen führt zur Bildung von Fett, Gallen- und Nierensteinen.

11. Die Angewohnheit, überwiegend künstlich verfeinerte und gekochte Nahrungsmittel zu essen. Da diese Nahrungsmittel ihrer natürlichen Vitamine und Spurenelemente beraubt sind, erhalten wir von ihnen nur „leere" Kalorien, die nicht viel Nährwert besitzen. Auch wenn wir große Mengen davon essen, fühlen wir uns immer noch hungrig und wollen noch mehr essen. Dies führt letztendlich dazu, dass wir 5 bis 10-mal mehr essen, als wir sollten.

Jetzt können wir die Ursachen von Fettleibigkeit verstehen. **Wenn wir die Fähigkeit verlieren, die Nahrungsmittel, die wir essen, richtig zuzubereiten und zu uns zu nehmen, lagert unser Körper Fett an unseren Hüften, Schenkeln, unserem Bauch, Hals und an anderen Körperstellen ab. Die psychischen Ursachen sind weitaus komplizierter. Am wichtigsten ist es jedoch, zu verstehen, dass Fettleibigkeit eine Krankheit ist und es keine Entschuldigung dafür gibt, sie zu tolerieren.**

Wie Sie tatsächlich Gewicht verlieren?

Wenn Sie die Ursachen Ihrer Fettleibigkeit beseitigen, dann werden Sie auch nicht mehr weiter zunehmen. Allerdings müssen Sie dann immer noch das überschüssige Gewicht verlieren, das Sie bereits haben. Das erfordert vier Schritte:

1. Korrigieren Sie die Ausrichtung Ihrer Lendenwirbel.
2. Erhöhen Sie die Anzahl Ihrer körperlichen Aktivitäten schrittweise und systematisch.
3. Wenden Sie Methoden zur Entgiftung Ihres Körpers

an und fasten Sie regelmäßig.
4. Kombinieren Sie Nahrungsmittel richtig miteinander (siehe Tabelle 2 auf Seite 132).

1. **Die richtige Ausrichtung der Lendenwirbel**
Es gibt viele Methoden, die Lendenwirbel auszurichten. Oft sind sie leichter anzuwenden als zu beschreiben; ich werde mich jedoch bemühen.

Die Stangen-Übung
Diese Methode ist ein sehr einfacher und effektiver Weg, um Ihre Lendenwirbel auszurichten. Greifen Sie die Stange mit beiden Händen (die Stange sollte so angebracht sein, dass sich Ihre Füße ca. 10 cm über dem Boden befinden) und bewegen Sie Ihre Beine, um die Lendenwirbelsäule zu strecken. Wenn Sie keine Übungsstange besitzen, können Sie stattdessen auch den Ast eines Baumes verwenden. Lassen Sie sich an Ihren Händen einfach herunterhängen, um durch Ihr Körpergewicht die Lendenwirbelsäule zu strecken.

Die Schnur-Methode
Stellen Sie zwei Stühle ungefähr 2 m auseinander und verbinden Sie deren Füße mit einer Schnur, etwa 60 cm über dem Boden. Gehen Sie auf einer Seite der Schnur in die Hocke, beugen sie Ihren Kopf nach unten, und bewegen Sie sich in dieser Stellung unter der Schnur hindurch und wieder zurück. Wiederholen Sie diese Übung 2 bis 3-mal.

Massage mit den Füßen
Legen Sie sich bäuchlings auf den Boden. Bitten Sie eine andere Person, sich vor Sie auf einen Stuhl zu setzen und den Bereich Ihrer Lendenwirbelsäule mit den Füßen sanft zu massieren. **Vorsicht:** Weisen Sie die Person ausdrücklich darauf hin, bei dieser Massage niemals auf den Bereich Ihrer Lendenwirbelsäule zu treten.

Massage mit einer Rolle
Wickeln Sie eine Rolle in ein weiches Handtuch ein und legen Sie sie auf den Boden. Legen Sie sich mit dem Bereich Ihrer Lendenwirbelsäule auf die Rolle und bewegen Sie Ihren Körper vor und zurück (20 bis 40 Sekunden in jede Richtung). Diese Methode ist zwar schmerzhaft, doch sehr effektiv. Zuerst werden Sie noch Schmerzen in Ihrer Lendenwirbelsäule empfinden, nach ungefähr 3 bis 4 Übungstagen wird der Schmerz jedoch nachlassen.

Die manuelle Therapie
Es gibt viele sachkundige Therapeuten, die das Ausrichten der Wirbelsäule vornehmen. Dieses Behandlung ist sehr wirkungsvoll, solange die Person, die sie durchführt, auch ein guter Facharzt oder eine gute Fachärztin ist. Der beste Weg, das herauszufinden, wäre, sich auf die Meinung anderer Patienten zu verlassen. **Bedenken Sie, das eine unsachgemäß durchgeführte Behandlung zu einer derart schweren Verletzung führen kann, dass Sie für den Rest Ihres Lebens darunter leiden.**

Jetzt, da Sie wissen, was zu tun ist: Fangen Sie noch heute an und verschieben Sie Ihr Vorhaben nicht, bis Sie wieder Urlaub haben oder Ihnen eine andere Zeit günstiger erscheint, denn: **Ihre Gesundheit kann nicht warten, Sie verdient Ihre Fürsorge jeden Tag.**

2. Erhöhen Sie die Anzahl Ihrer körperlichen Aktivitäten schrittweise und systematisch.
Der menschliche Körper wird im Einklang mit den Gesetzen der Physik und der Chemie geschaffen. Sie sind allgemein bekannt und wurden wissenschaftlich bewiesen. In einer Art Code sind sie in jedem Nerv und jedem Muskel verschlüsselt. Sie steuern die Zellen, Gewebe und Organe und weisen ihnen bestimmte Aufgaben zu.
Wenn wir uns an unseren Physikunterricht erinnern, können wir verstehen, was uns die folgende Aussage zum Problem der Fettleibigkeit

zu sagen hat. Der »Energieerhaltungssatz« (auch »Energiesatz«), einer der allgemeinen Grundsätze der Physik, besagt:
»**Bei physikalischen Vorgängen kann Energie weder aus nichts erzeugt, noch vernichtet, sondern nur von einem System auf ein anderes übergehen oder in eine andere Erscheinungsform umgewandelt werden.**«

Lassen Sie mich den Zusammenhang erklären. Die in unserer Nahrung enthaltene Energie wird für Lebensprozesse verwandt, beispielsweise zur Aufrechterhaltung der Körpertemperatur oder für die Verdauung. Unsere Muskeln sind in der Lage, überschüssige Energie zu verbrauchen. Wenn unsere Muskeln überschüssige Mengen an Energie jedoch nicht verbrauchen, wird sie zur späteren Verwendung in Form von Fett eingelagert. Wir müssen den etwas verwirrenden Begriff »Stoffwechsel« nicht unbedingt verwenden, wenn wir über Fettleibigkeit reden. (Obwohl ich Biochemiker bin, kann ich noch immer nicht vollständig erklären, was dieser Begriff eigentlich bedeuten soll.) Fettleibigkeit kann als eine Störung betrachtet werden, die durch ein Ungleichgewicht im Energiefluss verursacht wird. In der Sprache der Physik besagt dies: Wenn die Versorgung mit Energie größer ist als ihr Verbrauch (z.B. durch übermäßiges essen, begleitet von Faulheit und Bewegungsmangel), wird Fettgewebe gebildet, um die überschüssige Energie zu speichern.

Diesem Gedankengang folgend muss ich an dieser Stelle den allgemein bekannten Ratschlag wiederholen, den man beleibten Menschen gibt: **Essen Sie weniger und bewegen Sie sich mehr.** So einfach sich das auch anhört, es ist eine sichere und effektive Methode, um abzunehmen.

3. Wenden Sie Methoden zur Entgiftung Ihres Körpers an und fasten Sie regelmäßig.
Der dritte Schritt lässt sich durch einen einfachen Vergleich aus unserem alltäglichen Leben erklären. Fast jeder besitzt einen Elektrokocher, um Wasser zu erhitzen und hat wahrscheinlich schon bemerkt,

wie wenig Zeit und elektrische Energie erforderlich sind, um Wasser zum Kochen zu bringen. Ein älterer Elektrokocher, an dessen Heizstäben sich Kalk abgelagert hat, benötigt für diesen Vorgang mehr Zeit und Energie. Um diesen Vergleich nun auf unseren Körper anzuwenden: Wenn unser Körper älter wird, enthält er viele schädliche Ablagerungen (in den Knochen, den Muskeln, dem Blutkreislauf, den Lungen usw.). Aufgrund dieser Ablagerungen ist er nicht mehr in der Lage, die Energie wirksam zu nutzen und verlangt daher nach mehr Nahrung. Eine größere Nahrungsaufnahme ist jedoch die Grundlage für Fettleibigkeit.

Dies führt uns zu einer weiteren Schlussfolgerung: Eine plötzliche Gewichtszunahme ist ein deutliches Zeichen für große Mengen schädlicher Ablagerungen in unserem Körper. Dies sollte uns unverzüglich dazu veranlassen, unseren Körper vollständig zu entgiften (siehe Kapitel 6, »Die vollständige Entgiftung des Körpers«, Seite 229).

Regelmäßiges, kurzes Fasten ist der beste Weg, Ihren Stoffwechsel wieder zu beleben. Ihr Körper wird langsam sein Fettgewebe abbauen und beginnen, die Nahrung so zu verdauen, wie es in jüngeren Jahren der Fall war. Außer zum Abnehmen besitzt Fasten noch einen weiteren wichtigen Vorteil. Wenn Ihr Körper keine Nahrung erhält, fängt er an, in seinen eigenen Reserven danach zu suchen. Zuerst verwertet er die Stoffe, die seine Funktionen beeinträchtigen: Kranke Zellen, Geschwulste usw. Mit anderen Worten: Ihr Körper „verzehrt" seine eigenen Krankheiten. Es ist kein Zufall, dass viele Religionen ihren Anhängern das Fasten als eine »rechtschaffene Handlung« vorschreiben. Fasten hilft uns, Fett zu beseitigen und gleichzeitig unseren Verstand und unsere Seele zu reinigen.

Ich betone ausdrücklich, dass ich **Fasten** meine und nicht Nahrungsentzug, denn zwischen Fasten und Nahrungsentzug besteht ein großer psychologischer Unterschied.

Nahrungsentzug ist eine plötzliche und unerwartete Unterbrechung in der Nährstoffversorgung unseres Körpers. Unser Körper reagiert darauf ebenso schockartig wie bei einem Autounfall oder einer Katastrophe.

Wenn der Körper aufgrund von Nahrungsentzug 20% an Gewicht verliert, fängt er an, sich von seinem eigenen Gewebe zu ernähren. Dieser Prozess wirkt sich sowohl auf unsere physische als auch auf unsere psychische Gesundheit zerstörerisch aus; seine ständigen Begleiter sind Angst und Unsicherheit. Diese zwei Gefühle wirken sich derart negativ auf das Immunsystem aus, dass sie die Bildung von Endorphinen (Hormone, die für das Auslösen von Immunreaktionen verantwortlich sind) blockieren. Der Körper wird somit wehrlos, schwach und unfähig, Infektionen zu bekämpfen.

Fasten führt in unserem Körper zu völlig anderen Reaktionen, denn es ist ein bewusster, gedanklich gut geplanter und vorübergehender Verzicht auf Essen, dem eine Periode psychischer Vorbereitung vorausgeht. Es gibt zwei Arten des Fastens:

1. Beschränktes Fasten schließt einerseits den Verzehr von Proteinen und tierischen Fetten aus, gestattet andererseits jedoch das Trinken von Säften oder den Verzehr von Obst und Gemüse.

2. Strenges Fasten bedeutet absolute Enthaltsamkeit bezüglich aller Arten von Nahrung (und Getränken). Strenges Fasten erlaubt es, ausschließlich Wasser zu trinken (einschließlich Mineralwasser in entsprechenden Mengen) und ist eine sehr gute Methode, um Ihre Gesundheit zu verbessern.

Bei strengem Fasten beginnt der Körper nach 24 bis 36 Stunden mit der Verwertung seiner eigenen Reserven.
Ein Mensch, der fastet, ist ruhig und fähig, sich auf bestimmte Schritte (nachfolgend beschrieben) zu konzentrieren; der Körper ist fähig, hierarchische Entscheidungen zu treffen und beginnt, sich von seinen eigenen Abfallstoffen (krankheitserregende Bakterien, in Knochen und Gelenken abgelagerte Salze, allen Arten von Zysten und Geschwulsten, krebsartige Zellen usw.) zu ernähren. Mit anderen Worten, er verwertet seinen eigenen Abfall. Dies ist ein erstaunliches Beispiel für die

natürliche Heilkraft in uns, die den Körper auf eine wirksame und zugleich einfache Art und Weise von Giften befreit. Anders als bei Nahrungsentzug liegt der größte Vorteil des Fastens darin, unseren Körper **und** unseren Verstand zu reinigen.

Einige Menschen machen die Erfahrung, dass sie müde werden, ihnen übel wird oder das Kopfschmerzen einsetzen, wenn sie 8 bis 10 Stunden nichts gegessen haben. Lassen Sie mich erklären, warum das geschieht und wie es verhindert werden kann.

Wie bereits erwähnt, ernährt sich der Körper während des Fastens von seinen eigenen Giften, was man nun wirklich nicht als qualitativ hochwertige Ernährung bezeichnen kann. Unser Blut nimmt diese giftigen Verbindungen aus dem Dickdarm auf und trägt sie überall in den Körper. Ermüdung und Kopfschmerzen sind die Folgen einer Selbstvergiftung. Wie aber können wir unserem Körper helfen, die Gifte möglichst schnell zu beseitigen? Wir können ihm helfen, indem wir eine Darmspülung durchführen (besonders wichtig bei Kopfschmerzen infolge von Migräne). **Menschen, die ihr Fasten mit einer Darmspülung beginnen, werden auch nicht ermüden und kaum an Kopfschmerzen leiden.**

Wie führt man strenges Fasten durch?
Fasten kann kürzer (1 bis 3, 5 oder 7 Tage) oder auch länger (9, 11, 14, 17, 21 oder 40 Tage) sein. Länger als 40 Tage zu fasten kommt Nahrungsentzug mit all seinen schädlichen Auswirkungen gleich.

Als Beispiel für Sie verwende ich hier meinen eigenen Fastenplan:

- Jeden Dienstag und Freitag,
- Jeden Monat die ersten 3 Tage,
- Ein 7-tägiges Fasten, alle 6 Monate,
- 7 bis 11 Fastentage, 1-mal pro Jahr.

Insgesamt faste ich so 120 Tage im Jahr. Solche Essenspausen erlauben es mir, mein konstantes Körpergewicht und meinen guten Gesundheitszustand beizubehalten; ich habe wirklich keinen Grund zu klagen.

Wenn Sie fünf Tage oder länger fasten, sollte die Rückkehr zu Ihrer üblichen Ernährung ebenso viele Tage in Anspruch nehmen wie das Fasten selbst. An den ersten beiden Tagen können Sie frisch gepresste Säfte trinken und frisches oder gedünstetes Gemüse essen. Getreide, Naturjoghurt oder Buttermilch können Sie am 3. Tag ergänzen. Alle anderen Nahrungsmittel Ihres üblichen Speiseplanes können Sie am 4. und 5. Tag schrittweise in Ihre Ernährung mit einbeziehen.

Welchen Vorteil hat Enthaltsamkeit?

Ich bin kein Sklave meines Magens; nicht er steuert meine Handlungen, so wie das bei den meisten Menschen der Fall ist. Oft können wir Menschen beobachten, die bereit sind, alles beiseite zu legen (die Arbeit, Entspannung usw.), um ihren Magen zu füllen, wenn er danach verlangt und merkwürdige Geräusche von sich gibt. Das bedeutet allerdings nicht, dass ich keine gute, schmackhafte Mahlzeit zu schätzen wüsste; ganz im Gegenteil, denn dafür genieße ich das Essen viel zu sehr. Ich verwechsele jedoch nicht die Freude an schmackhaftem Essen damit, zu viel und zu oft zu essen. Ich folge der Regel: **Iss, um zu leben, statt zu leben, um zu essen.**

Ich empfehle Ihnen den folgenden Fastenplan:

- 36 Stunden, 1-mal pro Woche,
- 48 bis 72 Stunden, 1-mal pro Monat,
- 3 bis 7 Tage, einmal pro Jahr.

Kapitel 4

„Natürliche Ärzte", die immer bei Ihnen sind

In Sachen Gesundheit sind einige von uns sehr faul (bitte verstehen Sie das nicht als Angriff) und manche fleißig. Die Faulen erwarten, dass andere ihnen helfen. Sie glauben, dass ihre Gesundheit in der Verantwortung der Ärzte liegt. Die Fleißigen wollen sich selbst helfen, indem sie versuchen, die eigentlichen Ursachen ihrer Krankheiten herauszufinden, wissen jedoch nicht immer, wie sie das anstellen sollen. Meine Bücher sind in erster Linie für alle fleißigen Menschen bestimmt. Die Faulen sollten über die alte östliche Weisheit nachdenken: „Niemand tut alles für Dich, bevor er seine eigenen Bedürfnisse vor Deinen befriedigt hat." Sie sollten die beiden wertvollsten Dinge, Ihr Leben und Ihre Gesundheit, nicht gedankenlos der Fürsorge anderer überlassen. Wir verschwenden nur unsere Zeit, wenn wir darauf warten, dass irgendjemand kommt, der uns auf wundersame Weise heilt. Niemand kann besser auf Ihre Gesundheit achten als Sie selbst. Es braucht einen starken Willen, Ausdauer, Fleiß, Wissen und Erfahrung, damit Sie Ihren eigenen Weg zu einer guten Gesundheit finden. Wie wir wissen, werden diejenigen, die suchen, immer fündig.

Die Natur stattete uns mit einem Abwehrmechanismus aus, der unsere Gesundheit schützt. Je stärker diese Abwehr ist, desto gesünder ist unser Körper. Jeder besitzt jedoch unterschiedlich starke Abwehrkräfte. Sie hängen vom Alter, dem Ort und der Zeit der Geburt, der Erziehung, der Ernährung usw. ab. Wenn Ihr Körper von Geburt an nur schwache Abwehrkräfte besitzt, können Sie das stark beeinflussen, indem Sie einen Lebensstil annehmen, der im Einklang mit den Naturgesetzen steht.

Es gibt zwölf „natürliche Ärzte", die sich zu jeder Zeit und überall in unserer unmittelbaren Nähe aufhalten und die bereit sind, uns kostenlos zu helfen, solange wir bereit und fähig sind, ihre Hilfe anzunehmen. Wer diese „Ärzte" sind? Es sind unser Verstand, Licht, Luft, Wasser, Essen, Bewegung, Hitze, Kälte, Schlaf, Ruhe, das Fasten und unser Urin. Dieses Buch zeigt Ihnen, wie Sie die Hilfe dieser Heilmittel gezielt und effektiv für sich in Anspruch nehmen können.

KÖRPERÜBUNGEN

Leben ist Bewegung

„Nichts verursacht an unserem Körper so viel Schaden wie lange, körperliche Untätigkeit."
- Aristoteles, griechischer Philosoph -

Für die richtige Funktion des Herzes, der Muskeln und des Blutkreislaufes, für die effektive Beseitigung von Abfallstoffen und Giften sowie für die Steigerung der Leistungsfähigkeit des gesamten Körpers ist körperliche Belastung lebenswichtig. Bewegung hilft uns, die Energie aus unserer natürlichen Umgebung besser aufzunehmen. Sie ist gut für jeden, jung und alt. Für kranke Menschen ist sie besonders wichtig. **Ein kranker Körper braucht viel mehr körperliche Betätigung als ein gesunder.** Menschen, die an Herzkrankheiten und Kreislaufproblemen leiden oder die negativ auf Veränderungen des Luftdrucks, auf Sonnenstürme, Sonnenstrahlung usw. reagieren, sollten sich regelmäßig bewegen und ihrem Körper genug stärken, um all diesen Einflüssen standzuhalten.

Wir sollten eine einfache Wahrheit verstehen: Ein körperlich aktiver Lebensstil schützt uns nicht nur davor, krank zu werden, sondern hilft uns auch, viele Störungen zu beseitigen, unter denen wir bereits leiden. Was hindert uns daran, uns zu bewegen? Es ist die alte Faulheit!

Wenn Sie denken: „Ich habe so viele Dinge zu erledigen und daher keine Zeit, mich zu bewegen", dann ist es an der Zeit, etwas daran zu ändern. Überzeugen Sie sich selbst, dass Bewegung für Ihre Muskeln genauso wichtig ist wie Nahrung für Ihre inneren Organe und Ihr Gehirn. Mangel an körperlicher Bewegung macht uns schwach, krank, und führt zu vorzeitigem Altern.

Aus der Vielzahl körperlicher Bewegungsarten möchte ich Ihnen gerne drei empfehlen, die Ihrer Gesundheit sehr zuträglich sind: »Der heilende Spaziergang«, »Das heilsame Laufen« und »Das Barfußgehen«.

Der heilende Spaziergang

Gehen wird zu Recht als »König der Bewegung« bezeichnet. Keine andere Form der Bewegung führt zu einer solch harmonischen Funktion unserer Muskeln. Gehen bedarf keiner besonderen Kleidung oder gar einer Ausrüstung; gehen kann man zu jeder Zeit und bei jedem Wetter. Ein täglicher Spaziergang von 1 bis 3 Kilometern Länge regt hervorragend Ihren Herzmuskel und Ihren Kreislauf an. Am besten gehen Sie im Wald oder in einem Park spazieren; wenn das nicht möglich ist, können Sie sogar einen Flur entlang oder auf einem Balkon gehen. Während des Spaziergangs sollten Sie sich entspannen und darüber nachdenken, wie Ihr Blut mit jedem Schritt, den Sie machen, gereinigt wird und Ihren Körper versorgt. Sie können sich aber auch im Stillen positive Suggestionen vorsagen („ich bin gesund und stark, ich bin jung und schön, ich habe viel Energie" usw.) und diese dann während des Gehens ständig wiederholen. Wenn Sie spazieren gehen, um zu genesen, ist es wichtig, dass Sie dabei nicht ermüden. Sie sollten sich leicht und erfrischt fühlen und die Intensität des Gehens langsam und schrittweise steigen. Zum Beispiel:

1. bis 3. Monat: Ein langsamer Spaziergang,
20 bis 30 Minuten, 2-mal pro Tag
4. bis 6. Monat: Ein schneller Spaziergang,
1 bis 3 Kilometer jeden Tag
7. bis 12. Monat: 4 bis 10 Kilometer jeden Tag

Das heilsame Laufen

Die Spartaner pflegten zu sagen: „Wenn du stark sein willst - laufe; wenn du gesund sein willst - laufe; wenn du weise sein willst - laufe."
Das heilsame Laufen stärkt die Wände unserer Blutgefäße, senkt den Blutdruck und den Cholesterinspiegel, verbessert die Tätigkeit unseres Magen-Darm-Systems und stärkt das Rückgrat, die Gelenke und die Muskeln. Laufen ist einer der besten Wege, um Ihre Immunität gegen Infektionen aufzubauen und Ihnen Ihre Kraft und Ihre Gesundheit zu

bewahren. Die Vorteile des Laufens sind schon seit vielen Jahren bekannt. Es gibt aber auch Herzprobleme, die auf intensives Laufen zurückzuführen sind. Solche Probleme können allerdings nur dann entstehen, wenn wir die Leistungsfähigkeit unseres Körpers überschätzen und **die äußerst wichtige Regel brechen, bei allen Arten von körperlichen Übungen die Intensität nur allmählich zu steigern.** Einige Menschen laufen jedoch nicht, um ihre Gesundheit zu verbessern, sondern um möglichst schnell abzunehmen. Ihr dazu völlig ungeeigneter und zudem von Giften und Abfallstoffen verunreinigter Körper kann jedoch die Belastung durch intensives Laufen nicht verkraften. **Wir sollten uns beharrlich in allen Lebensbereichen mäßigen, beim Essen, beim Trinken, beim Trainieren usw.**

Nach welchen Regeln sollten Sie laufen, um sich erfrischt, jugendlich und gesund zu fühlen?

1. Tragen Sie nur gut sitzende Laufschuhe mit korrekt geformten Sohlen.
2. Laufen Sie auf Erde oder Gras. Das dämpft die Stöße und stärkt Ihre Muskeln und Gelenke. Auf geteerten oder gepflasterten Oberflächen zu laufen, kann zu Schäden sowie zu Entzündungen Ihrer Gelenke führen.
3. Wenn Sie in letzter Zeit nicht viel trainiert haben, dann laufen und gehen Sie abwechselnd. Laufen Sie 30 Meter und gehen Sie dann eine Weile (Überanstrengen Sie Ihren Körper nicht!).
4. Setzen Sie sich selbst nicht unter Druck! Lockern Sie Ihre Muskeln und machen Sie kurze Schritte. Es ist nicht die Strecke, die zählt, sondern dass all Ihre Muskeln trainiert werden. Die leichten Stöße auf Ihre Fersen steigern die Blutzufuhr in Ihre Adern; ähnlich einer Massage stärken sie ihre Wände und hindern Cholesterin und Salze daran, sich in Ihren Blutgefäßen und Gelenken abzulagern.
5. Ziehen Sie sich warm an, damit Sie schwitzen. Schwitzen hilft dabei, Ihren Körper zu entgiften.

6. Legen Sie sich nach dem Laufen die Hälfte der Zeit hin, die Sie gelaufen sind. Legen Sie Ihre Beine hoch (über Herzniveau). Im Stehen befinden sich 70% des Blutes unterhalb des Herzens, und Ihr Herz wird sehr beansprucht, um das Blut nach oben zu pumpen. Wenn Sie laufen, muss Ihr Blut noch schneller gepumpt werden. Deshalb sollten Sie Ihrem Herz nach dem Laufen auch genügend Zeit gönnen, damit es sich ausruhen kann.

7. Wenn Sie am Abend laufen, dann sollten Sie das 2 bis 3 Stunden nach einer Mahlzeit tun.

8. Laufen sollte eine freudige Betätigung sein und keine lästige Pflicht.

9. Es ist besser, individuell zu trainieren. Die Gesundheit und Kondition sind bei jedem Menschen unterschiedlich und erfordern daher eine andere Geschwindigkeit und Intensität des Laufes. Anfänger, die in einer Gruppe von gut trainierten Läufern mitlaufen und versuchen, mit ihnen Schritt zu halten, laufen im wahrsten Sinne des Wortes Gefahr, ihrer Gesundheit zu schaden.

10. Laufen Sie jeden 2. Tag, um den heilenden Effekt des Laufens zu maximieren.

Das Barfußgehen

Anders als Säugetiere gehen Menschen auf zwei Beinen. Unser Körper arbeitet wie eine Batterie mit einer positiven Ladung in der oberen und einer negativen Ladung in der unteren Hälfte. Unsere positive Ladung nehmen wir aus dem Kosmos auf, die negative von der Erde. Je höher der Energiefluss ist, desto gesünder und robuster ist unser Körper. Die Energie aus dem Kosmos nehmen wir durch unsere Atmung, den Kontakt mit Wasser (z.B., wenn wir uns an einem See oder am Meeresstrand aufhalten) und durch den Verzehr von pflanzlicher Nahrung auf. Daher sollten wir uns auch viel an der frischen Luft, am oder im Wasser und in der freien Natur aufhalten. Die Ladung der Erde strömt durch unsere Fußsohlen. Schon Hippocrates schrieb: „Die besten Schuhe sind keine Schuhe." Weltweit wurden Studien darüber durchgeführt, welche Vorgänge dafür verantwortlich sind, dass Barfußgehen unsere Körperfunktionen anregt. In unseren Füßen befinden sich etwa 72.000 Nervenenden. Barfußgehen wirkt wie eine natürliche Massage und beeinflusst positiv die Funktionen unserer inneren Organe. Mit dem Tragen von Schuhen wurde unsere Verbindung zur elektrischen Ladung der Erde geschwächt, was zu einer ganzen Reihe von Störungen, wie beispielsweise Kopfschmerzen, Reizbarkeit, Neurosen, einer Erkrankung der Herzkranzgefäße und zu vielen anderen Krankheiten führte.

Während einer meiner Reisen in die hohe Bergwelt Tibets bemerkte ich, dass die Kinder dort barfuß gehen und nur leicht bekleidet sind, sogar bei nassem oder kaltem Wetter. Erstaunlicherweise erkälten sie sich nicht oder stecken sich an, wenn sie Kontakt zu Kranken haben. Auch ihre äußere Erscheinung ist der Beweis ihrer dynamischen Gesundheit: Ihre Muskeln sind „hart wie Stahl", ihre Haut ist glatt wie Seide, ihre Wangen sind rosarot und ihre Zähne stark und gesund.

Auch unsere Vorfahren trugen keine Schuhe mit Kunststoffsohlen; die meiste Zeit ihres Lebens gingen sie barfuß. Aus diesem Grund waren sie gesünder und hatten stärkere Abwehrkräfte als wir heutzutage.

Unsere modernen Lebensumstände gestatten es uns allerdings nicht mehr, die meiste Zeit barfuß zu gehen. Dennoch können wir einiges dazu tun: Beispielsweise können wir jeden Tag 1 bis 2 Minuten lang barfuß durch den Morgentau, über einen Strand oder durch Schnee gehen oder unsere Füße unter einen kalten Wasserstrahl halten. Auf diese Art stärken wir unsere Abwehrkräfte gegen Erkältungen, Grippe und viele weitere Gesundheitsbeschwerden.

Barfußgehen stärkt uns nicht nur und baut unsere Abwehrkräfte auf, sondern es verhindert auch Rücken- und Schulterschmerzen sowie Muskelschmerzen in den Beinen. Frauen, die gerne hochhackige und spitze Schuhe tragen, sollten möglichst viel barfuß gehen, um Muskelschmerzen in ihren Beinen vorzubeugen, denn diese Art von Schuhen verlangsamt sehr stark die Durchblutung der Beine und verursacht so eine Überlastung und Ermüdung der Muskeln (hohe Absätze verringern die Fläche der Sohle um 30 bis 40%) sowie die Unbeweglichkeit der Gelenke. Auch die Körperhaltung verändert sich: Die Knie sind leicht gekrümmt, das Becken verlagert sich nach hinten und der Oberkörper nach vorne. Die Muskeln auf der Vorderseite dehnen sich aus, während die Rückenmuskeln sich zusammenziehen, was auf Dauer zu einer ständigen Überlastung der Wirbelsäule und der gesamten inneren Körpermuskulatur führt. Ich bin ganz und gar nicht gegen Eleganz, doch ich möchte (außer Barfußgehen) an dieser Stelle einige vorbeugende Übungen empfehlen, die helfen sollten, die Schmerzen und das Schweregefühl in den Beinen und im Körper zu beseitigen. Auch für all diejenigen, die sehr viel stehen müssen, sind diese Übungen sehr von Vorteil.

1. Nehmen Sie sich ein rundes, grobes, unebenes Stück Holz (Durchmesser: 5 bis 7 cm; bearbeiten Sie es, falls nötig) und rollen Sie es unter Ihren Füßen hin und her, wenn Sie für längere Zeit sitzen (z.b. während des Fernsehens).
2. Gießen Sie heißes und kaltes Wasser in je zwei Schüsseln. Stellen Sie Ihre Füße jeweils 30 Sekunden lang abwechselnd in das kalte und dann in das heiße Wasser (Beginnen und beenden Sie diese Anwendung mit dem kaltem Wasser). Trocknen Sie dann Ihre Füße ab und massieren Sie Ihre Fuß- und Wadenmuskeln. Diese Anwendung befreit von Müdigkeit, regt die Blutgefäße an und verhindert Krampfadern.
3. Heben Sie, während Sie sitzen, Ihre Zehen an und drehen Sie Ihre Füße auf Ihren Fersen in verschiedene Richtungen.

Hinweis: Wenn Sie sich leicht und häufig erkälten, sollten Sie zu Hause morgens und abends jeweils 15 bis 30 Minuten lang barfuß gehen (oder dabei Socken tragen). Steigern Sie die Dauer täglich um 10 Minuten bis auf 1 Stunde. Nach einem Monat können sie z.B. in einem Hinterhof, im Park usw. barfuß gehen. Wenn es draußen kälter wird, können Sie auf frostigem Boden 30 bis 60 Sekunden lang und dann auf Schnee 1 bis 2 Minuten lang barfuß gehen. Trocknen Sie Ihre Füße nach jedem Spaziergang mit einem Handtuch gründlich ab und ziehen Sie sich dann ein Paar warme Socken an.

Egal wie alt Sie sind, gehen Sie so oft wie möglich barfuß! Dann werden Sie die positiven Auswirkungen auf Ihre Gesundheit und Ihr Leben von Tag zu Tag mehr verspüren: Mehr Energie, besserer Schlaf, bessere Laune und neue Lebensfreude.

LUFT

Der Atem des Lebens

In unserem Leben „verarbeiten" wir ständig Energie; unser Körper benötigt sie, damit er seine Temperatur aufrechterhalten kann und wir denken, fühlen, Krankheiten bekämpfen und neue Zellen aufbauen können, usw., - um eben all das zu tun, was wir im Allgemeinen als Leben bezeichnen.

Wir wissen, dass wir von unserer Geburt bis zu unserem Tod ungefähr 50.000.000 kcal an Energie benötigen. **Je weniger Energie wir in unserem täglichen Leben verbrauchen, desto länger leben wir.**

Die meisten Menschen glauben, dass Essen das Wichtigste ist, um uns mit Energie zu versorgen. Die Natur jedoch hat es auf eine andere Weise eingerichtet.

Wir können zwar mehrere Wochen ohne Nahrung, mehrere Tage ohne Wasser, jedoch nur einige Minuten ohne Luft überleben. Aus diesem Grund ist auch das Erlernen unterschiedlicher Atemtechniken die beste und die schnellste Art, um unsere Gesundheit zu erhalten.

Atemübungen sind lebenswichtig, weil sie uns erlauben, riesige Mengen der Energie aufzunehmen und zu speichern, die in der Luft enthalten ist. Deshalb halten Yogameister Atemtechniken auch für das wichtigste Gesundheitselixier.

Das Ziel von Atemübungen ist es, unsere gewohnte Atmung zu verändern und unserem Körper zu helfen, das für den zellularen Stoffwechsel notwendige Kohlendioxid (der Austausch der Gase zwischen unseren Zellen und unserem Blut) zu speichern. Sauerstoff wird für Oxidationsreaktionen benötigt; deshalb sollten wir auch nur saubere und frische Luft einatmen. Die meisten anderen chemischen Reaktionen, die in unserem Körper ablaufen, hängen von der Konzentration des Kohlendioxids ab. Wenn wir einen sehr langen Waldspaziergang (3 bis 5 Stunden) machen und dabei sauerstoffreiche Luft einatmen (vor allem, wenn wir tief einatmen), fühlen wir uns danach möglicherweise müde und schwer und haben Kopfschmerzen. Das liegt daran, dass die Kohlendioxidkonzentration in unserem Körper zu niedrig ist.

Wenn wir unseren Atem eine Weile anhalten, verbessert sich der Austausch der Gase in unserem Blut; es steht dann wieder mehr Kohlendioxid zur Verfügung, das - wie bereits erwähnt - für zellulären Stoffwechsel notwendig ist. Das ist ein weiteres Geheimnis einer guten Gesundheit und Langlebigkeit.

Unsere Atmung und das Altern

Durch richtiges Atmen können wir unseren Alterungsprozess erheblich hinauszögern. Menschen in aller Welt, die lange leben, erklären ihre Langlebigkeit durch eine gute körperliche Verfassung und eine tiefe, reinigende Atmung. Nicht viele Menschen sind sich der Tatsache bewusst, welch gravierenden Einfluss eine richtige Atmung auf die Gesundheit und ein langes Leben hat.

Ich fragte einmal einen tibetischen Mönch nach der Technik der tiefen, reinigenden Atmung. Das Einzige, was er zu mir sagte, war: „Wenn Sie lange leben wollen, dann atmen Sie tief und selten."

Es wurde bewiesen, dass wir unser Leben durch eine gesunde Ernährung um 10 bis 20 Jahre verlängern können, richtiges Atmen jedoch kann helfen, es 30 bis 40 Jahre zu verlängern. Chinesen beispielsweise leiden seltener an Krebserkrankungen als Menschen in anderen Teilen der Welt. Die meisten von ihnen sind bis ins hohe Alter gesund. Hinsichtlich ihres guten Gesundheitszustandes spielen tägliche Atemübungen eine sehr wichtige Rolle. Im Gegensatz dazu atmen viele Menschen lieber giftigen Zigarettenrauch ein, statt tägliche Atemübungen zu machen.

Atmung und Rauchen

Die Zellen im Körper eines Rauchers leiden unter ständigem Sauerstoffmangel und sind daher immer „sauerstoffhungrig". Aufgrund dieser Tatsache öffnen sie vielen Krankheiten Tür und Tor. Der Rauch von 10 Zigaretten täglich über einen Zeitraum von 2 Jahren hinterlässt im Körper eines Rauchers 2 kg giftige Teerablagerungen. Nach 10 Jahren ist diese Menge bereits auf 4 kg Teer angestiegen. Bei allen, die schon länger als 20 Jahre rauchen, finden sich sogar über 6 kg giftige Ablagerungen im Körper. Kreislaufstörungen, Probleme mit dem Verdauungssystem, geschwollene Adern (bei Frauen), Beinschmerzen (bei Männern), und viele weitere Gesundheitsprobleme sind die Folgen einiger Momente flüchtigen „Rauchvergnügens".

Ich habe mich oft darum bemüht, Menschen dabei zu helfen, durch die Anwendung verschiedener Methoden das Rauchen aufzugeben, z.b. durch Hypnose, eine Biotherapie oder manchmal nur durch ein Gespräch. Meine Erfahrung sagt mir aber, dass es am besten ist, keine Hilfe bei anderen zu suchen, wenn man mit dem Rauchen aufhören will. Wir sollten uns bemühen, uns selbst zu helfen und uns daran erinnern, dass außer uns niemand in der Lage ist, sich so um unsere Gesundheit zu kümmern wie wir selbst. Wenn Sie innerlich dazu bereit sind, mit dem Rauchen aufzuhören, Ihnen jedoch der starke Wille fehlt, es tatsächlich auch zu tun, dann gebe ich Ihnen folgende Ratschläge:

Wie man mit dem Rauchen aufhört?
(Für Menschen, die keinen starken Willen haben.)
1. Kaufen Sie sich immer nur eine Schachtel Zigaretten.
2. Legen Sie die Schachtel aus Ihrem Blickfeld.
3. Rauchen Sie nur Filterzigaretten.
4. Wechseln Sie alle zwei Tage die Marke.
5. Lassen Sie während der Arbeit keine Zigaretten auf Ihrem Schreibtisch liegen.
6. Rauchen Sie nicht, wenn andere Ihnen Zigaretten anbieten.

7. Tragen Sie kein Feuerzeug und keine Streichhölzer bei sich.
8. Reinigen Sie Ihren Aschenbecher nach jeder Zigarette.
9. Machen Sie Ihre Zigarette nach dem ersten Zug eine Weile aus.
10. Rauchen Sie nicht vor dem Frühstück.
11. Kaufen Sie Zigaretten nicht stangenweise.
12. Kaufen Sie sich erst dann eine neue Schachtel Zigaretten, wenn Sie die alte aufbraucht haben.
13. Rauchen Sie 15 bis 20 Minuten nach Mahlzeiten nicht.
14. Rauchen Sie nicht zu Hause.
15. Rauchen Sie nicht während der Mahlzeiten.
16. Rauchen Sie nicht, wenn Sie sich in der freien Natur aufhalten.
17. Rauchen Sie nicht an Feiertagen.
18. Rauchen Sie nicht, wenn andere rauchen.
19. Atmen Sie dreimal tief ein, bevor Sie rauchen.
20. Rauchen Sie höchstens eine Zigarette pro Stunde.
21. Rechnen Sie sich aus, wie viel Geld Sie in einer Woche und in einem Monat für Zigaretten ausgeben.
22. Bewegen Sie sich ein wenig, anstatt zu rauchen.
23. Versuchen Sie, beim Rauchen nicht zu inhalieren.
24. Schreiben Sie sich die Gründe auf, warum Sie mit dem Rauchen aufhören wollen und lesen Sie sie täglich, bevor Sie zu Bett gehen.
25. Rauchen Sie jeden Tag eine Zigarette weniger.

Diese Ratschläge sind hauptsächlich für Menschen mit einem schwachen Willen bestimmt, die das Rauchen nur langsam aufgeben wollen.

Richtige Atmung hilft beim Abnehmen

Atmung und Verdauung sind eng miteinander verbunden. Diejenigen, die übergewichtig sind, können ihre überschüssigen Pfunde auch loswerden, ohne ihre Ernährung zu ändern, - durch richtiges Atmen.
Wenn Sie Schlankheitskuren machen oder - schlimmer noch - künstliche Präparate und Arzneimittel zum Abnehmen verwenden, setzen Sie

Ihren Körper nur unnötigen Belastungen aus. Zudem sind die Erfolge dieser Methoden nur von kurzer Dauer; wenn Sie eine Schlankheitskur beendet haben, kehrt das Übergewicht schon nach kurzer Zeit wieder zurück. Auf diese Art mit Ihrem Körper zu experimentieren, schädigt Ihre Leber, Ihr Herz und Ihre Nieren.

Wer gerne einige Pfunde verlieren möchte, braucht nur mehrmals täglich 30 Sekunden lang die Luft anzuhalten. Auf diese Weise können Sie im Laufe von 2 Monaten zwischen 2 und 4 kg abnehmen. (Natürlich ist »weniger essen« eine weitere wichtige Voraussetzung, um abzunehmen.)

Atmen versorgt unseren Körper mit Sauerstoff. Je mehr Sauerstoff in unsere Zellen gelangt, desto weniger Energie wird für die physiologischen Abläufe verbraucht. Die Menge des Sauerstoffs, die nur über unsere Atemwege in unseren Körper gelangt, genügt jedoch nicht für eine adäquate Versorgung. Daher sollten wir auch ein anderes, wichtiges Atmungsorgan nutzen, unsere Haut.

Die gesamte Hautoberfläche eines Erwachsenen beträgt zwischen 1,7 und 2 Quadratmetern. Über die Poren unserer Haut findet ein ständiger Gasaustausch zwischen unserem Körper und unserer Umgebung statt. Deshalb sollten wir auch jede Möglichkeit nutzen, um unsere Haut der Luft auszusetzen, zum Beispiel:

1. Tragen Sie zu Hause (falls möglich) nur Unterwäsche.
2. Lüften Sie mehrmals am Tag Ihre Wohnung.
3. Machen Sie einen Spaziergang, bevor Sie zu Bett gehen.
4. Verbringen Sie mehr Zeit im Freien.
5. Verbringen Sie so viel Zeit wie möglich an Seen oder am Meer.

Atmen für die Gesundheit

Ramacharaka, ein großer Yogameister (von ihm lernten die Europäer zuerst die Technik der Atmung) betonte, dass regelmäßige Atemübungen die Gefahr von Erkrankungen der Atmungsorgane vollkommen ausschließen. Zudem schützen Sie uns vor Erkältungen und Schnupfen und verbessern die Funktionen unseres Verdauungs- und Nervensystems.

Selbst wenn eine Krankheit uns ans Bett fesselt, sind wir immer noch in der Lage, zu atmen, und wir können die Krankheit bekämpfen, indem wir richtig atmen.

Haben Sie schon einmal bemerkt, dass wir in unterschiedlichen Situationen auch unterschiedlich atmen? Wenn wir beispielsweise nervös sind, atmen wir flacher und häufiger. Wenn wir singen, atmen wir zunächst ein und dann sehr langsam wieder aus. Dieses langsame Ausatmen erzeugt ein Gefühl des inneren Friedens und entspannt den gesamten Körper. Lachen ist sehr ähnlich. Wir lachen immer nur, wenn wir ausatmen. Beim Lachen widersetzt sich das Zwerchfell der Bewegungen der Bauchmuskeln, sodass die Luft lediglich in kleinen Mengen ausgeatmet werden kann.

Deshalb ist Lachen auch gesund. Singen und Lachen sind die einfachsten, ja sogar wirksamsten Atemübungen und können wesentlich zu einem erfüllten Leben beitragen.

Es scheint, dass niemand darin unterrichtet werden muss, wie er zu atmen hat; wir tun es automatisch. Ein Mangel an körperlicher Belastung, der ständige Aufenthalt in geschlossenen Räumen, Fettleibigkeit und eine Fehlausrichtung der Wirbelsäule sind jedoch dafür verantwortlich, dass unser Atemmuster sich verändert. Mit anderen Worten, wir atmen so, wie wir dazu in der Lage sind und nicht so, wie wir sollten. Nur Kinder bis zum Alter von fünf Jahren atmen richtig, so, wie es die Natur beabsichtigt hat. Ihre Art der Atmung kann als »voll« bezeichnet werden. Diese »volle Atmung« sollten wir zuerst üben, bevor wir uns anderen Atemübungen zuwenden.

Die volle Atmung

Die folgenden Übungen können Sie im Stehen, Sitzen oder Liegen machen. Ihre Muskeln sollten entspannt und Ihre Augen geschlossen sein. Atmen Sie langsam durch Ihre Nase ein und bemühen Sie sich, zunächst die unteren Bereiche Ihrer Lunge mit Luft zu füllen, wodurch Ihre Bauchdecke sich nach außen wölben sollte. Füllen Sie dann die mittleren Bereiche Ihrer Lunge, sodass der untere Teil Ihres Brustkorbes sich ausdehnt. Schließlich füllen Sie die oberen Bereiche Ihrer Lunge, wodurch sich Ihr Brustkorb hebt und die obersten Rippen und Schultern leicht ausdehnen.

Versuchen Sie jetzt, alle drei Phasen zu einem ständigen, langsamen Einatmen miteinander zu verbinden, sodass sich Ihr Brustkorb von unten nach oben mit Luft füllt und ausdehnt. Anschließend sollten Sie die Luft langsam durch die Nase ausatmen, wobei der ganze Vorgang nun in umgekehrter Reihenfolge verläuft. Wenn Sie ausatmen, wird die Luft allmählich aus Ihrem Bauch abgelassen.

Wenn Sie es schwierig finden, den ganzen Vorgang zu erlernen, dann versuchen Sie, ein Kind beim Atmen zu beobachten und das, was Sie beobachtet haben, nachzuahmen.

Sind Sie mit der Technik der vollen Atmung erst einmal vertraut, sind Sie auch in der Lage, spezielle Atemrhythmen zu erlernen.

Sie können Ihrem Körper helfen, die Energie in Ihrem Organismus besser zu verteilen, indem Sie Ihren Atem bewusst anhalten. Dadurch verbessert sich die Funktion Ihrer endokrinen Drüsen, Ihr Herzrhythmus reguliert sich und der Sauerstoffgehalt in Ihrem Blut steigt an, was zu einer Beschleunigung der Oxidationsprozesse führt. So überrascht es auch nicht, dass Atemübungen dazu verhelfen, überschüssiges Gewicht zu verlieren. Wenn Sie täglich 10 bis 15 Minuten lang die volle Atmung üben, verlängern Sie Ihr Leben womöglich um Jahre.

Die therapeutische Atmung

Die folgenden Übungen machen Sie am besten im Liegen. (Falls erforderlich, können Sie sich dabei auch hinsetzen oder aufstehen.)
Atmen Sie 2 Sekunden lang durch Ihre Nase ein, halten Sie Ihren Atem 8 Sekunden lang an, und lassen Sie dann die Luft 4 Sekunden lang durch Ihre Nase wieder heraus. Das Verhältnis ist 1 : 4 : 2 (Einatmen zu Anhalten zu Ausatmen). **Hinweis:** Die Atempause ist 4-mal

und das Ausatmen 2-mal länger als das Einatmen. Machen Sie diese Übung morgens und abends jeweils 2 Minuten lang.

Die reinigende Atmung

Diese Art der Atmung reinigt Ihre Lungen, stimuliert Ihr Atemzentrum und belebt und regeneriert Ihre Zellen.
Atmen Sie 2 Sekunden lang auf die gleiche Weise durch Ihre Nase ein, wie Sie es bei der vollen Atmung tun, halten Sie Ihren Atem 3 Sekunden lang an, bewegen Sie dann Ihre Lippen nach vorne und lassen Sie die Luft in Form eines kleinen Luftstromes 12 Sekunden lang entweichen. Wenn sich noch immer Luft in Ihren Lungen befindet, atmen Sie völlig aus. Machen Sie diese Übung morgens und abends jeweils 2 Minuten lang.

Die Sonne-Mond-Atmung

Unsere täglichen Atemzyklen unterliegen dem Einfluss der Sonne, des Mondes und der Sterne. Die heutige Forschung zeigt, dass es verschiedene Atemrhythmen gibt, die die linke und rechte Seite unserer Nase mit einbeziehen; diese Atemrhythmen verändern sich in einem Zeitraum von nur 24 Stunden.
Es scheint, als ob unser zentrales Nervensystem nicht nur die Luftströme reguliert, die durch die Nasenlöcher fließen, sondern dass es diese Luftströme auch für seine eigenen Zwecke nutzt. Die Luftströme, die durch die rechte Nasenseite fließen, beeinflussen die stimulierenden Funktionen, während die Luftströme durch die linke Nasenseite die hemmenden Funktionen beeinflussen.
Wenn beispielsweise Ihr linkes Nasenloch verstopft ist und Sie nur noch durch das rechte atmen können, dann führt das zu Erregungszuständen und Schlaflosigkeit. Wenn Sie nur noch durch das linke Nasenloch atmen können, so führt das zu ständiger Übermüdung.
Richtiges Atmen durch die Nase ist für unsere Gesundheit unerlässlich. Yogameister sagen: „Durch den Mund zu atmen bedeutet, dei-

nem Tod entgegenzulaufen." Ich stimme dieser Aussage voll und ganz zu.
Wenn wir durch unsere Nase atmen, werden 80% des Staubes und der Krankheitserreger abgefangen und durch die Nasenschleimhaut neutralisiert. Die Nase fungiert als eine Art Schleuse, die alle Arten von Infektionen von unseren Atemwegen fernhält. Wenn unsere Nase jedoch verstopft ist und wir gezwungen sind, durch den Mund zu atmen, gelangt ungefilterte Luft (mit Krankheitserregern) in unseren Kehlkopf, unsere Luftröhre und unsere Bronchien und führt dort sowie in unserem Magen-Darm-Trakt zu Entzündungen. Kinder, die durch den Mund atmen, besitzen eine unterentwickelte Schilddrüse; ihr Körper entwickelt sich langsamer, ihr Verdauungssystem arbeitet nicht richtig und sie leiden häufig an Erkältungen, grippalen Infekten oder Halsschmerzen. Viele Arten von bakteriellen Infektionen (z.b. durch Streptokokken, Staphylokokken) werden durch ungefilterte Luft verursacht, die durch den Mund in den Körper gelangt.
Atmen durch den Mund führt bei Erwachsenen zu vorzeitigem Altern, Herzproblemen sowie zu Asthma. Wir sollten auch lernen, unseren Atem während des Sprechens zu regulieren. Wörter sollten nur gesprochen werden, während wir ausatmen; auf diese Weise lassen wir keine Luft durch den Mund in unseren Körper. Aus dem gleichen Grund sollten wir auch bei Mahlzeiten nicht viel reden. Am besten ist es, entspannt zu sein, langsam zu essen und sich auf das Kauen zu konzentrieren.

Die Technik, die den Einfluss der Sonne und des Mondes hinsichtlich unserer Atmung simuliert, funktioniert wie folgt: Halten Sie sich die rechte Seite Ihrer Nase mit Ihrem rechten Daumen zu, ziehen Sie die Luft 2 Sekunden lang durch die linke Seite Ihrer Nase ein, legen Sie für 2 Sekunden eine Pause ein und atmen Sie dann 4 Sekunden lang wieder aus. Halten Sie sich danach Ihre linke Nasenseite auf die gleiche Weise zu und führen Sie die gleiche Übung durch.
Wiederholen Sie diese Übung 10 bis 12-mal abwechselnd auf jeder Nasenseite. Diese Technik beruhigt Ihr Nervensystem, verbessert Ihre

Stimmung, beseitigt Müdigkeit und hilft, die Symptome von Erkältungen, Rheuma- und Kopfschmerzen zu lindern.

Die vietnamesische Atemtechnik

Atmen Sie langsam durch Ihre Nase ein und blasen Sie dabei Ihren Bauch so weit wie möglich auf. Legen Sie eine Pause von 1 bis 2 Sekunden ein, atmen Sie langsam aus und lassen Sie die Luft aus Ihrem Bauch vollständig entweichen. Legen Sie dann erneut eine Pause von 1 bis 2 Sekunden ein.

Sie können nach folgendem Schema verfahren: **Einatmen:** 2 Sekunden, **Pause:** 2 Sekunden, **Ausatmen:** 4 Sekunden, **Pause:** 2 Sekunden.

Sie können diese Übung in einer Folge von 10 Durchgängen in der 1. Woche, 15 in der 2. Woche und 20 in der 3. Woche ausführen. Nach 1 Monat können Sie 30 bis 60 Durchgänge ausführen, abhängig davon, wie Sie sich fühlen.

Diese Technik gleicht einer hervorragenden Massage Ihrer Därme, Ihrer Leber und Ihrer Bauchspeicheldrüse.

Die Schlussfolgerung:

Atmung erhält unser Leben. Eine korrekte Atmung erlaubt uns, Krankheiten zu vermeiden und bei bester Gesundheit zu bleiben. Atemübungen sollten Sie 2-mal am Tag machen, vor dem Frühstück und 3 Stunden nach Ihrer letzten Mahlzeit am Abend. Am besten trainieren Sie draußen oder in einem gut gelüfteten Zimmer.

Bemühen Sie sich, in allen Lebenssituationen so viel wie möglich durch Ihre Nase zu atmen.

WASSER

Wasser kann ein Heilmittel oder ein Gift sein

Jeder will jung aussehen und so lange wie möglich leben. Um das zu erreichen, bedienen sich viele der unterschiedlichsten Wundermittel und Diäten. Sie kaufen sich teure Kosmetikprodukte, ohne sich darüber bewusst zu sein, dass sie auf diese Weise lediglich die Symptome des Alterns bekämpfen. Die eigentliche Ursache des Alterungsprozesses liegt jedoch in unserem Körper. Im Hinblick auf das Altern ist das Wasser, das wir trinken und dazu verwenden, um unsere Mahlzeiten zuzubereiten, einer der wichtigsten Faktoren.

Die Zellen in unserem Körper (einschließlich Blut) bestehen zu 70% aus Wasser, unser Gehirn sogar zu 90%. Der Zustand unserer Gelenke und Blutgefäße, das Vorhandensein von Leber- und Nierensteinen sowie der Teint unserer Haut hängen von der Qualität des Wassers ab, das wir trinken.

Wenn wir viele süße Getränke wie Kaffee, Tee, Erfrischungsgetränke usw. zu uns nehmen, behandeln wir unseren Körper so, als ob er ein Hochofen sei, in den wir ruhig alles hineinwerfen können, in der Hoffnung, dass es verbrannt wird. So verbrennen wir schließlich die Jahre unseres Lebens, weil wir die Grundprinzipien, nach denen unser Körper funktioniert, nicht respektieren. Wenn wir uns der Qualität der Getränke, die wir zu uns nehmen, nicht bewusst sind, verkürzen wir dadurch unser Leben.

Das Wasser in unserem Körper

In der Natur existieren 130 Arten von Wasser. Das Wasser in unseren Körperzellen besitzt eine spezielle, **strukturierte** Form. Alle anderen Flüssigkeiten, die wir zu uns nehmen, müssen von unserem Körper zunächst gereinigt und anschließend in diese strukturierte Form umgewandelt werden. Dieser Prozess verbraucht eine bedeutende Menge Energie. Die Aufbereitung von einem Liter abgekochtem Wasser beispielsweise erfordert 46 kcal. Die Energiemengen, die wir während unseres gesamten Lebens alleine für die Aufbereitung aller Flüssigkeiten benötigen, sind gewaltig. Wir sollten nicht vergessen, dass unsere Gesundheit von der Menge der Energie abhängt, die unser Körper benötigt, um sich selbst zu versorgen. Je mehr Energie jedoch für die unnötige Aufbereitung von Wasser verbraucht wird, desto weniger steht dem Körper für die Regeneration unserer Zellen und das Bekämpfen von Krankheiten zur Verfügung.

Das Wasser, das wir trinken

Das Wasser, das Sie trinken, enthält große Mengen an Salzen, die unser Körper nicht aufnehmen kann. Es sind die gleichen Salze, die an den Wänden Ihres Wasserkochers Ablagerungen bilden. Zudem gelangen andere Schadstoffe, die sich im Wasser befinden, in unseren Körper und bilden schädliche Ablagerungen, die nur schwer wieder zu beseitigen sind.

Auch Spuren radioaktiver Substanzen können sich in Leitungswasser befinden. Kochen entfernt sie nicht. Durch Kochen können wir zwar einige Schadstoffe aus dem Wasser entfernen, gleichzeitig aber entfernen wir auch den aktiven Sauerstoff, den unser Körper benötigt. Abgekochtes Wasser ist „tot", weil seine Struktur verändert und es seiner wertvollen biologischen Informationen beraubt wurde, die es von der Erde aufgenommen hat. Aus diesem Grund ist es auch nicht gesund, ständig abgekochtes Wasser zu verwenden.

Mineralwasser

Viele Menschen verwenden Mineralwasser sowohl zum Trinken als auch zum Kochen. Mineralwasser enthält jedoch bestimmte Salze und andere Substanzen, die von unserem Körper nicht aufgenommen werden können. Einige dieser Salze können nicht einmal entfernt werden.

So können sie sich in unseren Gelenken ablagern und sie nachhaltig schädigen. Nachdem Sie 2 bis 4 Wochen lang Mineralwasser getrunken haben, sollten Sie die nächsten 3 bis 4 Monate darauf verzichten. Bei Kindern ist das besonders wichtig, denn das ständige Trinken von Mineralwasser schadet ihnen mehr als es ihnen nützt. Welches Wasser sollten wir also trinken?

Strukturiertes Wasser
Strukturiertes Wasser ist für unsere Gesundheit am besten. Obst, Gemüse und ihre Säfte enthalten strukturiertes Wasser. Reines, strukturiertes Wasser können wir aber auch aus geschmolzenem Eis zubereiten. Wissenschaftler interessierten sich für die Tatsache, dass die Jakuten, die in Sibirien im nördlichen Russland leben, durchschnittlich 100 Jahre alt werden. Sie verfügen über kein fließendes oder besonders gutes Wasser, sie essen sehr kleine Früchte und Gemüse, ihre Nahrung ist im Allgemeinen arm, aber dennoch werden sie praktisch nie krank. Die Antwort auf dieses Rätsel erwies sich als sehr einfach. Seit Jahrhunderten gewinnen die Jakuten ihr Trinkwasser, indem sie Eis zerschneiden und es in der Sonne schmelzen lassen.

Wasser aus Eis
Wir wissen, dass das Altern mit Falten einhergeht. Falten bilden sich, wenn unsere Körperzellen auszutrocknen beginnen. Eine der Hauptursachen für den Alterungsprozess liegt in der Unfähigkeit unseres Körpers, das Wasser, das wir trinken, aufzubereiten und aufzunehmen.
Wenn wir erwachsen sind, ist unser Knochenwachstum abgeschlossen. Die überschüssigen Mengen an Kalziumsalzen, die wir durch unsere Nahrung und durch Wasser in uns aufnehmen, lagern sich in unseren Blutgefäßen und Gelenken ab, was zu einem unregelmäßigen Blutkreislauf, zu Leber- und Nierensteinen sowie zu einem allmählichen Verfall unserer Gesundheit und unseres gesamten Körpers führt.
Um den Alterungsprozess zu verzögern, sollten wir nur Wasser aus geschmolzenem Eis trinken.

Zubereitung von strukturiertem Wasser aus geschmolzenem Eis:
Strukturiertes Wasser können Sie aus jeder Art von Wasser zubereiten. Gießen Sie Wasser in einen Topf, decken Sie ihn ab, stellen Sie ihn für 2 bis 3 Stunden bei -4° C in den Gefrierschrank, nehmen Sie ihn wieder heraus und zerbrechen Sie die gefrorene Oberfläche. Das Wasser unter dem Eis besitzt jetzt die gleiche Struktur wie das Wasser in unseren Körperzellen.
Noch einfacher ist es, im Winter strukturiertes Wasser zuzubereiten. Stellen Sie einen Topf mit Wasser nach draußen. Wenn das Wasser vollständig gefroren ist, holen Sie den Topf wieder ins Haus und lassen das Eis langsam schmelzen, ohne es jedoch zu erwärmen. Wenn Sie nur 1 Glas davon jeden Morgen auf nüchternen Magen trinken, werden sich Ihre Stimmung und Ihr Aussehen bedeutend verbessern.

Für ältere Menschen ist strukturiertes Wasser von ganz besonderem Wert, da es nicht nur die schädlichen Ablagerungen, sondern auch alte, abgestorbene Zellen aus dem Körper ausschwemmt und somit hervorragend dazu geeignet ist, gegen Krebserkrankungen vorzubeugen.

Wie sollten wir trinken?

Am besten trinken Sie morgens nach dem Aufstehen ½ bis 1 Glas Wasser. Zunächst sollten Sie sich jedoch den Mund ausspülen. Dann sollten Sie kaltes Wasser, das Sie zuvor aus geschmolzenem Eis zubereitet haben, in kleinen Schlucken trinken. Diejenigen, die oft an Verstopfungen leiden, können strukturiertes Wasser auf nüchternen Magen trinken, um dadurch ihren Dickdarm anzuregen.
Viele Menschen trinken gerne während der Mahlzeiten. Davon kann ich nur abraten, denn Wasser oder andere Getränke verdünnen die Magensäure, wodurch die Verdauung behindert wird. **Die Angewohnheit, während des Essens zu trinken, führt zur Bildung von Gasen und damit zu Blähungen, Verstopfungen sowie zur Bildung von Geschwüren im Verdauungstrakt.** Trinken Sie alle Arten von

Flüssigkeiten bis höchstens 20 Minuten vor und erst wieder 1 bis 1½ Stunden nach dem Essen.

Wenn Sie nach einer Mahlzeit ein trockenes Gefühl im Mund verspüren, spülen Sie ihn einige Male aus. Wenn Sie danach noch immer ein trockenes Gefühl verspüren, dann essen Sie einfach einen Apfel. Sie sollten ihn allerdings gut abwaschen und ihn dann mitsamt der Schale, den Kernen und dem Kerngehäuse essen. Die Kerne und das Kerngehäuse enthalten viel Jod und andere Stoffe, die für Ihren Körper sehr wichtig sind. Man hat nachgewiesen, dass bereits der Verzehr von nur 6 Apfelkernen unseren täglichen Jodbedarf deckt.

Wie viel Wasser sollten wir trinken?
Die richtige Menge ist für jeden Menschen anders. Der landläufigen Meinung nach sollte ein durchschnittlicher Konsum von 2 bis 2,5 Litern (alle Flüssigkeiten) ausreichen. Andere wiederum glauben, dass wir nur trinken sollten, wenn wir durstig sind und schränken daher die Menge, die sie trinken, ein. Über die Menge von Wasser, die unser Körper täglich braucht, gibt es viele, zum Teil widersprüchliche Lehrmeinungen. Yogaanhänger beispielsweise trinken jede halbe Stunde eine nur sehr geringe Menge Wasser, die Tibeter trinken nur, wenn sie durstig sind und die Franzosen ziehen Wein dem Wasser vor. Jede Lehrmeinung hat ihre Gründe. Als eine allgemeine Richtlinie würde ich gerne einen alten tibetischen Grundsatz zitieren: »Trinke so viel Wasser wie Dein Körper braucht. Wenn es zu viel ist, weiß er, wie er den Überschuss wieder los wird.«

Was ist besser: Tee oder Kaffee?

Sowohl Tee als auch Kaffee sind nützlich, solange wir sie in kleinen Mengen zu uns nehmen. Ich würde pro Tag nicht mehr als 1 bis 2 Tassen Tee oder Kaffee empfehlen. Solche mäßigen Mengen verbessern unseren Blutkreislauf, geben unserem Herzmuskel neuen Antrieb, regen unser Gehirn an und entspannen unser Nervensystem.

Grüner Tee ist unserer Gesundheit besonders zuträglich, weil er ungefähr 80 verschiedene Stoffe enthält, die für unseren Körper wichtig sind. Er stärkt unsere Zähne, reinigt unser Blut und macht die Poren unserer Haut wieder frei. Zudem ist er ein hervorragendes Mittel zur Vorbeugung gegen Leber-, Nieren- und Blasensteine und bekämpft krankheitserregende Bakterien. Ihren grünen Tee sollten Sie nicht sehr stark brühen, da es sonst zu Reizungen Ihres Verdauungstraktes kommen kann. Weitere gesunde Getränke können Sie leicht zubereiten, indem Sie die Blätter der schwarzen Johannisbeere, Himbeere, Brennnessel, Pfefferminze, Melisse und Kamille als Tee aufbrühen.

Schwarze Teesorten sind weniger geeignet, da sie Stoffe enthalten, die unseren Verdauungstrakt austrocknen. Um die negativen Effekte dieser Stoffe auf ein Minimum zu beschränken, können Sie schwarzem Tee ein Lorbeerblatt zugeben, wenn Sie ihn aufbrühen; es verbessert das Aroma des Tees und neutralisiert unerwünschte Inhaltsstoffe.

Frisch gebrühter Tee hat die stärkendste und belebendste Wirkung. Wenn wir Tee jedoch einige Stunden lang stehen lassen, produziert er Stoffe, die gesundheitsschädlich sind.

Alle Menschen haben andere Geschmäcker und Gewohnheiten. Einige von uns können leicht ohne Zucker auskommen, während andere sich nicht vorstellen können, ihren Tee oder Kaffee ohne ihn zu trinken. Wenigstens einen halben Teelöffel naturbelassenen Zucker pro Tasse sollten auch Sie Ihrem Tee hinzugeben, um seine Qualität zu verbessern. Zudem ist naturbelassener Zucker (Rohzucker) in kleinen Mengen gut für unsere Gesundheit.

Einige Bemerkungen über Zucker

Weißer Zucker ist wahrscheinlich eines der schädlichsten Produkte. Wird er übermäßig verzehrt, ruiniert er unsere Gesundheit, indem er Kalzium und viele Spurenelemente aus unseren Knochen löst.

Es gibt jedoch ein Rezept, das uns erlaubt, aus „feindlichem" Zucker „freundlichen" Zucker zu machen. Vermischen Sie in einem Glas 750 g weißen Zucker mit 200 ml Wasser und 200 g Honig (verwenden Sie nur abgekochtes Wasser oder Wasser aus geschmolzenem Eis). Bewahren Sie diese Mischung 8 Tage lang bei Zimmertemperatur auf und rühren Sie sie 3-mal täglich mit einem hölzernen Kochlöffel um. Die chemischen Reaktionen mit dem Glas veranlassen den Zucker dazu, sich in Traubenzucker und Fruktose zu spalten, die beide sehr nützlich für unsere Gesundheit sind.

Honig, Rohzucker oder Produkte aus Obst (Marmeladen, Konfitüren) sind ein guter Ersatz für weißen Zucker. Auf Dauer sollten wir jedoch andere Arten von Zucker verwenden, um unseren Kaffee oder Tee zu süßen.

Das Gedächtnis des Wassers

Wasser unterscheidet sich von anderen Verbindungen in der Natur durch seine Fähigkeit, Informationen zu speichern. Wasser hat Gedächtnis.
Wie wir bereits wissen, bestehen unsere Zellen zu 70% aus Wasser. Wasser in einem kranken Organ enthält Informationen über die Krankheit. Medikamente verändern die Struktur des Wassers zwar eine Zeit lang, doch nach der Therapie „erinnert" sich das Wasser dennoch an die Krankheit. Dies ist nur eine sehr vereinfachte Beschreibung; tatsächlich ist dieser Prozess sehr komplex und von Tausenden anderer Reaktionen abhängig. Um diesen Vorgang zu verstehen, müssen wir keine komplizierten Formeln analysieren. Die einzigartigen Qualitäten von Wasser haben ihre Vorteile, aber auch Nachteile. Die Fähigkeit, chronische Krankheiten aufrechtzuerhalten, nur weil die Informationen über sie im Wasser gespeichert sind, ist ein erheblicher Nachteil. Wie können wir verhindern, dass so etwas passiert? Um das Problem zu lösen, können wir uns darum bemühen, die Struktur des Wassers in unserem Körper zu verändern. Doch wie stellt man das an? Keine der beiden Methoden, die ich nachfolgend beschreibe, ist ein Allheilmittel, doch bei einigen Menschen, die sie angewandt haben, trat eine Verbesserung ihrer Gesundheit sehr schnell ein.

1. Verwenden Sie 5 Monate lang zum Trinken und Kochen nur Wasser, dass sie aus geschmolzenem Eis bereitet haben (Herbst- und Wintermonate).

2. Trinken Sie frisch zubereitete Gemüse- oder Obstsäfte oder Saftmischungen, 2 bis 4 Gläser (0,5 bis 1 Liter) pro Tag (Frühjahr und Sommermonate).

Säfte können Wunder vollbringen

Gemüse- und Obstsäfte spülen alte und abgestorbene Zellen aus unserem Körper und helfen dabei, salzige Ablagerungen, Leber- und Nierensteine aufzulösen. Zudem spielen sie eine wichtige Rolle bei der Vorbeugung gegen Krebs. Viele Menschen sind besorgt, weil Chemikalien zum Wachstum und bei der Lagerhaltung von Obst und Gemüse eingesetzt werden.
Wenn wir eine Saftpresse benutzen, bleiben die Chemikalien jedoch im Fruchtfleisch zurück. Der Saft enthält dann nur strukturiertes Wasser mit darin gelösten Vitaminen und Spurenelementen sowie vom Körper leicht zu absorbierende Mineralsalze.
Wir sollten Säfte nur in kleinen Schlucken (20 Minuten vor einer Mahlzeit) trinken und jeden Schluck für einige Sekunden im Mund behalten. Enzyme, die sich in unserem Speichel befinden, verdauen die in den Säften enthaltenen Kohlehydrate. Wenn wir (wie die meisten Menschen es tun) schnell trinken, gelangt der Saft direkt in unseren Magen und beginnt zu gären (unser Magen verarbeitet normalerweise Proteine).

Frisch gepresste Säfte sind das Beste

Chemische Verarbeitung, Pasteurisierung, Konservierungsmittel und weitere Zusätze, die bei der Produktion von Säften verwendet werden, zerstören nicht nur die Vitamine und Spurenelemente, sondern be-

schädigen teilweise auch die Struktur des Wassers mit der in ihr gespeicherten, natürlichen biologischen Information. In Obstsäften halten sich die gesunden Inhaltsstoffe ungefähr 4 Stunden lang, in Gemüsesäften 10 Stunden. Fertigsäfte, auch wenn sie zu 100% natürlich sind, besitzen nur noch 60% ihres ursprünglichen Nährwertes.
Oft wird Frucht- und Gemüsesäften synthetisches Vitamin C zugesetzt. Das Einzige, was synthetisches und natürliches Vitamin C gemeinsam haben, ist ihre chemische Formel. Einige Artikel in einschlägiger wissenschaftlicher Literatur beschreiben ausführlich die schädlichen Auswirkungen von synthetischem Vitamin C. Wir sollten daran denken, dass ein Glas frisch gepresster Saft viele Stoffe enthält, die selbst der heutigen Wissenschaft noch immer unbekannt sind und die von dem einzig „wahren Apotheker" zubereitet werden, - der Natur selbst.
Den meisten Fertigsäften wird weißer Zucker zugesetzt. Der Hauptvorteil, warum wir frisch gepresste Säfte trinken sollten, liegt darin, dass sie die Alkalität in unserem Körper erhöhen, wodurch Schleim aufgelöst und unlösliche, schädliche Salze ausgeschwemmt werden. Auf diese Weise helfen frische Säfte, unsere Muskeln, unser Gewebe und unser Blut zu entgiften. Ganz im Gegensatz dazu erhöht weißer Zucker den Säuregehalt in unserem Körper und verursacht Gärungsprozesse in unseren Därmen. Wenn wir Fertigsäfte trinken, führen diese Gärungsprozesse zu einer vermehrten Bildung von Gasen sowie zu Sodbrennen. Weißer Zucker, der Säften zugesetzt wird, ist, um es mit den Worten eines russischen Sprichwortes zu beschreiben, wie „der Löffel Teer, der ein ganzes Fass Honig verdirbt."
Die spezifischen Gesundheitsvorteile eines jeden Saftes sind die Folge physiologisch aktiver Inhaltsstoffe, die durch die jeweilige Pflanze produziert werden. Säfte sind so reich an Spurenelementen und Mineralien, dass sie fast alle einzelnen Elemente enthalten, wie sie auch im »Periodensystem der chemischen Elemente« beschrieben sind.
Mit anderen Worten, alle Vitamine, Spurenelemente und Mineralien, die für unsere Gesundheit unerlässlich sind, befinden sich in Pflanzensäften. Wenn Sie eine Woche lang reine Säfte trinken, wird Ihr Gesicht wieder eine gesunde Farbe annehmen, Sie werden ganz ruhig und tief

schlafen, und die Funktion Ihres Magen-Darm-Traktes wird sich verbessern. Die Säfte sollten Sie aus qualitativ hochwertigem Obst und Gemüse frisch zubereiten und sobald wie möglich trinken. Wenn frische Säfte aufbewahrt werden (selbst im Kühlschrank), durchlaufen sie schon nach kurzer Zeit Gärungs- und Verfallsprozesse, obwohl der Geschmack in den meisten Fällen gleich bleibt (mit Ausnahme von Rübensaft). Ein weiterer Vorteil pflanzlicher Säfte liegt darin, dass unser Körper sie leicht aufnehmen kann. Bereits 30 Minuten nach dem Verzehr hat unser Körper den frischen Saft vollständig aufgenommen, wohingegen Mahlzeiten aus fester pflanzlicher Nahrung eine Stunde oder länger brauchen, um verdaut zu werden. Je mehr Säfte wir also trinken, desto mehr entlasten wir unser Verdauungssystem und umso eher können sich die Organe und Systeme in unserem Körper entgiften und somit regenerieren, wobei sie nur eine minimale Menge an Energie verbrauchen.

Es gibt drei verschiedene Möglichkeiten, die „Saft-Therapie" anzuwenden, abhängig von dem Ziel, das Sie damit verfolgen:

1. Täglicher Gebrauch zur Vorbeugung:
Bis zu 2 Gläser (0,5 Liter)

2. Entlastung des Verdauungssystems:
8 bis 12 Gläser (2 bis 3 Liter) täglich,
1 bis 3 Tage lang (nicht länger)

3. Als Heilmittel bei Gesundheitsproblem:
2 bis 4 Gläser (0,5 bis 1 Liter) täglich,
2 Wochen lang

Frucht- und Gemüsesäfte, die Quelle der Gesundheit

Rübensaft

Rübensaft hilft bei der Bildung roter Blutkörperchen, verbessert die Blutstruktur, verzögert die Wechseljahre bei Frauen, heilt Erkrankungen des Blutkreislaufes, des Verdauungssystems sowie Funktionsstörungen des Dickdarms und löst Steine in der Leber, den Nieren und der Blase auf (besonders, wenn er zusammen mit Karottensaft angewendet wird). Das Verhältnis sollte wie folgt sein: Pro Anteil Rübensaft 4 Anteile Karottensaft.

Anwendung: 2-mal täglich 1 Glas (250 ml)
Achtung: Trinken Sie keinen frisch gepressten Rübensaft! Lagern Sie ihn vor dem Verbrauch 2 bis 3 Stunden lang an einem dunklen Ort.

Karottensaft

Karottensaft enthält die Vitamine A, B1, B2, B12, PP, K, E und andere.

Er verbessert den Zustand unserer Zähne, Haare und Nägel, beseitigt Magen- und Zwölffingerdarmgeschwüre, stärkt unser Immunsystem gegen gegenwärtige sowie zukünftige Infektionen und wirkt sich positiv auf die Augen und den Rachen aus.

Viele Störungen der Leber und des Verdauungssystems werden von einem Mangel an bestimmten Elementen verursacht, die alle in Karottensaft enthalten sind. Ausschläge, verschiedene Hautallergien, Ekzeme und Störungen des Lymphsystems verschwinden, wenn Sie regelmäßig frischen Karottensaft trinken.

Karottensaft fördert die Körperentgiftung; infolgedessen überlasten viele gelöste Gifte die Leber.

Eine schlecht arbeitende Leber wäre nicht fähig, alle giftigen Substanzen, die aus unserem Körper entfernt werden müssen, alleine abzubauen. Daher werden sie in das Lymphsystem geleitet und später über die Poren unserer Haut ausgeschieden.

Die aufgelösten Gifte besitzen eine gelbe oder orange Farbe. Wenn sich viele Gifte in unserem Körper befinden, kann unsere Haut einen gelblichen Ton annehmen. Das ist ein völlig normales Phänomen. Die

Haut wird wieder ihre natürliche Farbe annehmen, sobald alle giftigen Substanzen ausgeschieden sind. In einigen Fällen kann dieser Prozess 6 bis 12 Monate dauern.

Karottensaft ist in seiner Struktur und seinem Inhalt unserem Blut ähnlich, nur dass er anstatt eines Eisenatoms ein Magnesiumatom besitzt. Schon die Menschen im Altertum müssen etwas Außerordentliches am „Blut" der Karotte erkannt haben, denn sie beschrieben die Karotte als die „Königin aller Gemüse".

Schon ein Glas Karottensaft enthält die komplette, täglich empfohlene Dosis aller Vitamine und Spurenelemente. Sie ernähren unseren Körper und helfen, die Funktionen unseres Immunsystems zu regulieren. Auf diese Weise ist das Immunsystem dazu in der Lage, sogar die gefährlichsten Krankheiten zu bekämpfen. Natürlich gibt es auch Skeptiker, die nicht von der Wirksamkeit einer Karottensafttherapie überzeugt sind, weil es für sie zu einfach klingt. Vertrauen wir doch auf Albert Einstein: **„Alles, was genial ist, ist einfach."**

Saft aus frischem Kohl
Saft aus frischem Kohl enthält Vitamin C und die Vitamine der B-, K-, und PP-Gruppen. Kohlsaft ist ein ausgezeichnetes Mittel gegen Diabetes, Gastritis, Zwölffingerdarmgeschwüre, Hämorriden, hohen Blutdruck, Fettleibigkeit und Schilddrüsenstörungen. Schwefelverbindungen, Chlor und Jod, die in frischem Kohlsaft enthalten sind, helfen bei der Entgiftung unseres Körpers.

Da Kohlsaft intensiv den Fettabbau fördert, hilft bereits 1 Glas morgens und abends, um überschüssiges Gewicht zu verlieren. Wenn Ihre Därme jedoch nicht richtig arbeiten, kann Kohlsaft zur Bildung großer Mengen von Gasen führen; ist das der Fall, sollten Sie aufhören, Kohlsaft zu trinken, bis Sie Ihre Därme entgiftet haben.

Kartoffelsaft
Kartoffelsaft enthält die Vitamine B und C sowie Schwefel, Phosphor, Kalium und andere wichtige Stoffe. Er beseitigt Bakterien aus unserem Körper, normalisiert die Funktionen der Verdauungsorgane und der

Schilddrüse, entfernt Flecken und Ausschläge von unserer Haut und unserem Gesicht und hilft gegen starke Kopfschmerzen.

Einige Menschen, die an Magengeschwüren leiden, haben schon alle Arten von Arzneien und Therapien ausprobiert, ohne jedoch ein Ergebnis zu erzielen. Ihnen würde ich gerne die folgende Therapie vorschlagen: Trinken Sie etwa 100 ml frisch gepressten Kartoffelsaft am Morgen auf nüchternen Magen. Legen Sie sich dann eine halbe Stunde hin und wärmen Sie Ihren Bauch mit einem Heizkissen. Die Therapie sollte 10 bis 14 Tage dauern, darf jedoch keinen Tag unterbrochen werden. **Hinweis**: Wenn Sie die Therapie unterbrechen, fangen Sie noch einmal von vorne an.

Gurkensaft

Gurkensaft ist das beste natürliche harntreibende Mittel. Dank seines hohen Gehaltes an Silizium und Schwefel verbessert er das Wachstum der Haare und Nägel. Er enthält Elemente, die für uns lebensnotwendig sind: 40% Kalium, 10% Natrium, 7,5% Kalzium, 20% Phosphor und 7% Chlor. Aufgrund seines hohen Kaliumgehaltes ist Gurkensaft ideal für Menschen mit hohem Blutdruck. Pro Tag können Sie ½ Glas reinen Gurkensaft oder ihn gemeinsam mit anderen Säften als Gemüsecocktail trinken (siehe „Cocktails, die heilen", ab Seite 116).

Saft aus grünem Pfeffer

Saft aus grünem Pfeffer ist reich an Silizium, das für unsere Nägel und unsere Haare wichtig ist. Menschen, die unter sehr starken Blähungen und häufigen Koliken leiden, verspüren deutliche Linderung, wenn sie morgens auf nüchternen Magen 1 Glas Pfeffersaft trinken.

Saft aus Sauerampfer

Saft aus Sauerampfer eignet sich hervorragend zur Regeneration der Schleimschicht in unseren Därmen. Er ist reich an Kaliumoxalat, einer für unseren Körper in der organischen Form (wenn frisch zubereitet) sehr nützlichen Verbindung. Es ist besser, keinen gekochten Sauerampfer zu verzehren, da sich durch das Kochen die organische Struktur des Kaliumoxalats verändert, was in der Folge zu Muskel- und Gelenksentzündungen führen kann. Sauerampfersaft ist auch reich an Eisen und Magnesium, Elemente, die unser Blut benötigt. Phosphor, Schwefel und Silizium, die ebenfalls im Saft enthalten sind, sind für unseren gesamten Körper wichtig. Sie können Sauerampfersaft zwar auch pur trinken, es empfiehlt sich jedoch, ihn Salaten beizumischen.

Saft aus Kleeblättern
Der Saft aus Kleeblättern hilft Frauen, gegen den vorzeitigen Eintritt der Wechseljahre vorzubeugen. Wissenschaftler haben herausgefunden, dass Klee reich an Östrogen ist. Östrogen ist ein weibliches Hormon, das von den Eierstöcken produziert wird. Es stärkt den weiblichen Körper, reguliert die monatliche Menstruation und verhindert vorzeitiges Altern sowie Verfallsprozesse.

Spinatsaft
Für alle Verdauungsprozesse, die im Magen beginnen und im Dickdarm enden, ist Spinat sehr wertvoll. Roher Spinat enthält einen organischen Stoff, der unsere Därme hervorragend reinigt und ihre Funktion verbessert. 2 Gläser (0,5 Liter) frischer Spinatsaft täglich können helfen, die schlimmsten Verstopfungen innerhalb von Tagen bis Wochen zu beseitigen.
Die Verwendung von Abführmitteln ist oft ungerechtfertigt, denn anorganische Abführmittel regen den Stuhlgang an und reizen die Darmmuskulatur. Wenn sie verwendet werden, bleibt das System, das aus örtlichem Gewebe, Muskeln und Nerven besteht, träge, was zur Degeneration der Därme führt. Frischer Spinatsaft regt nicht nur sehr effektiv den Stuhlgang an, sondern hilft auch bei der Regeneration des gesamten Verdauungstraktes.
Der Verzehr von raffiniertem Zucker und anderen, künstlich verfeinerten Nahrungsmitteln, begleitet von Vitamin C-Mangel, führt zu Zahnfleischbluten und der Erkrankung des Zahnmarks. Das beste Heilmittel für diese Beschwerden sind rohe und natürliche pflanzliche Nahrung, einschließlich entsprechender Mengen an Spinat- und Karottensaft.

Wenn es unserem Körper an den Elementen mangelt, die in Karottensaft und Spinatsaft enthalten sind, kann das zu einer Vielzahl von Gesundheitsproblemen führen: Bildung von Geschwüren, Anämie, Nervenzusammenbruch, unregelmäßige Sekretion der Nebennieren und der Schilddrüse, Nierenentzündung, Gelenkentzündungen, Furunkel, Schwellung der Gliedmaßen, häufige Blutungen, Schwäche, Rheuma, unregelmäßige Herzfunktion, niedriger oder hoher Blutdruck, Sehprobleme und Kopfschmerzen (einschließlich Migränekopfschmerzen).

Kürbissaft

Kürbissaft besitzt eine harntreibende Wirkung und kann bei Wassereinlagerungen im Körpergewebe helfen, die durch Herz- und Nierenstörungen verursacht werden. Er stärkt auch die Leber, regt die Produktion von Galle an, beruhigt das Nervensystem und senkt Fieber. Ich empfehle ½ Glas täglich. Bei Frauen, die sich in den Wechseljahren befinden, ist Kürbissaft - dank seines hohen Gehaltes an Östrogen - bei einer Hormonersatztherapie sehr hilfreich. Die Einnahme von ½ Glas, 2-mal täglich und für eine Dauer von mindestens 2 Monaten, verhindert Hitzewallungen, die den weiblichen Körper während der Wechseljahre stark belasten.

Saft aus Wassermelonen

Wassermelonensaft besitzt nicht nur durststillende Eigenschaften, er besitzt auch heilende Qualitäten. Er kann als harntreibendes Mittel angewendet werden, eignet sich zur Vorbeugung gegen Arteriosklerose, als Antiseptikum (bei schweren Blutungen), besitzt eine energiespendende Wirkung (reich an pflanzlichem Zucker), spült Salze aus dem Körper (Nierensteine, Gallensteine) und entgiftet und stärkt die Leber und die Nieren. Trinken Sie 2 Gläser täglich.

Tomatensaft

Im Gegensatz zu Fertigsaft enthält frisch gepresster Tomatensaft bestimmte Arten pflanzlicher Chemikalien, die Gärungs- und Fäulnisprozesse in den Därmen verzögern. Sein hoher Kaliumgehalt verbessert die Herzfunktion, der hohe Gehalt an Apfelsäure regt den Stoffwechsel an. Tomatensaft ist an Vitamin C ebenso reich wie Zitrusfrüchte. Ein Glas frisch gepresster Tomatensaft deckt die Hälfte unseres täglichen Bedarfs an Vitamin A und C. Ich empfehle 1 Glas pro Tag. Sie können Tomatensaft aber auch in Kombination mit anderen Säften als Gemüsecocktail trinken. (siehe „Cocktails, die heilen", Seite 116)

Traubensaft
Hippocrates, der „Vater der Medizin", schätzte die Vorzüge von Traubensaft in ganz besonderem Maße. Traubensaft erfrischt und stärkt unseren Körper, bekämpft Bakterien und besitzt eine stuhl-, schweiß- und harntreibende Wirkung. Frisch gepresster Traubensaft senkt auch den Cholesterinspiegel und den Blutdruck.

Ich empfehle, täglich ½ bis 1 Glas frisch gepressten Traubensaft zu trinken (1 Stunde vor einer Mahlzeit).

Wenn Sie regelmäßig Traubensaft trinken, sollten Sie besser keine Milch trinken oder frisches Obst essen, da diese sonst Gärungsprozesse in ihren Därmen verursachen. Menschen, die an Diabetes, Fettleibigkeit oder an Magen- und Zwölffingerdarmgeschwüren leiden, sollten Traubensaft allerdings nicht in größeren Mengen trinken.

Zitronensaft
Zitronensaft ist reich an Vitamin C, Spurenelementen und Hormonen. Er ist ein hervorragendes Mittel, um unseren Körper von Schleim und unlöslichen Salzen zu befreien.

Täglich den Saft 1 frisch gepressten Zitrone zu trinken, verhilft Ihnen dazu, jung zu bleiben.

Zitronensaft enthält östrogenähnliche, phytochemische Stoffe und ist daher für ältere Frauen ganz besonders zu empfehlen. Einige chemische Verbindungen, die sich in Zitronensaft finden, sind bei der Vorbeugung gegen Infektionskrankheiten sehr effektiv.

Hinweis: Im Spätherbst und vor dem Frühjahr sollten Sie Zitronensaft zur Vorbeugung gegen grippale Infekte und Erkältungen trinken.

Zitronensaft kann in einer vorbeugenden oder einer Heiltherapie angewendet werden. Zur Vorbeugung empfehle ich ihn in den Dosierungen auf der folgenden Seite:

- **1. Tag:** 1 Zitrone
- **2. Tag:** 2 Zitronen
- **3. Tag:** 3 Zitronen
- **4. Tag:** 4 Zitronen
- **5. Tag:** 5 Zitronen
- **6. Tag:** 5 Zitronen
- **7. Tag:** 4 Zitronen
- **8. Tag:** 3 Zitronen
- **9. Tag:** 2 Zitronen
- **10. Tag:** 1 Zitrone

Vom 1. bis zum 5. Tag fügen Sie jeden Tag 1 Zitrone hinzu, vom 6. bis zum 10. Tag lassen Sie pro Tag 1 Zitrone weg. Innerhalb von 10 Tagen trinken Sie also den Saft von insgesamt 30 Zitronen.

Sie können Zitronensaft aber auch auf die folgende Weise zubereiten: Schneiden Sie eine Zitrone in der Mitte durch, pressen Sie beide Hälften aus und trinken Sie den Saft, ohne ihm Zucker beizugeben. Wenn Sie Zitronensaft nicht pur trinken können, können Sie ihn mit Wasser verdünnen und ihn mit einem Teelöffel Honig schmackhafter machen. Werfen Sie die Zitronenschale nicht weg, denn sie enthält wertvolle phytochemische Substanzen und ätherische Öle, die für das Herz, die Blutgefäße und das Gehirn nützlich sind. Schneiden Sie die Zitronenschale in kleine Stücke, füllen Sie sie in ein Glas, geben Sie Honig oder Naturzucker hinzu, und stellen Sie diese Mischung in den Kühlschrank. 10 Stunden später haben Sie dann einen erstklassigen Zitronextrakt, der - mit kochendem Wasser oder Mineralwasser vermischt - eine sehr schmackhafte und gesunde Alternative zu Kaffe oder Tee bietet. Eine Beschreibung für die Anwendung von Zitronensaft in der Heiltherapie finden Sie in Kapitel 5, „Fragen und Antworten - Osteoporose", Seite 210.

Knoblauchsaft

Schon im alten Griechenland wurde Knoblauchsaft als Heilmittel geschätzt. Er regt den Appetit an, verbessert die Verdauung, hilft gegen Erkrankungen der Atmungsorgane, verhindert Erkältungen, wirkt bei

Kopfschmerzen und Schlaflosigkeit, ist harntreibend, reinigt den Rachen und lindert Schmerzen. Bei ständiger Schlaflosigkeit genügt es, eine Mischung aus dem Saft 1 Knoblauchzehe, vermischt mit 1 Teelöffel Honig und 100 ml kochendem Wasser ein paar Tage lang zu trinken, um wieder zu einem geregelten Schlafrhythmus zurückzufinden.

Um starke Zahnschmerzen zu beseitigen, können Sie Knoblauchbrei (aus 1 Zehe) auf das linke Handgelenk auftragen, mit einer Binde umwickeln und 3 bis 5 Minuten einwirken lassen.

Knoblauch besitzt mindestens zwei natürliche Antibiotika, die gegen nahezu 30 verschiedene Arten von krankheitserregenden Bakterien wirken. In Knoblauch enthaltene Phytochemikalien sind in der Lage, Gärungs- und Fäulnisprozesse in den Därmen zu verhindern. Knoblauch enthält Germanium, das Herzleiden sowie Blutgefäßstörungen wirksam bekämpft. Wenn Sie über einen Zeitraum von nur 2 Wochen täglich frisch gepressten Knoblauchsaft trinken, können Sie Disbakteriose (Degeneration der Dickdarmflora), eine Störung, von der ca. 90% aller Kinder und Erwachsenen betroffen sind, vollständig heilen.

1971 fand ein Forschungsteam der UNESCO in einem tibetischen Mönchskloster ein Rezept für ein »Elixier der Jugend«, eine Art Knoblauchextrakt, das auf das 4. bis 5. Jahrhundert v. Chr. datiert werden konnte. Dieser Extrakt beseitigt Fettablagerungen aus dem Körper, schwemmt unlösliches Kalzium aus, reinigt die Blutgefäße, verbessert grundlegend den Stoffwechsel, verhindert Herzanfälle, Arteriosklerose und Lähmungen, beseitigt starke Kopfschmerzen, verbessert das Sehvermögen und regeneriert den gesamten Körper.

Knoblauchextrakt
Schälen Sie 350 g frischen Knoblauch, zermahlen Sie ihn zu einem Brei und vermischen Sie ihn dann mit 200 ml Wodka (40% Alkoholgehalt). Füllen Sie diese Mischung in ein verschließbares Glas und stellen Sie es 10 Tage lang an einen dunklen, kühlen Ort (nicht in den Kühlschrank). Gießen Sie die Flüssigkeit ab, füllen Sie sie in ein Glas und stellen Sie sie weitere 4 Tage lang an einen dunklen Ort. Jetzt ist der Knoblauchextrakt fertig.

Dosieren Sie den Knoblauchextrakt wie folgt:

Tag	Frühstück	Mittagessen	Abendessen
1	1 Tropfen	2 Tropfen	3 Tropfen
2	4 Tropfen	5 Tropfen	6 Tropfen
3	7 Tropfen	8 Tropfen	9 Tropfen
4	10 Tropfen	11 Tropfen	12 Tropfen
5	13 Tropfen	14 Tropfen	15 Tropfen
6	16 Tropfen	17 Tropfen	18 Tropfen
7	19 Tropfen	20 Tropfen	21 Tropfen
8	22 Tropfen	23 Tropfen	24 Tropfen
9	25 Tropfen	25 Tropfen	25 Tropfen
10	25 Tropfen	25 Tropfen	25 Tropfen
11	25 Tropfen	25 Tropfen	25 Tropfen

Danach nehmen Sie 3-mal täglich je 25 Tropfen ein, bis der Extrakt aufgebraucht ist. Nehmen Sie jede Dosis mit 50 ml Naturjoghurt oder Kefir zu sich. Viele Menschen scheuen intensiven Knoblauchgeruch. Um den Geruch zu beseitigen, kauen Sie einfach Petersilie, einen Apfel, eine Zitronen- oder Orangenschale. **Achtung**: Wenden Sie diese Therapie nur 1-mal im Jahr an.

Cocktails, die heilen

Nachfolgend empfehle ich Ihnen einige Gemüsecocktails, die schon vielen Menschen geholfen haben, die ständig an Gesundheitsproblemen leiden. Wie wir wissen, sind viele Krankheiten auf einen Mangel an Mineralien zurückzuführen. Gemüsecocktails gleichen diesen Mangel in unserem Körper wieder aus.
Berechnen Sie die Mengen der Zutaten, die Sie benötigen, anhand der nachfolgend beschriebenen Verhältnisse, um die gewünschte Menge an gemischtem Saft zuzubereiten.

Cocktail 1
Mischen Sie Karotten- und Gurkensaft mit Saft aus grünem Pfeffer im Verhältnis 4 : 1 : 1 (z.B. 4 Gläser + 1 Glas + 1 Glas oder 1000 ml + 250 ml + 250 ml).
Anwendung: Rheuma, Knochen- und Muskelschmerzen, Schwellungen der Gliedmaßen

Cocktail 2
Mischen Sie Karotten- und Gurkensaft mit Saft aus Kopfsalat im Verhältnis 4 : 1 : 1 (z.B. 4 Gläser + 1 Glas + 1 Glas oder 1000 ml + 250 ml + 250 ml).
Anwendung: Hautkrankheiten, Ekzeme, Ausschläge, Pickel, Augenentzündungen, brüchige Nägel

Cocktail 3
Mischen Sie Karotten- und Spinatsaft im Verhältnis 1 : 2 (z.B. 1 Glas + 2 Gläser oder 250 ml + 500 ml).
Anwendung: Bauchschmerzen, Koliken, starke Blähungen, Verstopfungen, Rheuma, Anämie, niedriger oder hoher Blutdruck, Migränekopfschmerzen

Cocktail 4
Mischen Sie Karottensaft und Saft aus grünem Pfeffer im Verhältnis 1 : 2 (z.B. 1 Glas + 2 Gläser oder 250 ml + 500 ml).
Anwendung: Flecken und Verfärbungen der Haut (besonders häufig bei Menschen in fortgeschrittenem Alter)

Cocktail 5
Mischen Sie Karottensaft und Saft aus Pastinaken im Verhältnis 2 : 1 (z.B. 2 Gläser + 1 Glas oder 500 ml + 250 ml).
Anwendung: Augenentzündungen, Entzündungen des Urogenitalsystems, schwache Blutgefäße

Cocktail 6
Mischen Sie Tomaten-, Apfel-, Kürbis- und Zitronensaft im Verhältnis 2 : 4 : 2 : 1 (z.b. 2 Gläser + 4 Gläser + 2 Gläser + 1 Glas oder 500 ml + 1000 ml + 500 ml + 250 ml).
Anwendung: Entfernt Schleim aus dem Körper und beseitigt Fettgewebe. Zur Beruhigung des Verdauungssystems trinken Sie pro Tag 1 bis 1,5 Liter dieser Saftmischung.

Cocktail 7
Mischen Sie Gurkensaft mit schwarzem Johannisbeersaft, Apfel- und Grapefruitsaft im Verhältnis 2 : 2 : 1 : 1 (z.b. 2 Gläser + 2 Gläser + 1 Glas + 1 Glas oder 500 ml + 500 ml + 250 ml +250 ml).
Anwendung: Erhält die Frische und das schöne Aussehen der Haut, beruhigt und stärkt das Nervensystem, steigert die Leistungsfähigkeit des Gehirns sowie das Erinnerungsvermögen und stärkt das Immunsystem. Ein Glas dieser Saftmischung enthält die täglich empfohlene Dosis an Vitamin C.

Die Safttherapie zur Auflösung von Steinen
Unser Körper ist nicht in der Lage, anorganisches Kalzium auszuscheiden; es bilden sich Steine und Grieß in unserer Gallenblase und unseren Nieren. Dieses anorganische Kalzium stammt aus künstlich verfeinerten und konservierten Lebensmitteln. Kalzium, ein für unseren Körper lebenswichtiges Element, kommt in zwei Formen vor, organisch und anorganisch. Organisches Kalzium ist wasserlöslich. Über unser Blut gelangt Kalzium in unsere Leber, wo es vollständig aufgenommen wird. Organisches Kalzium findet sich in Obst und rohem Gemüse, in deren Säften sowie in Molkereiprodukten, die während ihrer Herstellung keine Hitzebehandlung durchlaufen (z.B. hausgemachter Käse, Naturjoghurt usw.).
Kalzium, das in künstlich verfeinerten Nahrungsmitteln (Brot, Brötchen, Gebäck, Süßigkeiten, Chips, Pommes Frites, mehlhaltige Nahrungsmittel usw.) enthalten ist, ist anorganisch und wasserunlöslich und wird

von unserem Körper als Fremdstoff behandelt. Unlösliches Kalzium führt zur Bildung von Gallensteinen, Hämorriden im Mastdarm, Steinen und Grieß in den Nieren sowie zu Magenkrebs.

Die Hauptursache für die Bildung von Gallen- und Nierensteinen liegt in übermäßigem Verzehr von Backwaren, Süßigkeiten, Teigwaren, zu lange gekochtem Getreide sowie anderen mehlhaltigen Produkten.

Jahrhunderte alte Erfahrungen in der Naturheilkunde zeigen, dass ein Entfernen der Steine durch einen chirurgischen Eingriff (in den meisten Fällen) keinen Sinn ergibt. Die sinnvolle Anwendung natürlicher Therapien führt jedoch zu wesentlich wünschenswerteren Ergebnissen. Menschen, die an Gallen- und Nierensteinen leiden, müssen verstehen, dass ein chirurgischer Eingriff nur die Auswirkungen und nicht die Ursachen des eigentlichen Problems beseitigt. Die Ursachen kennen wir schon.

Wenden Sie die folgende Therapie an, um Gallen- und Nierensteine zu beseitigen:

Trinken Sie 3 bis 4-mal täglich eine Mischung aus frisch gepresstem Zitronensaft (1 Zitrone) und ½ Glas heißem Wasser.

Bereiten Sie außerdem die gleiche Menge Saft aus Karotten, Rüben und Gurken zu und trinken Sie ½ Glas dieser Mischung 3 bis 4-mal täglich. Die Therapie kann einige Tage oder Wochen dauern, was von der Menge und der Größe der Steine abhängig ist. Vermeiden Sie während der Therapie den Verzehr von mehlhaltigen Nahrungsmitteln, weißem Zucker, Getreide- und Molkereiprodukten (außer Butter).

HITZE UND KÄLTE

Das heilende Wasser

Das Leben eines jeden Organismus beginnt im Wasser; ein menschlicher Fötus bildet da keine Ausnahme. Sebastian Kneipp, ein deutscher Pfarrer und der Begründer der »Hydrotherapie« schrieb: „Jeder

Kontakt mit Wasser bedeutet in unserem Leben eine zusätzliche Minute." Jüngste wissenschaftliche Forschungen belegen, dass unser Körper sein natürliches elektrisches Potential mit Hilfe von Wasser am leichtesten wiederaufbauen kann. Es ist kein Zufall, dass auch die Sitten und Gebräuche vieler Kulturen eng mit Wasser verbunden sind, z.b. Reisenden frisches Wasser anzubieten oder Säuglinge mit Wasser zu taufen. Sowohl Hippocrates im alten Griechenland als auch Avicenna, ein persischer Arzt und Philosoph im Mittelalter, wandten bei ihren Patienten häufig eine Wassertherapie aus Wechselbädern und anschließender Körpermassage an. Diese Art der Therapie verbessert den Blutkreislauf und den Stoffwechsel und hilft, Schleim aus dem Körper zu entfernen, was zu einer Beschleunigung von Heilungsprozessen führt. Auf der Suche nach Wunderkuren sind Menschen oft dazu bereit, Hunderte von Kilometern weit zu fahren, ohne zu erkennen, dass die „wundersame Heilung" am besten durch das Wasser erzielt wird, das ganz normal aus ihrem Wasserhahn fließt.

Seneca, ein großer Philosoph der Antike, hatte Recht, als er erkannte, dass das Wesen der Dinge sehr einfach ist. Bei der Bekämpfung von Krankheiten können wir unerwartet gute Ergebnisse alleine schon dadurch erzielen, indem wir einfach kaltes und heißes Wasser anwenden. Die Wichtigkeit der Anwendung von Kälte und Hitze liegt darin, dass Hitze die äußeren Bereiche unseres Körpers anregt und die Blutversorgung der Haut fördert, während Kälte den Blutkreislauf unserer inneren Organe anregt. Da die alternative Anwendung von Hitze und Kälte in der Wassertherapie unseren Blutkreislauf reguliert, unser Herz und unsere Muskeln stärkt sowie unser Immunsystem verbessert, ist sie hervorragend dazu geeignet, uns von vielen Krankheiten zu heilen.

Kälte- und Wärmemassagen verringern die Sensibilität unseres Körpers in Bezug auf Kälte und Hitze und stärken unser Nervensystem. Älteren Menschen kann ich diese Massagen ganz besonders empfehlen, weil sie gegen Ermüdung, übermäßiges Schwitzen und Wetterfühligkeit vorbeugen und die Empfindlichkeit ihrer Muskeln und Gelenke verringern. Die Wirkung kann sogar noch gesteigert werden, indem

man dem Wasser Kamille-, Salbei- oder andere Kräuterextrakte zusetzt und bei der Massage anwendet. Die Haut älterer Menschen, der die Spannkraft fehlt, profitiert davon sogar in doppelter Hinsicht: Von den Vorteilen der Massage und von den Vitaminen, die in diesen Extrakten enthalten sind.
Tauchen Sie ein kleines Handtuch in kaltes Wasser, wringen Sie es aus und massieren Sie damit einen Ihrer Arme. Auf die gleiche Weise sollten Sie auch Ihren anderen Arm, die Brust, den Rücken und die Beine massieren. Die Gesamtdauer dieser Massagen sollte etwa 3 bis 5 Minuten betragen. Massieren Sie sich anschließend mit einem trockenen Handtuch so lange, bis Ihre Haut sich warm anfühlt und eine rosige Farbe angenommen hat. Am besten wenden Sie diese Therapie jeden Morgen nach einer Wechseldusche an.

Wechselduschen kann ich für jeden Morgen und jeden Abend empfehlen. Duschen Sie sich 40 Sekunden lang mit warmem Wasser. Anschließend verringern Sie die Temperatur (sie sollte noch angenehm sein) und duschen sich dann 20 Sekunden lang mit kälterem Wasser. Danach wiederholen Sie den ganzen Vorgang. Verfahren Sie dabei nach folgendem Schema: 40 Sekunden warm und dann 20 Sekunden kalt duschen. Die Länge einer Wechseldusche sollte 3 bis 8 Minuten betragen, abhängig davon, wie Sie sich fühlen.
Hinweis: Wenn Sie sich mit heißem Wasser duschen, beginnen Sie zuerst oben, bei kaltem Wasser beginnen Sie zuerst an Ihren Beinen. Beenden Sie die Wechseldusche immer mit kaltem Wasser, damit sich Ihre Blutgefäße zusammenziehen und Sie so Erkältungen vorbeugen. Während der kalten Jahreszeit sollten Sie nach einer Wechseldusche etwa 45 Minuten lang nicht nach draußen gehen.

Therapeutische Bäder für zu Hause

Therapeutische Bäder sind eine der ältesten Heilmethoden. Sie sind leicht vorzubereiten und bringen uns viele Vorteile: Sie beseitigen Erschöpfung, beruhigen unser Nervensystem, regenerieren unsere Haut, verbessern unseren Schlaf, regen unseren Stoffwechsel an, lindern Schmerzen und entspannen unsere Muskulatur. Die Wirksamkeit therapeutischer Bäder kann durch verschiedene Zusätze wie beispielsweise durch Kräuterextrakte noch erheblich verstärkt werden. Viele Menschen, die an Schmerzen im Rücken oder in den Armen leiden, denken darüber nach, ob ein Heilpraktiker oder der Besuch einer Mineralquelle ihren Leiden die ersehnte Linderung verschaffen kann. Aus den unterschiedlichsten Gründen (auch aus finanziellen Gründen) werden diese Vorhaben allerdings nur selten in die Tat umgesetzt, und so leiden diese Menschen weiterhin unter ihren Schmerzen. Die nahe liegende Lösung: Das Benutzen der Badewanne zu Hause kann ebenso effektiv sein wie eine Therapie. Damit therapeutische Bäder ihre heilende Wirkung auch voll entfalten können, sollten wir daran denken, dass wir über einen Zeitraum von 2 bis 3 Wochen alle 2 Tage ein Bad nehmen müssen. Um ein therapeutisches Bad vorzubereiten, bedarf es keiner Besonderheiten. Damit Sie sich besser entspannen können, können Sie beispielsweise Ihre Lieblingsmusik hören. Einem therapeutischen Bad folgt immer das Gefühl von Entspannung und Wohlbefinden. Zudem reinigt es nicht nur unseren Körper, sondern auch unseren Verstand. Ein Bad sollte zwischen 15 und 25 Minuten dauern, abhängig davon, wie man sich fühlt.

Bad Nr. 1 (Temperatur: 35 bis 37°C)
Gießen Sie 300 g Kamillenblüten mit 5 Liter kochendem Wasser auf. Lassen Sie den Aufguss 2 Stunden lang ziehen, sieben Sie ihn anschließend durch und gießen Sie ihn in die Badewanne.
Anwendung: Zur Linderung von Rückenschmerzen sowie bei Gelenkschmerzen und -entzündungen; zur allgemeinen Belebung

Bad Nr. 2 (Temperatur: 34°C)
Gießen Sie 200 g Salbeiblätter mit 5 Liter kochendem Wasser auf. Lassen Sie den Aufguss 2 Stunden lang ziehen, sieben Sie ihn anschließend durch und gießen Sie ihn in die Badewanne.

Anwendung: Bei niedrigem Blutdruck, Asthma, Bronchitis, Hautstörungen, Entzündungen und Gelenkproblemen

Bad Nr. 3 (Temperatur: 38°C)
Geben Sie 1,5 kg Fichtenzweige in 5 Liter Wasser und kochen Sie sie 30 Minuten lang. Anschließend durchsieben und in das Badewasser gießen.
Anwendung: Bei Rücken- und Knochenschmerzen sowie bei Schwellungen der Gliedmaßen

Bad Nr. 4 (Temperatur: 37 bis 38°C)
Streuen Sie 2 kg jodiertes Kochsalz in Ihr Badewasser, verrühren sie es und vergewissern Sie sich, dass es sich vollständig aufgelöst hat.
Anwendung: Zur Beruhigung des Nervensystems, Reinigung und Verjüngung der Haut, Beseitigung von Muskel- und Gelenkschmerzen sowie zur Verbesserung des Immunsystems

Die Beschreibung der Wassertherapien wäre nicht vollständig, ohne die Sauna zu erwähnen. Diese herausragende Erfindung unserer Vorfahren kann uns helfen, unser physisches und psychisches Wohlbefinden zu verbessern.

Die außergewöhnliche Kraft der Sauna

Wenn wir Menschen danach fragen, was ihnen am wichtigsten ist, geben sie einem für gewöhnlich die zwei folgenden Antworten: Gute Gesundheit und ein langes Leben. Gute Gesundheit ist ein Geschenk der Natur, doch es hängt von uns ab, sie zu erhalten. Es gibt viele Wege, die zu einer guten Gesundheit führen, solange wir nicht zögern, den ersten Schritt zu tun.
Werfen Sie einen Blick auf die Menschen, die Ihnen tagtäglich begegnen; sie bewegen sich sehr behäbig, ihre Füße heben sich kaum vom

Boden, ihre Knie krümmen sich nicht sehr, und ihr Rückgrat und ihr Hals scheinen so steif wie ein Holzstock. Viele Menschen, die wir kennen, klagen über Rückenschmerzen.

Die meisten Menschen verspüren Schmerzen in ihren Schultern und Armen, wenn sie morgens aufstehen. Die Schuld wird normalerweise dem Umstand zugeschrieben, dass die Gelenke nur deshalb schmerzen, weil wir altern; das ist jedoch nicht der Fall. Die Natur versorgte unsere Gelenke mit einer besonderen Art von Schmiermittel, damit sie flexibel sein können. Die Menge dieses Schmiermittels nimmt nicht ab, egal wie alt man ist. Der Verlust der Flexibilität in unseren Gelenken ist die Folge von giftigen Salzen, die sich in unserem Knochensystem abgelagert haben. Die Sauna ist eine der effektivsten und angenehmsten Methoden, um in unserem Körper abgelagerte Gifte aus unserer Haut und unseren inneren Organen zu beseitigen.

Steigern Sie Ihre Abwehrkräfte!
Wissenschaftliche Untersuchungen belegen, dass Menschen, die die Sauna nutzen, 10-mal seltener an Grippe und Erkältungen erkranken als der Durchschnitt. Wir wissen, dass das Wetter unsere Gesundheit beeinflusst. Sonne, Regen, Wind, Temperatur und Veränderungen des Luftdrucks und der Luftfeuchtigkeit usw. üben einen starken Einfluss auf unseren Körper aus. Wenn die Abwehrmechanismen unseres Körpers schwach sind, verspüren wir sofort die Auswirkungen von Wetteränderungen auf unsere Gesundheit (Wetterfühligkeit). Sauna ist ein hervorragendes Mittel, um unser Immunsystem durch Hitze und Kälte, Feuchtigkeit und Trockenheit gezielt anzuregen und zu stärken. Dabei erfährt unser Körper ständige Änderungen der Umgebungstemperatur: 20 bis 24°C, wenn wir uns ausziehen, 80 bis 100°C, wenn wir die Sauna betreten, 30 bis 40°C unter einer heißen und 15 bis 20°C unter einer kühlen Dusche. Solche abwechselnden heißen und kühlen Duschen sind die beste Thermomassage für unsere Blutgefäße, unsere Haut und unsere Muskeln. Eine heiße Dusche erweitert die Blutgefäße, während eine kühle Dusche die umgekehrte Wirkung hat. Diese

Therapie macht uns gegen alle Arten von Wetterschwankungen immun.

Wer kann die Sauna nutzen?

Wir wissen, wie wichtig eine gute Vorbeugung und die Stärkung der Abwehrkräfte für unsere Gesundheit sind. Wir alle stimmen dieser Tatsache zwar vorbehaltlos zu, haben aber oft die passenden Ausreden parat, um dieses einfache Wissen in unserem täglichen Leben nicht praktisch umsetzen zu müssen. Sauna erfordert keine Anstrengung und tut allen gut, egal ob jung oder alt, gesund oder krank (abgesehen von einigen Ausnahmen, die ich im nächsten Abschnitt erwähne). In Finnland gibt es ein Sprichwort: „Alle, die zur Sauna gehen können, können sie auch nutzen."

Die Sauna und Ihr Herz

In der Schweiz bedienen sich Ärzte der Sauna, um bei Ihren Patienten unnormalen Blutdruck zu behandeln. In den meisten Fällen bedarf es nur 15 Sitzungen in der Sauna, um beispielsweise hohen Blutdruck wieder auf die Normalwerte zurückzuführen. Sie bewiesen, dass die Sauna dabei hilft, unseren Blutdruck zu regulieren: Senkung, Steigerung oder Stabilisierung des Blutdrucks, je nach den Erfordernissen der jeweiligen Patienten. Menschen mit Herzschäden sollten bedenken, dass ihr Blutkreislauf nicht nur von Temperaturschwankungen beeinflusst wird, sondern auch durch die Feuchtigkeit und die Länge der Zeit, die sie in der Sauna verbringen. Bitte konsultieren Sie Ihren Arzt, bevor Sie sich dazu entscheiden, die Kraft der Sauna zu nutzen.

Die beruhigende Sauna

Man geht davon aus, dass einer von vier Menschen an einer bestimmten Form von Schlaflosigkeit leidet. Infolge eines ungesunden Lebenswandels (nächtliches Essen, Stress, hoher Kaffeekonsum, Rauchen, zu häufiger Gebrauch von Medikamenten usw.) tickt unsere innere Uhr unregelmäßig. Französische Wissenschaftler haben festgestellt, dass die Sauna auch ein ausgezeichnetes Heilmittel bei Schlaflosigkeit ist. Die Finnen, die die Sauna täglich nutzen, sagen: „Ärger und Hass brennen in der Sauna aus." Diese Wirkung erklärt sich durch den Zustand innerer Ruhe, Entspannung und Freude, den wir in der Sauna erfahren. Die angenehme Erwärmung unserer Muskeln und Organe lindert Schmerzen in unseren Knochen und Gelenken, verbessert unsere Stimmung und hilft uns, beunruhigende Gedanken und alltägliche Sorgen zu vergessen. Auch Temperaturwechsel sind ein gutes Mittel, um nervöse Spannungen abzubauen. Ich empfehle jedem die Sauna, auch wenn er nicht aus einem Kulturkreis stammt, in dem der Besuch der Sauna zu den alltäglichen Dingen gehört. Nutzen Sie regelmäßig die Sauna, denn sie ist eine einfache und nachweislich sehr gute Methode, um Ihre Gesundheit zu erhalten.

Die reinigende Wirkung der Sauna

Die meisten Lebensmittel heutzutage enthalten große Mengen an Konservierungsstoffen, Salzen und Farbstoffen. Es ist bedauerlich, dass solche Zusatzstoffe gemeinsam mit unserer Nahrung in unseren Körper gelangen. Intensives Schwitzen in der Sauna erlaubt es unserem Körper, diese Zusatzstoffe wieder auszuscheiden. Schwitzen erleichtert die Tätigkeit unserer Nieren, weil wir drei Viertel aller Gifte, die sich in unserem Körper angesammelt haben, durch Schwitzen wieder ausscheiden können. Durch eine Stunde intensives Schwitzen in der Sauna werden aus unserem Körper ebenso viele Gifte entfernt wie durch zwei gesunde Nieren innerhalb von 24 Stunden. Zudem hilft ein verbesserter Stoffwechsel, überschüssiges Gewicht zu verlieren.

Die Kraft der Sauna

Deutsche Forscher haben herausgefunden, dass Frauen, die während ihrer Schwangerschaft regelmäßig die Sauna besuchen, Ihre Kinder ohne Komplikationen und schnell zur Welt bringen. Der Gesundheitszustand der Säuglinge wurde die folgenden drei Jahre überwacht und es stellte sich heraus, dass alle Säuglinge eine sehr gute Immunität gegen Infektionskrankheiten und Erkältungen aufgebaut hatten. Außerdem stellte man fest, dass stillende Mütter, die die Sauna regelmäßig nutzen, über mehr Muttermilch verfügen.

Für Kinder in Finnland, Deutschland und Russland ist es üblich, dass sie gemeinsam mit ihren Eltern die Sauna als Heilmittel und Therapie nutzen, um ihre Abwehrkräfte zu stärken. Die Sauna bewahrt sie vor Krankheiten, die durch Schwankungen der Temperatur und der Luftfeuchtigkeit verursacht werden.

Hinweis: Kinder im Alter von 3 bis 12 Jahren sollten sich bei einer Temperatur von 50 bis 60°C und einer Luftfeuchtigkeit von 25% zwischen 1,5 und 3 Minuten in der Sauna aufhalten.

Die Sauna und Ihre Haut

Die Haut schützt unseren Körper vor schädlichen Umwelteinflüssen. Ein Großteil unserer Atmung erfolgt durch ihre Poren und nichts reinigt sie besser als intensives Schwitzen in der Sauna. Unsere Haut fungiert als eine Art Doppelfilter: Einerseits werden über sie schädliche Giftstoffe aus unserem Körper ausgeschieden, andererseits nimmt sie gesunde Stoffe in sich auf. Diese Eigenschaft können wir nutzen, indem wir aromatische Öle in unsere Therapie mit einbeziehen. Diese Öle werden sowohl über unsere Atemwege als auch über die erweiterten Poren unserer Haut aufgenommen. Sie beeinflussen positiv die Funktion unseres Nervensystems, unseres Herzes, unserer Leber und Blutgefäße (Eukalyptus beispielsweise hilft gegen Halsschmerzen und Schnupfen). Kamille hilft gegen Schlaflosigkeit, Minze lindert Schmerzen im Verdauungstrakt, Lavendel und Jasmin regen unser Gehirn an, und Kiefernöl beruhigt unsere Nerven.

Wenn wir an Ausschlägen, Pickeln, Akne usw. leiden, können wir eine Lösung aus Wasser, 1 Esslöffel Salz und 1 Esslöffel Natriumbicarbonat dazu verwenden, um das Problem zu kurieren. Reiben Sie die Lösung auf Ihre Haut (außer dem Gesicht), bevor Sie die Sauna betreten, und spülen Sie sie mit warmem Wasser ab, sobald Sie die Sauna wieder verlassen haben.

Was sollten wir in der Sauna trinken?
Einige Experten empfehlen kalte Getränke, um in der Sauna den Durst zu stillen, andere wiederum empfehlen heißen Tee. Amerikanische Wissenschaftler führten dazu eine Studie durch. Die erste Gruppe von Teilnehmern nahm nur kalte Getränke zu sich, die zweite Gruppe trank heißen Tee. Die Studie wies nach, dass kalte Getränke lediglich die Temperatur im Mund senken, während heißer Tee die gesamte Körpertemperatur um etwa 1 bis 2°C senkt. Die Körpertemperatur lässt sich noch weiter senken, wenn Sie ihrem Tee einige schwarze Johannisbeer-, Himbeer- und Heidelbeerblätter sowie etwas Honig beigeben. Der Tee sollte immer frisch aufgegossen werden und 4 bis 6 Minuten lang ziehen, denn in abgestandenem Tee sind die meisten wirksamen Bestandteile bereits zerfallen.

Weitere wichtige Einzelheiten:

1. Die optimale Dauer eines Saunaganges beträgt 5 bis 10 Minuten.

2. Nach dem Verlassen der Sauna sollten Sie sich 10 bis 15 Minuten lang ausruhen.

3. Die Anzahl der Saunagänge sollten Sie auf jeden Fall begrenzen.
Es gilt:
Erwachsene: 3 bis 5 Saunagänge,
5 bis 10 Minuten,
Kinder im Alter von 3 bis 12 Jahren:
3 bis 5 Saunagänge, jeweils 1 bis 1,5 Minuten.

4. Für die Gesundheit am besten geeignet sind die folgenden Temperaturen:
   - Für Kinder: 50 bis 60°C bei einer Luftfeuchtigkeit von 25%,
   - 60 bis 70°C für Menschen über dem 50. Lebensjahr,
   - 90 bis 100°C für alle anderen.

5. Trinken Sie während des Aufenthaltes in der Sauna und während Sie sich ausruhen am besten Tee oder Säfte.

6. Massieren Sie Ihre Hände und Füße, während Sie sich in der Sauna aufhalten.

7. Wenn Sie in der Sauna abnehmen wollen, sollten Sie Ihre Füße in eine Schale mit warmem Wasser stellen.

8. Während der Sauna sollten Sie Ihren Körper und Ihr Gesicht nicht einreiben (mit Creme usw.).

9. Nach jedem Verlassen der Sauna sollten Sie sich zuerst warm und dann kalt abduschen, ohne sich abzutrocknen.

10. Während der Sauna sollten Sie nicht viel essen und auch keinen Kaffee oder Alkohol trinken.

NAHRUNG

Zusammen oder getrennt?
Betrachten wir uns etwas genauer. Es ist schwierig, einen vollkommen gesunden Menschen zu finden, der älter als 40 ist. In einer typischen Familie leidet die Großmutter an ständigen Knochen- und Gelenkschmerzen und ihr Sehvermögen ist schlecht. Der Großvater leidet an Herzproblemen, Verdauungsstörungen oder Asthma. Der Vater klagt über Verdauungsstörungen und Rückenschmerzen, und die Mutter hat häufig Verstopfungen und Kopfschmerzen. Die Kinder tragen Brillen, leiden an Allergien, haben Akne und erkranken oft an Erkältungen oder Schnupfen.

Die Fernsehwerbesendung verspricht den Zuschauern „wundersame" Heilmittel gegen Akne, Karies, Gelenkschmerz, Erkältungen usw. **In Wirklichkeit aber bekämpfen all diese Mittel nur die sichtbaren Symptome und nicht die eigentlichen Ursachen, die im Innern unseres Körpers weiterhin fortbestehen.** Es ist sehr bedauerlich, dass viele Erwachsene diese einfache Wahrheit nicht verstehen und daher ihren Kindern ihre Zuneigung weiterhin mit Eis, Limonade, Süßigkeiten usw. beweisen wollen. Doch all diese Produkte verwandeln sich in Gifte, die ihre Kinder ihr Leben lang mit sich herumtragen.

Wenn ich Diskussionen über Erbkrankheiten höre, dann würde ich am liebsten darauf antworten, dass Krankheiten nicht vererbt werden. Was wir erben, ist ein ungesunder Lebensstil.
Die Pflanzen und Tiere auf unserer Erde bieten uns eine erstaunliche Nahrungsvielfalt. Die Frage ist allerdings, wie wir die Nahrungsmittel auswählen, die für unseren Körper wirklich wichtig sind. Einer der weit verbreitetsten Irrtümer liegt in der irrigen Annahme, dass unsere Mahlzeiten aus möglichst vielen unterschiedlichen Nahrungsmitteln bestehen sollten, um uns bei bester Gesundheit zu halten. Ein weiterer Fehler liegt in dem Glauben, dass Mahlzeiten, die viele tierische Proteine enthalten, nahrhaft sein sollen. Ironischerweise ist genau diese Art von Nahrung oft die Ursache unserer späteren Beschwerden und Krankheiten.

Beispielsweise bestehen unsere Mahlzeiten oft aus einer Suppe, einem Steak, Pommes Frites, einem Getränk und einem Nachtisch oder Obst. Wie wir bereits wissen, benötigen jedoch all diese Produkte unterschiedlich lange Verdauungszeiten und unterschiedliche Verdauungssäfte. Diese unterschiedlichen Nahrungsmittel bilden in unserem Magen eine Mischung, die nur sehr schwer zu verdauen ist. Unser Magen „weiß" deshalb nicht, wo er zuerst beginnen soll.
Obst beispielsweise zersetzt sich im Magen und bildet dabei Gifte wie Alkohole und Essigsäure. Die Kombination von Fleisch und Kartoffeln führt während der Verdauung zur Bildung von Solanin, einem hoch giftigen Glykolalkaloid, das in verschiedenen Nachtschattengewächsen und somit auch in der Kartoffel vorkommt. Das alles passiert in unserem Magen, in dem es feucht und warm ist. (Erinnern Sie sich noch daran, wie man Wein selbst herstellt? Schneiden Sie Obst in Stücke, geben Sie es in ein Glasgefäß und vermischen Sie es mit etwas Zucker. Sobald Sie das Gefäß an einen dunklen Ort gestellt haben, beginnt die Mischung zu gären.) Es ist nicht verwunderlich, dass eine Mahlzeit, wie ich sie zuvor beschrieben habe, zu Gärungsprozessen und somit zur Bildung von Gasen führt. Die Folgen sind Magenschmerzen und ein Schweregefühl in unserem gesamten Körper.
Falsch zusammengestellte Mahlzeiten verursachen in unserem Körper Verwesungsprozesse; es entstehen Schwefelwasserstoff und Karbolsäure, beides starke Gifte. Alle Gifte sollten normalerweise mit unserem Urin ausgeschieden werden. Wenn wir unseren Magen allerdings täglich mit Fleisch belasten, kann unser Körper mit der Ausscheidung der Giftstoffe nicht Schritt halten.
Oft verhalten wir uns so, als ob unser Magen eine große Tasche sei, die bereitwillig alles aufnimmt, was wir in sie hineinwerfen (einige Ernährungstheorien wollen uns das glauben machen). Tatsächlich aber wird diese „Tasche" krank und schwach. Unser Körper beginnt immer mehr einer Zeitbombe zu ähneln, die zu der Zeit explodieren wird, wenn wir um die 50 sind. Die Folgen sind katastrophal und können zu zahlreichen Gesundheitsproblemen führen: hoher Blutdruck, Herzleiden, Arteriosklerose, Diabetes, Blutgerinnsel, Asthma, Allergien, Funk-

tionsstörungen des Verdauungssystems, hormonelle Störungen (bei Frauen) und Impotenz (bei Männern). Um all diese Gesundheitsprobleme von vornherein zu vermeiden, sollten wir unsere Fehler bei der Zusammenstellung unserer Mahlzeiten genau analysieren.
Hippocrates behauptete, dass Nahrung unsere Medizin sein sollte. Bevor wir diese Weisheit jedoch in unser tägliches Leben mit einbeziehen können, müssen wir zunächst unsere Essgewohnheiten ändern und uns einige Zusammenhänge genauer betrachten.

Richtig kombinierte Nahrungsmittel

Nahrungsmittel können in die folgenden Gruppen unterteilt werden: Proteine, Kohlehydrate, Fette, Obst und Gemüse. Wie diese Gruppen miteinander kombiniert werden können, zeigt die folgende Übersicht.

Tabelle 2: Die richtige Kombination von Nahrungsmitteln

PROTEINREICHE NAHRUNGSMITTEL	FETTE, OBST UND GEMÜSE	KOHLEHYDRAT-HALTIGE NAHRUNGSMITTEL
Fleisch und fleischhaltige Suppen, Fisch, Eier, Auberginen, Bohnen, Puffbohnen, Nüsse, Sonnenblumenkerne, Naturjoghurt, Kefir, Hüttenkäse, Buttermilch	Fett, Butter, Pflanzenöl, Früchte (roh oder getrocknet), Gemüse (roh oder getrocknet, außer Kartoffeln), Obst- und Gemüsesäfte. Es ist besser, Milch, trockenen Wein, Melonen und Bananen immer getrennt von anderen Produkten zu verzehren.	Brot und andere mehlhaltige Nahrungsmittel, Getreide, Kartoffeln, Zucker, Honig, zuckerhaltige Produkte, Teigwaren, Marmeladen, Konfitüren, Süßigkeiten

→ Können miteinander kombiniert werden ←   → Können miteinander kombiniert werden ←

→ Sollten **nicht** miteinander kombiniert werden ←

Die Nahrungsmittel, die in der mittleren Spalte aufgeführt sind (Fette, Obst und Gemüse), können entweder mit proteinreichen Nahrungsmitteln (1. Spalte) oder aber mit kohlehydrathaltigen Nahrungsmitteln (3. Spalte) kombiniert werden.
Nahrungsmittel, die in der 1. und 3. Spalte aufgeführt sind, sollten auf keinen Fall miteinander kombiniert werden.
Da die meisten Menschen daran gewöhnt sind, Fleisch gemeinsam mit Kartoffeln, Reis oder Brot zu verzehren, mögen diese Regeln möglicherweise nur schwer zu akzeptieren sein.
Wenn Sie sich bemühen, diese Regeln nur eine Woche lang zu befolgen, werden Sie feststellen, dass Sie einerseits weniger essen und andererseits mehr Energie besitzen. Sie werden auch weniger Schlaf benötigen, um sich richtig ausgeruht zu fühlen. Ihre Stimmung wird ausgeglichener und Sie werden sich ruhiger fühlen. Die Regeln, um Nahrungsmittel richtig miteinander zu kombinieren, sind nicht kompliziert. Daher sollten wir ihnen mehr Beachtung schenken.

Regeln zum Verzehr proteinreicher Nahrung

1. Wenn Sie Proteine mit Fetten kombinieren (z.B. in Pflanzenöl gebratenes Fleisch), dann essen Sie immer reichlich Gemüse, denn große Mengen an Gemüse hindern Fette daran, die Verdauung der Proteine zu behindern.
2. Es ist besser, bei Mahlzeiten nur eine Art von Proteinen zu sich zu nehmen (z.B. nur Fleisch oder nur Fisch oder nur Erbsen).
3. Proteine sollten vorzugsweise beim Abendessen und mindestens 2 Stunden vor dem Schlafengehen verzehrt werden. Unser Körper regeneriert seine Zellen während der Nacht und benötigt für diesen Prozess Proteine.
Ein frischer Gemüsesalat sollte jeder proteinhaltigen Mahlzeit vorausgehen.

Beispiele:
- Gemüsesalat und gekochtes Fleisch oder Hamburger
- Gemüsesalat und Hüttenkäse
- Gemüsesalat und gekochte Bohnen oder Erbsen

Einige nützliche Ratschläge:
- Am besten bereiten Sie Fleisch im Backofen oder auf einem Grill zu, anstatt es zu kochen oder in einer Pfanne zu braten.
- Fleischsuppen benötigen zur Verdauung 30-mal so viel Energie wie Fleisch. Wie bereits erwähnt, enthalten Fleischprodukte über 20 verschiedene giftige Substanzen. Wenn wir Fleisch kochen, gelangen diese Substanzen in unsere Suppe (sie können darin nachgewiesen werden). Daher ist unsere Suppe voll von Giften, die von einem toten Tier stammen. Fleischsuppen sollten Sie vollkommen von Ihrem Speiseplan streichen.
- Wir benötigen keine großen Mengen an Proteinen. Es genügt vollkommen, 2-mal pro Woche Fleisch, Fisch oder Geflügel zu essen. Tierische Proteine können vollständig ersetzt werden: 100 g Nüsse decken unseren täglichen Bedarf an Protein; 120 g Bohnen oder Erbsen können 200 g Fleisch oder 300 g Fisch ersetzen.
- Fleisch und Fisch sollten nur frisch gegessen werden; bewahren Sie sie nicht für den nächsten Tag auf.
- Wenn Sie Fleisch kochen, dann legen Sie 10 Minuten, bevor Sie es wieder herausnehmen, ein Stück Apfel in den Kochtopf, das macht das Fleisch saftiger. Um gekochten Fisch schmackhafter zuzubereiten, geben Sie während des Kochens einige Male kaltes Wasser hinzu.

Regeln zum Verzehr kohlehydrathaltiger Nahrung

1. Essen Sie nur eine Art von Stärke auf einmal. Die Kombination mit anderen Arten von Stärke steigert den Appetit und führt dazu, dass Sie zu viel essen.

2. Die Kombination von mehl- und getreidehaltigen Produkten mit Marmelade oder Zucker verursacht Gärungsprozesse im Magen, was zu Sodbrennen führt (beispielsweise, nachdem Sie süße Brötchen oder mit Marmelade gefüllte Backwaren gegessen haben). Kombinieren Sie keine stärkehaltigen Nahrungsmittel mit Zucker (z.b. getreidehaltige Produkte mit Zucker). Honig kann zwar gemeinsam mit Brot verzehrt werden, es empfiehlt sich jedoch, ihn in warmem, abgekochtem Wasser aufzulösen und ihn dann zu trinken.
3. Getrocknetes süßes Obst kann mit stärkehaltigen Nahrungsmitteln kombiniert werden, beispielsweise mit Brot, Getreide oder Reis.
4. Getreide, Brot, Kartoffeln und andere, stärkehaltige Nahrungsmittel sollten nicht mit proteinhaltigen Nahrungsmitteln wie Fleisch, Fisch, Eiern oder Käse kombiniert werden. Die Zeitspanne zwischen dem Verzehr von kohlehydrat- und proteinhaltigen Nahrungsmitteln sollte mindestens 2 bis 3 Stunden betragen.
5. Da wir den größten Teil unserer Energie aus Kohlehydraten beziehen, liegt die beste Zeit, um stärkehaltige Nahrung zu sich zu nehmen, zwischen 9:00 und 13:00 Uhr. Diejenigen, die sehr schnell zunehmen, sollten ganz besonders auf diese Regel achten, um Fettleibigkeit zu vermeiden.
6. Vor jeder stärkehaltigen Mahlzeit sollten sie einen frischen Gemüsesalat essen.
7. Die beste Art von Salat besteht aus Kohl, Karotten, rohen oder gekochten Rüben, Dill, Petersilie, etwas Salz und weiteren Gewürzen. Die in Gemüse enthaltenen Enzyme helfen bei der Verdauung von Stärke.

Einige nützliche Ratschläge:
- Die Verdauung von Stärke beginnt im Mund, daher sollten stärkehaltige Nahrungsmittel gründlich gekaut werden.
- Getreide und hefefreie Backwaren sind reich an Ballaststoffen, die bei der Reinigung des Verdauungstraktes helfen. Wenn Sie Ihren Verdauungstrakt in einem perfekten Zustand halten wollen, sollten Sie jeden Tag Ballaststoffe zu sich nehmen.
- Die gesündesten Arten von Getreide sind Buchweizen, Weizen, Mais, Gerste und Reis (in ihrer natürlichen, unbehandelten Form). Bei Getreide empfiehlt sich, es nur mit wenig Wasser zu kochen. Ein Drittel Ihrer Nahrung sollte aus Getreide bestehen.
- Wenn Sie Getreide kochen, sollten Sie den Kochvorgang vorzeitig beenden. Buchweizen beispielsweise können Sie auf die folgende Art zubereiten:

   1. Waschen Sie den Buchweizen und weichen Sie ihn anschließend 3 bis 4 Stunden lang ein.
   2. Wechseln Sie nicht das Wasser und kochen Sie den Buchweizen 3 bis 5 Minuten lang.
   3. Schneiden Sie eine Zwiebel in kleine Stücke und geben Sie sie dem Buchweizen hinzu.
   4. Wickeln Sie den Kochtopf in ein Handtuch, um die Temperatur 15 bis 30 Minuten lang aufrechtzuerhalten.
   5. Geben Sie vor dem Essen ein Stück Butter oder etwas Pflanzenöl hinzu.

Ist der Buchweizen, der auf diese Art zubereitet wurde, zu schwer verdaulich für Sie, kochen Sie ihn einfach auf die herkömmliche Weise.

Regeln zum Verzehr von Fetten

Tierische Fette: Butter, Sahne, Fett usw.
Pflanzliche Öle: Pflanzenöl, verschiedene Arten von Nüssen, usw.

1. Fette können mit kohlehydrathaltigen Nahrungsmitteln und mit Gemüse kombiniert werden.
2. Beschränken Sie die Gesamtmenge an Fett, die Sie täglich zu sich nehmen, auf etwa 28 g Pflanzenöl und 10 bis 15 g Butter (2 Esslöffel).

Einige nützliche Ratschläge:
- Fette, die auf über 150°C erhitzt werden, (die Temperatur in einer Bratpfanne) werden durch das Erhitzen besonders schädlich, denn alle Fette, einschließlich Pflanzenöl, zerfallen aufgrund der hohen Temperaturen in giftige Substanzen.
Wenn Sie bei hohen Temperaturen braten, bildet die gebratene Nahrung einen kunststoffartigen Belag, der krebserregende Substanzen enthält. Der Verzehr von gebratenen Nahrungsmitteln erhöht das Risiko, an Krebs und Leberleiden zu erkranken. Am besten verwenden Sie nur kalte Öle und geben sie Ihren Mahlzeiten kurz vor dem Essen hinzu.
- Viele Zusätze, insbesondere Konservierungsstoffe, werden auch bei der Herstellung von Butter verwandt, um ihre Haltbarkeit zu verlängern. Daher sollte man sie vor dem Verzehr von ihren Zusatzstoffen befreien, indem man sie zusammen mit Wasser bei geringer Hitze kocht. »Reine« Butter ist auch ohne Konservierungsstoffe lange haltbar und erhöht nicht den Cholesterinspiegel.

Das Entfernen von Zusatzstoffen aus Butter
Geben Sie 250 g Butter in einen Topf, gießen Sie 250 ml warmes, abgekochtes Wasser darüber und kochen Sie beides 1 Stunde lang bei geringer Wärmezufuhr. Nehmen Sie den Topf vom Herd, lassen Sie ihn abkühlen, stellen Sie ihn anschließend in den Kühlschrank, und gießen Sie das überschüssige Wasser ab, sobald die Butter fest geworden ist.
Alle in der Butter enthaltenen Zusatzstoffe haben sich durch den Kochprozess im Wasser aufgelöst.

Regeln zum Verzehr von Obst

1. Am besten essen Sie Obst in kleinen Mengen 20 bis 30 Minuten vor einer Mahlzeit.
2. Geben Sie frischem Obst keinen Zucker zu und essen Sie es möglichst nur während der Jahreszeit, in der es auch in der Natur reift; es reinigt unser Blut (beseitigt Säuren). Wenn Sie dem Obst Zucker zusetzen, bewirkt das den gegenteiligen Effekt.

Regeln zum Verzehr von Gemüse

1. Im Winter und im Frühling ist es ratsam, sich nicht allzu sehr auf Tomaten und Gurken zu verlassen, denn diese Gemüse werden während dieser Jahreszeit künstlich angebaut und geerntet, bevor sie reif sind. Schon bald nach der Ernte beginnen sie zu faulen. Um ihre Haltbarkeit zu verlängern, werden sie mit verschiedenen Zusatzstoffen behandelt. Die schädlichen Auswirkungen dieser Zusatzstoffe auf unsere Gesundheit dürften wohl jedem bekannt sein.
2. Viele Menschen klagen darüber, dass sie rohes Gemüse nicht gut vertragen. Das liegt in erster Linie daran, dass sie das Gemüse nicht gut genug kauen. Da der Verdauungsprozess bereits im Mund beginnt, sollten alle pflanzlichen Nahrungsmittel gründlich gekaut werden. Wenn diese Nahrung nicht gründlich genug gekaut wird, gärt sie im Magen und verursacht Blähungen. (Menschen, denen mehr als vier Zähne fehlen, sollten Gemüse vor dem Verzehr auf einer Küchenreibe - am besten aus Kunststoff - zerkleinern.)
3. Viele Gemüsesorten enthalten Spuren radioaktiver Elemente. Wenn möglich, sollten wir unser eigenes Gemü-

se anbauen oder biologisch angebautes Gemüse kaufen. Falls das nicht möglich sein sollte, können Sie fast 40% aller radioaktiven Elemente aus Gemüse entfernen, indem Sie es 3 Stunden lang in Salzwasser einweichen und es anschließend an einen dunklen Ort stellen.
4. Während der kalten Jahreszeiten können Sie eingelegtes Gemüse und Trockenobst zu sich nehmen, sie sind reich an Vitaminen und Spurenelementen.

Einige nützliche Ratschläge zum Thema Obst und Gemüse:

Wenn möglich, sollten Sie nur Obst und Gemüse essen, das in Ihrer Umgebung angebaut wurde. Essen Sie es während der Jahreszeit, in der es auch in der Natur reift. In einem anderen Klima nehmen Pflanzen auch andere biologische Informationen auf.

Obst, das in heißem Klima wächst, wirkt erfrischend, vor allem seine Säfte. Melonen, Orangen, Mandarinen und Bananen kühlen unseren Körper aus. Wenn Sie in kälterem Klima leben, sollten Sie während der Winterzeit keine Zitrusfrüchte in großen Mengen verzehren. Wenn in der Gegend, in der Sie leben, während des Sommers nur Erdbeeren, Himbeeren, Äpfel, Kirschen und Birnen usw. wachsen, dann sollten Sie auch möglichst nur diese Früchte essen. Im Sommer können Sie beispielsweise Karotten, Petersilie, Äpfel, Birnen, Aprikosen, Pflaumen usw. in der Sonne trocknen, um sie dann im Winter in Wasser (strukturiertem Wasser) einzuweichen, Ihren Obst- und Gemüsesuppen beizugeben oder sie in Verbindung mit getreidehaltigen Nahrungsmitteln zu verzehren. Für den Rest des Jahres bleiben so 100% der Vitamine in Obst und Gemüse erhalten.

Pflanzen, die in kälterem Klima wachsen (z.B. Getreide, Nüsse, Sonnenblumen(kerne), Kürbis(kerne) und Wurzelgemüse, haben auf unseren Körper eine wärmende Wirkung.

Die Schlussfolgerung ist einfach: Wegen ihrer erfrischenden Wirkung sollten Sie im Sommer mehr Obst und Gemüse essen, im

Winter mehr Getreide und Trockenobst, um Ihre Körpertemperatur aufrechtzuerhalten.

Alle Abläufe in unserem Körper unterliegen dem Naturgesetz der Dualität und somit gegensätzlichen Faktoren (linker und rechter Arm, linke und rechte Gehirnhälfte usw.). Zwei Elemente, Natrium und Kalium, erfüllen in unserem Körper sehr wichtige Funktionen. Sie regulieren den Wasserhaushalt des Körpers, indem sie den Austausch von Flüssigkeiten auf unterschiedliche Weise beeinflussen. Das Verhältnis von Natrium (Na) zu Kalium (K) sollte 1 : 20 betragen. Wenn sich dieses Verhältnis jedoch in eine Richtung verlagert, werden unsere gesamten Lebensfunktionen beeinträchtigt. Deshalb sollten wir uns darum bemühen, dieses Verhältnis aufrechtzuerhalten. **Wenn Ihr Körper infolge eines gestörten Wasserhaushaltes aufgedunsen ist, sollten Sie Nahrungsmittel zu sich nehmen, die reich an Kalium sind, z.B. Erbsen und Kürbisse. Im Falle eines Wassermangels sollten Sie Nahrungsmittel essen, die in der Lage sind, das Wasser in Ihrem Körper zurückzuhalten: Olivenöl, Birnen, schwarze Johannisbeeren, Himbeeren, Karotten, Äpfel, Aprikosen, Tomaten, Buchweizen, Hirse und Hafer. Das perfekte Verhältnis von Natrium zu Kalium findet sich in Kartoffeln, Gurken, Kohl und Kirschen.**

Das beste Frühstück, das wir im Sommer zu uns nehmen können, besteht aus Obst. Obst besitzt alle Elemente, die für unseren Körper lebensnotwendig sind. Es erhöht die Alkalität unseres Blutes, stellt viel Energie bereit und benötigt nicht viel Energie, um verdaut zu werden.

Wie sollten wir unsere Nachspeisen essen?

Nachspeisen essen wir normalerweise am Ende unserer Hauptmahlzeiten, wenn der Magen bereits gefüllt ist. Alle Nachspeisen wie z.B. Kuchen, Eis, süßes Obst, Süßigkeiten usw. ergeben - gemeinsam mit anderen Nahrungsmitteln - eine sehr schlechte Kombination. Wenn sie in den bereits gefüllten Magen gelangen, verlangsamen sie die Verdauung und setzen Gärungsprozesse im Verdauungstrakt in Gang. Am besten verzichten Sie ganz auf Nachspeisen. Wenn Sie das nicht wollen, dann essen Sie sie wenigstens getrennt von anderen Mahlzeiten.

Wenn Sie ein Stück Kuchen gegessen haben, dann essen Sie danach viel rohes Gemüse. Eis sollte mit keiner anderen Nahrung kombiniert werden. Essen Sie nach dem Verzehr von Eis 2 bis 3 Stunden lang nichts anderes.

Kalte Nachspeisen (Eis, Erfrischungsgetränke) kühlen die Organe aus, die sich in unmittelbarer Nähe des Magens befinden, reduzieren deren Blutversorgung und verursachen Krämpfe. Die Enzyme, die für unsere Verdauung erforderlich sind, benötigen jedoch Temperaturen über 37°C, um aktiv zu werden. Jede kalte Nahrung muss, bevor sie verdaut werden kann, erst einmal erwärmt werden, was zusätzliche Energie verbraucht. Regelmäßiger Konsum von Eis und kalten Getränken kann bei Frauen zur Bildung von Knoten und Zysten, bei Männern zur Entzündung der Prostata führen. Daher empfiehlt es sich, sie nur gelegentlich oder während der Sommermonate zu sich zu nehmen.

Die Geheimnisse einer gesunder Ernährung

Auf dem Stand der Sonne basierend verwendeten die Völker des Altertums ein System, wonach sie den Tag in drei aufeinanderfolgende Zeitabschnitte einteilten. Jede dieser Phasen dauert 4 Stunden und wiederholt sich jeweils 2-mal pro Tag (3 Phasen zu je 4 Stunden, 2-mal pro Tag, ergeben 24 Stunden).

Die erste Phase (6 bis 10 Uhr) ist die Phase des Friedens. Die Sonne geht auf, in unserer Umgebung ist es relativ still und friedlich und unser Körper erwacht allmählich. Wir sind ausgeruht; somit besteht kein Bedarf an großen Mengen von Energie. Ein ausgiebiges Frühstück würde unseren Körper in dieser Phase nur unnötig belasten; ein Glas Obst- oder Gemüsesaft und etwas Obst oder Gemüse reichen vollkommen aus. Andere Nahrungsmittel brauchen 1,5 bis 2 Stunden, bevor sie Energie liefern. Es ist besser, zum Frühstück etwas zu essen, das vom Körper leicht aufgenommen wird, Energie spendet und nicht lange braucht, um verdaut zu werden. Zum Frühstück sind Obst, Gemüse und deren Säfte die beste Nahrung.

Die zweite Phase beginnt um 10 Uhr und endet um 14 Uhr. Die Sonne steht hoch am Himmel, wir fühlen uns hungrig und unser „Verdauungsfeuer" brennt auf höchster Stufe (ebenso wie die Hitze der Sonne). Die größte Mahlzeit am Tag sollten wir während dieser Phase zu uns nehmen, am besten zwischen 11 und 14 Uhr. Stärkehaltige Nahrung und Gemüse sind die beste Kombination, denn sie liefern große Mengen Energie, die für die zweite Hälfte des Tages gebraucht wird.

Die dritte Phase (14 bis 18 Uhr) steht im Zeichen der Stimmung. Die Sonne erwärmt die Luft und den Boden, die Menschen werden aktiver und arbeiten intensiver, um die Energie zu verbrauchen, die sie durch die Nahrung aufgenommen haben.

Dann wiederholt sich dieser Kreislauf bis zum nächsten Morgen (von 18 bis 22 Uhr, 22 bis 2 Uhr und von 2 bis 6 Uhr). Entsprechend dieser biologischen Rhythmen empfiehlt es sich, das Abendessen vor Sonnenuntergang zu sich zu nehmen. Der Tag ist vorbei und unser Körper benötigt nicht mehr viel Energie. Unser „Verdauungsfeuer" lässt im gleichen Maße nach, wie die Sonne sich dem Horizont neigt. Es ist die beste Zeit, um proteinhaltige Nahrung zu sich zu nehmen, denn Proteine benötigen lange Zeit, um verdaut zu werden (3 bis 7 Stunden).

Die beste Zeit zum Schlafengehen ist vor 22 Uhr (bevor die 2. Phase sich wiederholt). Ansonsten werden wir wieder hungrig und fühlen uns vom Kühlschrank magisch angezogen. Auch die Organe folgen einem bestimmten Plan. Morgens und nachmittags sind die Verdauungsorgane aktiv, abends und nachts erledigen die Ausscheidungsorgane ihre Arbeit.

Wenn wir nachts essen, bringen wir diesen Plan durcheinander. Die Verdauungsorgane zweigen sich dann etwas von der Energie ab, die die Ausscheidungsorgane normalerweise benötigen. Da die Verdauung unvollständig ist, bilden sich Ablagerungen aus

Schleim, Giften und Fett. Nächtliches Essen führt zu Nieren- und Lebersteinen, zu Schlaflosigkeit, einem schwachen Immunsystem und nervösen Störungen. Einem Mangel an Respekt gegenüber den Gesetzen der Natur folgt die „Bestrafung" in Form ständiger Krankheiten (Herzleiden, Kreislauf-, Leber- und Nierenstörungen) und der Schwächung der lebenswichtigen Funktionen.

Wenn uns für unsere täglichen Aktivitäten viel Energie zur Verfügung stehen soll, sollten wir uns angewöhnen, in der 3. Phase (vor 6 Uhr) aufzuwachen, denn das Aufwachen in der 1. Phase (6 bis 10 Uhr) führt dazu, dass wir uns den ganzen Tag über müde und frustriert fühlen. Erinnern Sie sich noch daran?: „Der frühe Vogel fängt den Wurm."

Planen Sie Ihren Tagesablauf in Übereinstimmung mit den biologischen Rhythmen.

Wenn Sie die folgenden Ratschläge befolgen, werden Sie sich munter und energiegeladen fühlen, die beste Garantie für eine gute Gesundheit.

1. Stehen Sie zwischen 5 und 6 Uhr auf.
2. Spülen Sie Ihren Mund aus.
3. Trinken Sie ½ Glas stilles Wasser, Mineralwasser oder strukturiertes Wasser mit einem Teelöffel Honig.
4. Waschen Sie Ihr Gesicht und putzen Sie sich die Zähne.
5. Massieren Sie Ihre Ohren, indem Sie sie mit Ihren Händen dehnen und reiben (etwa 1 Minute lang).
6. Machen Sie ein paar Übungen, um Ihr Rückgrat zu stärken.
7. Massieren Sie Ihren Körper mit einem feuchten, warmen Handtuch, bis Ihre Haut eine rosige Farbe angenommen hat und duschen Sie sich dann.
8. Ihre Dusche sollte abwechselnd heiß und lauwarm, lauwarm und kühl, heiß und kalt sein. Halten Sie die Temperaturen dabei angenehm.
9. Gießen Sie Wasser (10 bis 15 cm hoch) in eine Schüssel, legen

Sie einige runde Kieselsteine hinein, und gehen Sie auf der Stelle, (2 bis 3 Minuten), um Ihre Füße zu massieren. Trocknen Sie dann Ihre Füße gründlich ab und ziehen Sie ein Paar Socken an.
10. Machen Sie 2 bis 4 Minuten lang reinigende Atemübungen (siehe „Atmen für die Gesundheit" ab Seite 92).
11. Gehen Sie schnell oder laufen Sie (abhängig von ihrer körperlichen Verfassung) 3 bis 5 km, wenn möglich im Wald oder in einem Park.
12. Ich persönlich ziehe es vor, 2 Mahlzeiten täglich zu mir zu nehmen: Die 1. um die Mittagszeit, die 2. zwischen 18 und 19 Uhr (insbesondere Menschen zu empfehlen, die überwiegend geistig arbeiten).

Menschen, die überwiegend körperlich arbeiten, empfehle ich die folgenden Essenszeiten:
- **Frühstück:** zwischen 7 und 9 Uhr
- **Mittagessen:** zwischen 11 und 14 Uhr
- **Abendessen:** zwischen 18 und 20 Uhr

13. Führen Sie um 22 Uhr 10 bis 15 Minuten lang reinigende Atemübungen durch.
14. Nehmen Sie eine Wechseldusche.
15. Ihr Schlaf ist zwischen 22 und 2 Uhr sehr ruhig, tief und entspannend (besonders für Ihr Nervensystem). Wenn Sie zwischen 22 und 23 Uhr nicht einschlafen können, sondern erst zwischen 1 Uhr und 3 Uhr, dann stellen Sie Ihren Wecker für die nächsten 4 Tage auf 5 Uhr. In den ersten Tagen werden Sie sich zwar noch müde fühlen, doch diese Vorgehensweise wird Ihnen dazu verhelfen, Ihre Schlafenszeit mit Ihrem Körper in Einklang zu bringen.

Menschen, deren Tagesablauf dem zuvor beschriebenen Muster folgt, befinden sind im Einklang mit den Gesetzen der Natur und der Physiologie ihres Körpers.

Wie Sie eine gesunde Ernährung planen

Die meisten Menschen planen ihre Ernährung nicht systematisch. Sie wollen nur Essen, das leicht zuzubereiten, schmackhaft und reichlich ist. Unser Körper ist jedoch nicht in der Lage, die großen Mengen, die wir täglich essen, richtig zu verdauen und die Abfallstoffe vollständig auszuscheiden. Und trotzdem setzen wir unseren Körper immer wieder diesen Belastungen aus, indem wir auch weiterhin zu viel essen.

Je mehr wir essen, desto öfter fühlen wir uns hungrig. So weicht ein gesunder Appetit schließlich ständigem, übermäßigem Hunger; unser Körper ist von zu vielen Flüssigkeiten und Salzen aufgedunsen, er wird immer fülliger und formloser. Ein dicker Bauch macht es schwer, die Schnürsenkel zuzubinden. Die Wirbelsäule verbiegt sich unter dem Gewicht des Körpers. Unser Herz ist überlastet und kann das dicke, mit Säuren verschmutzte Blut kaum noch pumpen. Mit Bitterkeit und Bedauern beobachten wir unsere faulen, aggressiven und kranken Kinder und Enkelkinder. Unsere Statistiken prahlen zwar damit, dass unsere durchschnittliche Lebenserwartung steigt, doch sehr viele Menschen leben noch nicht einmal die Hälfte der Jahre, die die Natur für sie vorgesehen hat. Wenn wir all diese negativen Phänomene erklären wollen, müssen wir uns zunächst einmal mit unseren schlechten Ernährungsgewohnheiten auseinander setzen.

In den letzten Jahren wurden Untersuchungen darüber durchgeführt, welche Ernährungsgewohnheiten unsere Vorfahren hatten und unter welchen Krankheiten sie litten. Die Ergebnisse bestätigen eindeutig, dass sich die Menschen in früherer Zeit hauptsächlich von einfacher, pflanzlicher Nahrung ernährten.

Eine alte, mystische Schrift, die von dem Ursprung der Dynastien und Stämme handelt, enthält eine Erklärung für die hohe Langlebigkeit der Menschen (500 bis 700 Jahre), die vor der Sintflut lebten. Die Schrift führt weiter aus, dass die Ursache für diese hohe Langlebigkeit in der Nahrung zu finden sei, denn diese Menschen aßen nur das, was die Erde hervorgebracht hatte und tranken nur reines Wasser. Nach der Sintflut wurde Noahs Kindern erlaubt, Fleisch zu essen und Wein zu trinken, was zu einer Verkürzung der Lebenszeit führte. Der beständige Fortschritt der Zivilisation hat unsere Lebensweise seit dieser Zeit vollkommen verändert, nicht aber unsere Gene.

Leere Kalorien

Die heutige Ernährungswissenschaft richtet ihr Augenmerk hauptsächlich auf die von unserem Körper durch die Nahrung aufgenommenen Kalorien. Gelehrte im Altertum interessierten sich jedoch nicht nur für Kalorien. Sie achteten auf beides, sowohl auf die Energie, als auch auf die biologischen Informationen, die in Nahrungsmitteln enthalten sind. Sie versuchten zu verstehen, wie beide Faktoren unseren Körper beeinflussen. Wenn wir beispielsweise an einem heißen Sommertag einen Apfel essen, so wirkt sich dieser Apfel auf unseren Körper völlig anders aus, als wenn wir ihn an einem kalten Wintertag essen, obwohl er die gleiche Menge an Kalorien enthält. Wenn wir im Winter Äpfel essen, so kann das zu Frösteln, Magenschmerzen und einer vermehrten Bildung von Gasen führen. Diese Tatsache lässt sich nicht durch den Kaloriengehalt des Apfels erklären. Aus dem Blickwinkel der altertümlichen Gelehrten jedoch ist das leicht zu erklären. Die im Apfel enthaltenen biologischen Informationen sind für den Sommer bestimmt. Sie lösen Mechanismen aus, die unseren Körper feucht und kühl halten. Der süße oder saure Geschmack eines Apfels hat zudem eine erfrischende Wirkung. Alten Theorien zufolge hat jedes Nahrungsmittel Informationen über seinen Geschmack, seine Farbe, den Anbauort, die Temperatur, die Luftfeuchtigkeit usw. in sich gespeichert. Wenn wir natürliche, pflanzliche Nahrungsmittel zu uns nehmen, können wir uns den großen Wundern der Natur verbunden fühlen, denn sie besitzen immer eine einzigartige Farbe, einen einzigartigen Geschmack und ein einzigartiges Aroma, anders als künstliche Nahrungsmittel, die gezüchtet wurden. Die Grundregel der Ernährung unserer Vorfahren besagt: **»Nimm nur Nahrungsmittel zu Dir, die in Deiner Umgebung wachsen und iss sie nur zu der Jahreszeit, in der sie auch in der Natur reifen, denn nur so wird Dir die Macht und die Weisheit der Natur zuteil.«** Unsere Vorfahren versuchten das wahre Wesen der

Ernährung zu begreifen und betrachteten ihre Nahrung als Heilmittel. Durch die heutige Wissenschaft wurde jedoch unser Verständnis in Bezug auf Ernährung - so lebenswichtig sie auch ist - beschnitten.

Das Prinzip der Selbstverdauung

Oft fasziniert uns die Tatsache, dass einige zunehmen und andere abnehmen, obwohl sie die gleiche Nahrung und die gleichen Mengen an Kalorien zu sich nehmen. Einige von uns bleiben schlank, selbst wenn sie große Mengen von Süßigkeiten verzehren, andere wiederum nehmen schon von einem Stück Schokolade zu. Ein Abendessen z.b. kann für die Mutter sehr nahrhaft sein, während es für die Tochter ungeeignet und für die Gesundheit des Vaters geradezu schädlich sein kann. Da jedoch alle Menschen verschieden sind, wirkt sich auch der Verzehr der gleichen Nahrungsmittel (mit der gleichen Menge an Kalorien) bei jedem Menschen anders aus.

Ein System, das uns dazu verhelfen kann, viele Ernährungsprobleme zu lösen, basiert auf einer Unterteilung in 3 verschiedene „Ernährungstypen". Es bedient sich einer Analogie in Bezug auf die Vorgänge in der Natur: Unterschiedliche Tierarten fressen unterschiedliches Futter. Tiger beispielsweise ernähren sich von Fleisch, Kaninchen von Karotten (ohne sie zu schälen). Auch die Beschaffenheit, in der das Futter in den Verdauungstrakt der Tiere gelangt, ist bei verschiedenen Tierarten unterschiedlich. Eine Pythonschlange beispielsweise muss ein Kaninchen mitsamt seinem Fell verschlingen, da es andernfalls nicht richtig verdaut werden würde. Basierend auf ihren individuellen Eigenschaften und Fähigkeiten werden Menschen in 3 unterschiedliche Typen unterteilt. Für jeden Typ gibt es eine Reihe von Nahrungsmitteln, die am besten verträglich und somit am nützlichsten für ihn sind.

In der Natur existiert ein »Prinzip der Selbstverdauung«. Nahrung wird zu 50% durch die Enzyme verdaut, die sich in pflanzlichem und tierischem Gewebe befinden und nicht durch die Verdauungssäfte desjenigen, der diese Nahrung zu sich genommen hat. Die Verdauungssäfte lösen lediglich den Vorgang der Selbstverdauung aus.

Jedes natürliche Nahrungsmittel enthält biologische Informationen, die einem Code oder Passwort ähneln. Wenn unser Verdauungssystem in der Lage ist, diesen Code zu lesen, kann es die Nahrung verdauen, ohne viel Energie zu verbrauchen. Wir können eine Analogie zum Rubikschen Würfel verwenden. Wenn wir den Code kennen, gelingt es uns innerhalb kürzester Zeit, die Farben des Würfels zu ordnen. Ohne den Code zu kennen, nimmt diese Aufgabe viel Zeit und Mühe in Anspruch. Die Verdauung in unserem Körper arbeitet auf eine ähnliche Weise. **Unterschiedliche Menschen benötigen auch unterschiedliche Nahrung. Wenn wir versuchen, unseren Körper mit ungeeigneter Nahrung zu versorgen, werden wir schwach und krank.**

Die Nahrung der Weisen

Basierend auf den unterschiedlichen Fähigkeiten, Nahrungsmittel aufzunehmen, unterteilten die Völker des Altertums den Menschen in 3 verschiedene Typen: **X** (Wind), **Y** (Galle), und **Z** (Schleim).

Typ X

Körperliche Merkmale:
1. Dünne Knochen, schlanke Figur, kleine bis mittlere Größe, sieht krank aus, friert ständig, ist von Natur aus schüchtern
2. Schlanke Hände, die sich kühl und trocken anfühlen
3. Schnelle Bewegungen, leichter und gleichmäßiger Gang

Physische Eigenschaften:
1. Konstantes Körpergewicht, häufige Verdauungsprobleme
2. Leichter, kurzer Schlaf

Psychische und geistige (intellektuelle) Eigenschaften:
1. Heiter, aktiv
2. Nimmt Informationen schnell auf, kurzes Erinnerungsvermögen
3. Unterhält sich gerne, kommunikativ

Bevorzugte Art von Nahrung:
Fettiges und öliges Essen in großen Mengen

Jahreszeiten:
1. Bevorzugt warme Jahreszeiten
2. Verträgt schlecht die kalte Jahreszeit, trockene Haut im Winter

Typische Gesundheitsbeschwerden:
1. Trockene Haut
2. Verstopfungen
3. Schmerzen in den Gelenken und Knochen

Die geeignetsten Nahrungsmittel:
1. **Getreide:** Reis, Weizen, Gerste, Mais, Buchweizen
2. **Molkereiprodukte:** Alle Arten, in mäßigen Mengen
3. **Zucker:** Honig, Rohzucker, Marmeladen, Konfitüren
4. **Pflanzliche Öle:** Alle Arten
5. **Obst:** Melonen, alle anderen Arten von süßem Obst
6. **Gemüse (roh):** Rüben, Karotten, Spargel, Kartoffeln, Gurken, Zwiebeln
7. **Nüsse:** Alle Arten
8. **Tierische Produkte:** Rindfleisch, Schweinefleisch, Fisch, Huhn, Ente, Kaninchen, Eier
9. **Gewürze:** Knoblauch, Zwiebeln, Ingwer, Zimt, schwarzer Pfeffer, Kümmel, Salz, Senf
10. **Suppen:** Brennnesselsuppe, Knoblauchsuppe

Typ Y

Körperliche Merkmale:
1. Durchschnittliche Körpergröße, dünne rote oder graue Haare, neigt zu Glatzenbildung

2. Durchschnittlich große Hände, fühlen sich warm und angenehm an
3. Ruhige Bewegungen, normaler, gleichmäßiger Gang

Physische Eigenschaften:
1. Gute Verdauung, regelmäßige Mahlzeiten (wenn er nicht zu den gewohnten Zeiten essen kann, reagiert er gereizt)
2. Normaler Schlaf, häufige Träume

Psychische und geistige (intellektuelle) Eigenschaften:
1. Gut organisiert und gründlich
2. Unterschiedlich schnelle Auffassungsgabe
3. Leicht reizbar

Bevorzugte Art von Nahrung:
Kühle Mahlzeiten in mäßigen Mengen

Jahreszeiten:
Verträgt schlecht Sommerhitze, schnelles Ermüden an heißen Sommertagen, mag einen warmen Herbst und warme, regnerische Tage

Typische Gesundheitsbeschwerden:
1. Entzündungen
2. Fieber
3. Erkrankungen des Verdauungssystems
4. Lebererkrankungen
5. Sodbrennen
6. Ruhelosigkeit
7. Reizbarkeit

Die geeignetsten Nahrungsmittel:
1. **Kühle Nahrungsmittel**, flüssige Nahrungsmittel und Getränke (Tee, Mineralwasser, Kaffee)

2. **Getreide:** Weizen, Hafer, Gerste, Weizenkeime, Reis, Mais
3. **Molkereiprodukte:** Butter
4. **Zucker:** Alle Arten, mit Ausnahme von Honig (in mäßigen Mengen)
5. **Pflanzliche Öle:** Olivenöl, Sonnenblumenöl, Maisöl
6. **Obst:** Melonen, Zitronen, Grapefruits, Orangen und anderes süßes Obst (frisch oder getrocknet)
7. **Gemüse:** Kürbisse, Gurken, Kartoffeln, Kohl, Bohnen, Erbsen, Pastinaken und Petersilie
8. **Tierische Produkte:** Rindfleisch, Eigelb, Fisch, Lamm, Meeresfrüchte
9. **Gewürze:** Koriander, Zimt, schwarzer Pfeffer, Dill, gelegentlich Knoblauch
10. **Suppen:** Alle Arten von Gemüsesuppen

Typ Z

Körperliche Merkmale:
1. Starke Knochen, Tendenz zu Übergewicht
2. Große Hände, fühlen sich kalt und feucht an
3. Langsame, ruhige Bewegungen, langsamer und behäbiger Gang

Physische Eigenschaften:
1. Langsame physiologische Prozesse
2. Mäßige Nahrungsaufnahme, Tendenz zum Zunehmen, nimmt nur schwer wieder ab
3. Ruhiger Schlaf, benötigt mindestens 8 Stunden pro Tag

Psychische und geistige (intellektuelle) Eigenschaften:
1. Sehr vorsichtig; jede Handlung wird vorher genau durchdacht
2. Nimmt Informationen schnell auf, gutes Erinnerungsvermögen
3. Friedfertig; schwer aus der Ruhe zu bringen, doch einmal in Wut geraten, hält dieser Zustand lange an

Bevorzugte Art von Nahrung:
Warme, trockene und fettarme Nahrungsmittel in mäßigen Mengen

Jahreszeiten:
Abneigung vor regnerischem und feuchtem Wetter (Neigung zu Depressionen)

Typische Gesundheitsbeschwerden:
1. Fettleibigkeit
2. Depressionen
3. Frösteln
4. Fahle Haut
5. Häufige Erkältungen möglich

Die geeignetsten Nahrungsmittel:
1. **Warme und leichte Mahlzeiten** sowie Kräutertee und Mineralwasser (in mäßigen Mengen)
2. **Getreide:** Gerste, Mais, Hirse, Buchweizen, Hafer, Reis
3. **Molkereiprodukte:** Entrahmte Milch, frische Butter, reifer Käse, Sahne, Kefir
4. **Zucker:** Honig
5. **Pflanzliche Öle:** Alle Arten, vorzugsweise Maisöl
6. **Obst:** Äpfel, Birnen, Granatäpfel, Trauben, Quitten, Melonen; (Mäßigung empfohlen bei sehr süßem Obst)
7. **Gemüse:** Kartoffeln, Karotten, Kohl, Zwiebeln, Tomaten, weiße Rüben, grünes Gemüse, Kürbisse, Sellerie, Spinat, Petersilie, Bohnen, Erbsen
8. **Tierische Produkte:** Huhn, Eier, Rindfleisch, Schweinefleisch, Hummer
9. **Gewürze:** Alle Arten, jedoch nicht zu viel Salz
10. **Suppen:** Gemüsesuppen, fettarme, fleischhaltige Suppen
11. **Nüsse:** Alle Arten

Bei den meisten Menschen handelt es sich um Mischtypen (Kombination aus zwei Typen), bei denen jedoch immer die Eigenschaften eines Typs dominieren, während andere sich in einer schwächeren Form zeigen. Die zuvor beschriebene Unterteilung ist nur eine Verallgemeinerung. Um für jeden einen optimalen Ernährungsplan zu erstellen, wäre es notwendig, den Tag, die Stunde und den Ort seiner Geburt zu kennen. Sie können allerdings auch dann gute Ergebnisse erzielen, wenn Sie bei der Planung Ihrer Ernährung diese allgemeine Kategorisierung verwenden.

Einige nützliche Ratschläge:
Die Menschen im Altertum benutzten eine einfache und leichte Methode, um vorherzusagen, ob ein Nahrungsmittel für ihren Körper geeignet war. Sie hielten das Nahrungsmittel in einer Hand und richteten ihren Verstand auf die Frage, ob es gut für sie sei, während sie in der anderen Hand einen ca. 80 cm langen Baumwollfaden hielten, an dessen Ende ein goldener Ring befestigt war. Wenn die Bewegung des Ringes eine kreisförmige Bahn beschrieb, (entweder im Uhrzeigersinn oder umgekehrt), wurde die Antwort auf die gestellte Frage als positiv gewertet. Wenn der Ring jedoch zu den Seiten schwankte und seine Bewegung keinen Kreis bildete, dann wurde das Nahrungsmittel als ungeeignet angesehen. In einigen Fällen veränderte sich nach einiger Zeit sogar das Ergebnis für das gleiche Nahrungsmittel, was bedeutete, dass das Produkt schließlich vom Körper angenommen worden und ohne Bedenken zu verzehren war. Hätte diese Prozedur nach einigen weiteren Versuchen noch immer keine positiven Ergebnisse gezeigt, so wäre auch das Nahrungsmittel von der betreffenden Person als ungeeignet angesehen und schließlich nicht verzehrt worden.

Wenn Sie eine Ernährung finden, die optimal für Sie geeignet ist, dann werden Sie die folgenden Veränderungen an sich bemerken:

1. Sie werden sowohl geistig als auch körperlich aktiver werden.

2. Ihr Hör- und Sehvermögen werden sich verbessern.
3. Ihre Augen werden klar aussehen.
4. Die Farbe Ihrer Zunge wird rosa und weiße und graue Beläge verschwunden sein.
5. Ihre Gesichtsfarbe wird gesünder aussehen.
6. Ihre Nägel und Haare werden besser wachsen.

Der Geschmack von Nahrungsmitteln

In der Welt der Nahrungsmittel gibt es nur sechs Grundgeschmacksrichtungen. Die Art und Weise, wie wir sie miteinander kombinieren, entscheidet darüber, ob uns unsere Mahlzeiten ausreichend mit Energie versorgen und gut für unsere Gesundheit sind, oder sie zur Ablagerung von überschüssigem Fett und somit zu Krankheiten führen. Wenn wir essen, ist uns normalerweise nicht bewusst, dass verschiedene Geschmacksrichtungen unseren Körper auch auf unterschiedliche Weise beeinflussen. Die Geschmacksrichtungen verraten uns viel über die Qualität der in unseren Nahrungsmitteln enthaltenen Energie. Unsere Zunge als Geschmacksorgan erlaubt es uns, diese Energiequalität zu bestimmen. Es gibt 6 Grundgeschmacksrichtungen: süß, sauer, salzig, bitter, herb und scharf.

Süß: Regt die Energie im gesamten Körper sowie die Gewichtszunahme an, fördert die überschüssige Bildung von Schleim und Fett und vermindert die Fähigkeit des Organismus, die Körpertemperatur aufrechtzuerhalten. Menschen, die viele süße Nahrungsmittel verzehren, werden faul, träge und übergewichtig. Für Zucker, Honig, Milch, Sahne, Weizenprodukte, Obst, Gemüse, Bohnen, Erbsen, Nüsse und Sonnenblumenkerne ist süßer Geschmack charakteristisch. Zitrusfrüchte besitzen saure und süße Geschmacksrichtungen.

Sauer: Besitzt erfrischende Eigenschaften, regt den Appetit an, hilft, Flüssigkeiten im Körper zurückzuhalten, verbessert die geistigen Fähigkeiten und reguliert die Verdauungsprozesse. Überschüssige Säure verschlechtert die Zusammensetzung des Blutes, führt zur Bildung von Geschwüren sowie zu Hautreizungen und Sodbrennen. Zu viel saurer Geschmack in unserer Nahrung veranlasst uns dazu, überaktiv, reizbar und aufbrausend zu werden. Kefir und verschiedene Käsesorten besitzen einen sauren Geschmack.

Salzig: Besitzt reinigende Eigenschaften, beseitigt Schimmel, regt den Appetit an, verbessert die Verdauung, hilft, Flüssigkeiten im Körper zurückzuhalten sowie überschüssige Mengen an Schleim und Magensäften zu beseitigen. Die Alten Griechen pflegten nach ihren Mahlzeiten Salzkristalle in ihrem Mund zergehen zu lassen und den salzigen Speichel auszuspucken. Das Wort »Salz« leitet sich aus dem Griechischen ab und bedeutet so viel wie »Sonne«; der salzige Geschmack entfacht im Innern unseres Körpers ein „Verdauungsfeuer", indem er die Tätigkeit der Verdauungsenzyme anregt. Zusammen mit dem Magensaft gelangt das Salz in unseren Blutkreislauf, zirkuliert im Körper und löst alte, krankheits- und krebserregenden Zellen auf, ohne die gesunden Zellen zu beschädigen. Neueste Untersuchungen belegen, dass sich im Alter von 1 Jahr nur 1% alte Zellen im Körper befinden, im Alter von 10 Jahren sind es bereits 7% und im Alter von 50 Jahren sogar 40%. Mit anderen Worten, im Alter von 50 Jahren arbeitet unser Körper nur noch mit 60% seiner vollen Kapazität, der Kapazität, mit der auch die jungen Zellen in unserem Körper arbeiten. Um das Gleichgewicht zu Gunsten der jungen Zellen wesentlich zu verbessern, sollte man natürliche, salzhaltige Nahrungsmittel verzehren.

Ich empfehle Ihnen, nach jeder Mahlzeit 2 bis 3 Salzkristalle auf Ihre Zunge zu legen, sie im Mund zergehen zu lassen und den Speichel anschließend auszuspucken.

Bitter: Verbessert den Appetit und die Verdauung, erwärmt den Körper, regt die Ausscheidung von Flüssigkeiten an, reinigt den Körper und verdünnt das Blut. Der Verzehr bitterer Nahrungsmittel fördert die Reinigung des Körpers sowie das Abnehmen. Ein Überschuss an Bitterstoffen verringert die Leistungsfähigkeit des Körpers und verstärkt Sorgen und Ängste. Geröstete Samenkörner, Zitronenschale, Gurken, und einige Gemüsesorten besitzen einen bitteren Geschmack.

Herb: Besitzt trocknende Eigenschaften und fördert die Wundheilung durch das Austrocknen von Eiter und Blut; verbessert den Teint der Haut. Grünblättriges Gemüse, Birnen, Kohl und Kartoffeln besitzen einen herben Geschmack.

Scharf: Normalisiert die Funktion des Magen-Darm-Traktes und regt den Appetit an. Zwiebeln, Knoblauch, Chilipfeffer, Rettich, Rüben und verschiedene Gewürze besitzen einen scharfen Geschmack. Auch Kefir und verschiedene Sorten von Käse besitzen einen scharfen Geschmack.

Viele Prozesse, die in unserem Körper ablaufen, können wir beeinflussen, indem wir die Geschmacksrichtungen der Zutaten unserer Mahlzeiten geschickt miteinander kombinieren.

Wenn wir ständig frösteln, sollten wir Mahlzeiten zu uns nehmen, die bitter und sauer schmecken, denn diese Kombination führt dazu, dass unser Körper sich erwärmt und gleichzeitig an Gewicht verliert. Im Gegensatz dazu führt das Kombinieren von sauer und salzig schmeckenden Nahrungsmitteln zur Erwärmung unseres Körpers und einer Gewichtszunahme. Die Kombination von süß und salzig oder von süß und sauer schmeckenden Nahrungsmitteln regt unseren Körper ebenfalls dazu an, an Gewicht zuzunehmen; im ersten Fall durch die Bildung von Fett, im zweiten durch den Aufbau von Muskelmasse. Mahlzeiten, die bitter und herb schmecken, machen uns aktiver. Zudem erhöhen sie unsere Beweglichkeit und körperliche Kondition und sind besonders Menschen zu empfehlen, die einen schlechten Kreislauf haben und unter niedrigem Blutdruck leiden.

Die riesige Vielfalt an Nahrungsmitteln macht es einerseits unmöglich, alle Geschmacksrichtungen genau zu kategorisieren, andererseits besitzen wir ein intuitives Verständnis dafür.

Der Geschmack von Nahrungsmitteln

Jede Geschmacksrichtung regt in unserem Körper ein bestimmtes Organ an; saurer Geschmack die Leber, salziger Geschmack die Nieren, bitterer das Herz, süßer die Bauchspeicheldrüse, herber den Dickdarm und scharfer Geschmack die Lungen.

Menschen, die sich einer guten Gesundheit erfreuen wollen, sollten Nahrungsmittel essen, die alle sechs Geschmacksrichtungen enthalten, ohne jedoch einer von ihnen den Vorzug zu geben. Eine solch ausgewogene Nahrung regt auf harmonische Weise die Körperenergie an. Diejenigen, die nicht weiter zunehmen dürfen, können - um ihr Ziel zu erreichen - die verschiedenen Geschmacksrichtungen ihrer Mahlzeiten geschickt miteinander kombinieren. Die Welt der Geschmäcke ist sehr interessant und umfangreich. Sie zu beschreiben, würde alleine ein ganzes Buch füllen. Der folgende kurze Abschnitt über Geschmacksrichtungen kann nur dazu dienen, die Neugier meiner Leser zu wecken und ihnen zeigen, wie viel Wissen es über Nahrungsmittel noch in Erfahrung zu bringen gilt, - ein Thema, das jeden von uns jeden Tag aufs Neue betrifft.

Das „Verdauungsfeuer"

Im Altertum waren Gewürze ihr Gewicht in Gold wert. Kleine Mengen davon gab man ins Essen, um die Funktionen des Verdauungssystems anzuregen und somit die Verdauung zu erleichtern.

Wenn wir altern, wird unsere Fähigkeit, Nahrung zu verdauen, schwächer. Als Erwachsene reden wir gerne darüber, dass wir alles essen konnten, als wir noch jünger waren. Wenn wir älter werden, verspüren wir oft Magenleiden, Darmstörungen und ein Gefühl der Schwere in unserem gesamten Körper.

Einer alten, östlichen Weisheit zufolge ist eine schlechte Verdauung die Hauptursache von Krankheiten. Die Vorstellung von einem »Verdauungsfeuer« wird im Osten dazu genutzt, um diese Beziehung zu erklären. Wenn das „Feuer" stark und hell brennt (wie in unseren jungen Jahren), wird die Nahrung gut verdaut, ohne giftige Überreste zu hinterlassen. Die Zellen erhalten die für sie notwendige Nahrung und unser Körper ist gesund. Wenn das Verdauungsfeuer mit zunehmendem Alter jedoch immer schwächer wird, ist auch die Verdauung unvollständig; Gifte bilden sich und setzen uns dem Risiko aller Arten von Krankheiten aus. Um unser Verdauungsfeuer wieder anzufachen, sollten wir unseren Mahlzeiten die folgenden Gewürze zugeben: schwarzer oder roter Pfeffer, Kardamom, Zimt, Gewürznelken, Senf, Meerrettich, Ingwer und Salz.

Wenn wir kleine Mengen dieser Gewürze vor, während, oder nach unseren Mahlzeiten zu uns nehmen, können wir unseren Appetit anregen oder die Verdauungsfunktionen verbessern. Vor allem während der kalten Jahreszeit brauchen wir Gewürze. Ältere Menschen und solche mit einer schwachen Verdauung können sehr davon profitieren, wenn sie ihrem Essen Gewürze hinzugeben. Wir alle sollten unseren Mahlzeiten und unserem Tee etwas Ingwer hinzugeben, um unsere Verdauung wieder neu zu beleben. **Im Osten hält man Ingwer für das beste Heilmittel, um die Verdauungskräfte unseres Körpers wieder aufzubauen.**

Die Ingwer-Therapie
Schon in der Antike empfahlen Gelehrte eine spezielle Ingwer-Therapie, um die Verdauung zu verbessern. Diese Therapie ist für ältere Menschen bestimmt, deren »Verdauungsfeuer« im Alter nachlässt. Für junge Menschen und Menschen im mittleren Alter ist diese Therapie nicht zu empfehlen, da ihre Verdauungsstörungen auf andere Ursachen zurückzuführen sind.

Vorbereitung: Nehmen Sie eine kleine Emaille- oder Keramikschüssel und vermischen Sie darin 4 Esslöffel pulverisierten Ingwer mit 100 bis 150 g zerlassener Butter. Rühren Sie so lange, bis Sie eine homogene Mischung erhalten. Decken Sie die Schüssel mit einem Deckel zu und stellen Sie sie an einen kühlen Ort.
Nehmen Sie jeden Tag vor dem Frühstück etwas von dieser Mischung ein. Ihr Frühstück sollte aus Kräutertee, frisch gedünstetem Gemüse

(verschiedene Sorten) sowie aus Getreide bestehen. Nehmen Sie die Ingwer-Buttermischung wie folgt ein:

1. **Tag:** ½ Teelöffel
2. **Tag:** 1 Teelöffel
3. **Tag:** 1½ Teelöffel
4. **Tag:** 2 Teelöffel
5. **Tag:** 2½ Teelöffel
6. **Tag:** 2½ Teelöffel
7. **Tag:** 2 Teelöffel
8. **Tag:** 1½ Teelöffel
9. **Tag:** 1 Teelöffel
10. **Tag:** ½ Teelöffel

Wie Sie sehen, nimmt die Menge um einen halben Teelöffel pro Tag zu, bleibt dann 2 Tage lang gleich, und nimmt ab dem 7. Tag wieder ab. Die Menge, die Sie am 10. Tag zu sich nehmen, entspricht also derselben Menge, die Sie am 1. Tag zu sich genommen haben.

Wenn die Ingwer-Therapie beendet ist, wird Ihr Verdauungsfeuer wieder neu belebt sein. Während der Therapie sollten Sie es vermeiden, Getränke und Nahrungsmittel zu sich zu nehmen, die eine stark kühlende Wirkung haben, beispielsweise Eiswasser, Eis, kühle Milch, gefrorenes Obst oder Beeren usw.

Die Butter, die Sie für die Ingwer-Therapie verwenden, sollte frei von Zusatzstoffen sein, wie sie heutzutage üblicherweise bei der Herstellung verwendet werden, um ihre Haltbarkeit zu verlängern. Um Ihnen unnö-tiges Blättern zu ersparen, hier noch einmal die Methode, wie Sie But-ter von ihren Zusatzstoffen befreien können.

Das Entfernen von Zusatzstoffen aus Butter

Geben Sie 250 g Butter in einen Topf, gießen Sie 250 ml warmes, abgekochtes Wasser darüber und kochen Sie beides 1 Stunde lang bei geringer Wärmezufuhr. Nehmen Sie den Topf vom Herd, lassen Sie ihn abkühlen, stellen Sie ihn anschließend in den Kühlschrank, und gießen Sie das überschüssige Wasser ab, sobald die Butter fest geworden ist.

Alle in der Butter enthaltenen Zusatzstoffe haben sich durch den Kochprozess im Wasser aufgelöst. »Reine« Butter ist auch ohne Konservierungsstoffe lange haltbar und erhöht nicht den Cholesterinspiegel.

Wie viel sollten wir essen?

Meine Antwort auf diese Frage: Je weniger desto besser! Denn niemand stirbt an Mäßigung. Menschen werden krank und sterben, weil sie zu viel essen.

Das Fassungsvermögen eines normalen menschlichen Magens (bei Erwachsenen) beträgt etwa 1,6 bis 2,4 Liter. Der Magen der meisten Menschen hat sich jedoch auf eine solch unnatürliche Größe geweitet, dass sie wesentlich mehr essen, als ihr Körper tatsächlich benötigt. Es ist ein ernst zu nehmender Fehler, sich daran zu gewöhnen, zu viel zu essen. Wie bei jeder schlechten Angewohnheit, so sollten wir auch hier versuchen, sie endgültig aufzugeben.

Diesbezüglich sollten wir dem weisen Rat von Hippocrates folgen, der sagte: „**Wenn Du nach einer Mahlzeit noch immer ein geringes Gefühl von Hunger verspürst, dann hast Du gut gegessen. Wenn Du Dich satt fühlst, hast Du Dich selbst vergiftet."**

Wenn wir aber Tag für Tag mehr essen, als unser Magen fassen kann, weitet er sich nach und nach aus.

Menschen mit unnatürlich erweitertem Magen verspüren ein ständiges Hungergefühl. Und je mehr sie essen, umso mehr Nahrung brauchen sie, um sich satt zu fühlen. Um diesen Teufelskreis zu durchbrechen, müssen sie sich abgewöhnen, schnell zu essen. Es ist ein einfacher, aber sehr nützlicher Ratschlag: Essen Sie langsam und kauen Sie Ihr Essen sehr gründlich.

Die goldene Mitte

Die Nahrung, die wir zu uns nehmen, macht unser Blut entweder sauer oder alkalisch. Das Blut eines gesunden Menschen ist zu 60 bis 70% alkalisch. Ein niedrigerer Alkalitätsfaktor (50 bis 60%) ist für Menschen charakteristisch, die oft an verschiedenen Leiden erkranken. In den Adern chronisch kranker Menschen fließt saures Blut. Das folgende Verhältnis zwischen den einzelnen Nahrungsmittelgruppen in unserer täglichen Ernährung fördert das alkalische Milieu unseres Blutes:

- **60%** Obst und Gemüse
- **20%** Proteine
- **14%** Kohlehydrate
- **6%** Fette

Diese Art der Ernährung fördert das alkalische Milieu unseres Blutes sowie die Alkalität der anderen Körperflüssigkeiten. Zudem wird die Entwicklung krankheitserregender Bakterien, die Entstehung von Gärungs- und Verwesungsprozessen sowie die Bildung von Schleim und anderen schädlichen Ablagerungen durch saure Körperflüssigkeiten verhindert. Unsere Mahlzeiten sollten die Ursache dafür sein, dass wir uns leicht, gestärkt und energiegeladen fühlen. Wenn wir ein Schweregefühl im Magen verspüren, uns müde fühlen oder unter Blähungen, Verstopfungen usw. leiden, dann ist die Art der Nahrung, die wir zu uns nehmen, entweder nicht für uns geeignet oder die Menge ist zu groß.

Das Verändern von Essgewohnheiten

Durch unsere falschen Essgewohnheiten vernachlässigen wir sehr oft die Prinzipien, nach denen unser Körper arbeitet. Er bemüht sich zwar, den von der Natur vorgegebenen Regeln zu folgen, doch wir lehren ihn bloß Faulheit und übermäßiges Essen. Dieser Konflikt hält unseren Körper ständig in einem halbkranken Zustand, schließlich gibt er nach und wird chronisch krank.

Bemühen wir uns doch, einen besseren Weg zu finden, um für unseren Körper auch in Zukunft besser zu sorgen, einen Weg, der uns mit Energie, Stärke, einem erfrischten Geist und einem klaren Verstand belohnen würde.

Am sinnvollsten gehen Sie die Veränderung Ihrer Ernährungsweise Schritt für Schritt an:

1. Beginnen Sie damit, Gemüsesäfte zu trinken (1 Glas, 2-mal pro

Tag), ohne Ihre sonstige Ernährungsweise zu verändern. Dauer: 1 bis 1½ Monate.
2. Bereichern Sie Ihre Ernährung durch mehr Gemüse. Frisch gedünstetes und gekochtes Gemüse sollten 30 bis 40% Ihrer Ernährung ausmachen. Dauer: 1½ bis 2 Monate.
3. Verändern Sie Ihre Ernährung zugunsten von Rohkost (60% Rohkost, 40% gekocht).
4. Essen Sie überwiegend pflanzliche Nahrungsmittel und andere Produkte wie Honig, Eier, Naturjoghurt, Kefir und Hüttenkäse. Trinken Sie Kräutertee und frisch gepresste Obst- und Gemüsesäfte.
5. Ordnen Sie Ihre Mahlzeiten nach einer genauen Reihenfolge: Trinken Sie Flüssigkeiten bis höchstens 20 Minuten vor einer festen Mahlzeit und erst wieder 1 bis 1½ Stunden danach. Essen Sie Obst immer vor anderen Nahrungsmitteln, Gemüsesalate mit Kohlehydraten (Getreide, Kartoffeln usw.) oder mit proteinhaltigen Nahrungsmitteln (Fisch, Erbsen, Eier).
6. Schränken Sie Ihren Verzehr von künstlich angebauten, veredelten und geräucherten Nahrungsmitteln auf ein Minimum ein.

Lassen Sie uns jetzt alle Grundsätze zusammenfassen, die für eine gesunde Ernährung unerlässlich sind. Wenn Sie diese Grundsätze beherzigen, wird sich Ihre Gesundheit entscheidend verbessern.

Die Grundsätze einer gesunden Ernährung
1. Essen Sie nur Nahrungsmittel, die in Ihrer Umgebung angebaut werden.
2. Essen Sie Obst, Gemüse und Nüsse **nur** während der Jahreszeit, in der sie auch in der Natur reifen.
3. Jede Mahlzeit sollte im Sommer rohes und im Winter gedünstetes oder eingelegtes Gemüse beinhalten.
4. Bemühen Sie sich, hefefreies Brot und Vollkornbackwaren zu essen.
5. Folgen Sie bei der Kombination von Nahrungsmitteln den Regeln in Tabelle 2 (Seite 132).

6. Kauen Sie Ihr Essen gründlich (jeden Bissen 30 bis 50-mal).
7. Bereiten Sie Ihre Nahrungsmittel direkt vor Ihren Mahlzeiten zu.
8. Bewahren Sie keine Reste auf, um sie später wieder aufzuwärmen und zu essen.
9. Reduzieren Sie die Menge an Nahrungsmitteln, die künstliche Zusatzstoffe beinhalten oder die künstlich verfeinert oder gegeräuchert wurden.
10. Vermeiden Sie soweit wie möglich den Verzehr von Fertiggerichten und konservierten Nahrungsmitteln (in Dosen).
11. Reduzieren Sie Ihren Konsum an Kaffee und Tee.
12. Geben Sie Ihren Mahlzeiten Gewürze wie beispielsweise Pfeffer und Ingwer hinzu (vor allem im Winter).
13. Legen Sie im Sommer und im Herbst einige „Erdbeer-", „Kirsch-", „Apfel-" oder „Wassermelonen-Tage" ein.
14. Fasten Sie 1-mal pro Woche für 16 oder 24 Stunden und trinken Sie während dieser Zeit nur abgekochtes Wasser.
15. Wenn Karotten, Rüben oder Äpfel gerade Saison haben, pressen Sie daraus frischen Saft und trinken Sie davon ca. 1 Liter pro Tag.
16. Vermeiden Sie Verstopfungen, denn sie sind der größte Feind für Ihre Gesundheit und die Hauptursache des Alterns.
17. Mäßigen Sie sich von Montag bis Freitag beim Essen.
18. Machen Sie Samstag und Sonntag zu Ihren Festtagen und essen Sie alles, worauf Sie Lust haben. Dieser Ratschlag widerspricht tatsächlich **nicht** den Grundsätzen einer gesunden Ernährung! Den Ärzten des Altertums zufolge kann sogar Gift in kleinen Mengen als Heilmittel dienen.

Unsere Ernährung und der Krebs

Der große Hippocrates beliebte zu sagen, dass Essen unsere Medizin sein sollte.
Den Angaben des »American Cancer Institute« zufolge verursacht unsachgemäße Ernährung 40% aller Krebskrankheiten bei Männern und

60% aller Krebskrankheiten bei Frauen. Die krebserregenden Stoffe in unserer Nahrung wirken zwar nur langsam, vergiften uns jedoch systematisch, Tag für Tag. Über die Zusammenhänge zwischen unserer Ernährung und Krebs stehen uns täglich immer mehr Informationen zur Verfügung. Wie sich herausgestellt hat, kann eine falsche Ernährungsweise einerseits zu Krebs führen, andererseits ist eine richtige Ernährungsweise in der Lage, uns vor Krebs zu schützen.

Das Wort »Vorbeugung« mag vielleicht etwas zu abgegriffen klingen, doch können wir die Wichtigkeit dieses Wortes gar nicht oft und ausdrücklich genug betonen, da uns eine gute Vorbeugung viele Jahre ärztlicher Behandlung ersparen kann. Jeder sollte erkennen, dass unsere Ernährung die Ursache von Krebs sein kann.

Folgen Sie in Ihrer Ernährung zwei einfachen Grundregeln, um sicherzustellen, dass Sie dadurch Krebs verhindern und nicht verursachen:

1. Meiden Sie Nahrungsmittel mit Inhaltsstoffen, die bösartige Tumore verursachen können.
2. Beziehen Sie in Ihre Ernährung Nahrungsmittel mit ein, deren Inhaltsstoffe Ihren Körper vor Krebs schützen.

Lassen Sie mich Ihnen diese zwei Regeln genauer erklären:

Inhaltsstoffe, die bösartige Tumore verursachen können

Hüten Sie sich vor Fett!

Fette in unserer Nahrung können eine Quelle krebserregender Substanzen sein. Alte und gebrauchte Fette sind oft gefährlicher als frische. **Lassen Sie nie Fett in Ihrer Bratpfanne, um es später noch einmal zu verwenden. Falls möglich, ersetzen Sie Ihre gebratenen Mahlzeiten durch gekochte und gebackene. Schneiden Sie von Fleisch so viel Fett wie möglich ab. Beschränken Sie Ihren Verbrauch von Fett auf etwa 2 Esslöffel täglich.**
Geräucherte Nahrungsmittel sind für Ihre Gesundheit besonders gefährlich, weil in ihren Rauchablagerungen äußerst schädliche,

krebserregende Verbindungen enthalten sind. Solche Verbindungen befinden sich unter anderem auch in Schinken, Speck geräucherter Wurst und Fisch sowie in geschwefeltem Trockenobst. Schon 50 g geräucherte Wurst können Ihrer Gesundheit so sehr schaden wie das Rauchen einer Schachtel Zigaretten oder verschmutzte Stadtluft, die Sie vier Tage lang einatmen.

Gesundheitsschädliche chemische Verbindungen
Viele unserer Nahrungsmittel enthalten Nitrate und Nitride. Diese Salze sind nicht krebserregend, können sich aber während des Verdauungsprozesses in unserem Magen in sehr schädliche Stoffe verwandeln. Nitrate und Nitride finden sich z.B. in Würsten, in einigen Arten von Dosenfleisch sowie in verschiedenen Obst- und Gemüsesorten, die wir im Supermarkt kaufen. **Deshalb essen Sie am besten Gemüse, das ausschließlich draußen (nicht in einem Gewächshaus) angebaut und mit natürlichem Dünger (z.B. Kompost) gedüngt wurde.** Wenn Sie Gemüse kochen, dann verwenden Sie viel Wasser. Schütten Sie das Wasser weg, wenn Sie sich nicht sicher sind, wie das Gemüse angebaut wurde.

Größerer Bauch, größere Probleme
Als ein Wissenschaftler aus Philadelphia gefragt wurde, ob er eine gute Nahrung kenne, die geeignet sei, Krebs zu verhindern, sagte er: „Ja! Sie müssen nur weniger essen." Die meisten Experten stimmen dieser Meinung vorbehaltlos zu. **Untersuchungen, die man an großen Teilen der Bevölkerung durchgeführt hat, bestätigen die Verbindung zwischen Fettleibigkeit und der erhöhten Wahrscheinlichkeit, durch sie an Krebs zu erkranken.**
Doch wie können wir unseren Appetit zügeln? Es gelingt uns am leichtesten, wenn wir älteres Brot, Bohnen, Erbsen, geröstete Sonnenblumenkerne und Getreide essen.
Oft werden Hunger- und Durstgefühl miteinander verwechselt. Wenn wir 1 bis 2 Gläser Wasser langsam trinken, statt etwas zu essen, verschwindet das Hungergefühl innerhalb von 10 bis 15 Minuten.

Substanzen, die uns vor Krebs schützen

Unsere Nahrung sollte Stoffe enthalten, die unser Immunsystem stärken und ihm helfen, uns vor den Auswirkungen krebserregender Substanzen und anderer schädlicher Verbindungen zu schützen. Bei diesen Stoffen handelt es sich in erster Linie um Vitamine.

Die enge Verbindung zwischen Vitaminen und unserer Gesundheit gehört schon seit langem zum Allgemeinwissen; es bedarf also an dieser Stelle keiner Vertiefung dieses Themas mehr. Ich möchte Sie jedoch darauf hinweisen, dass Vitamine bei der Krebsvorbeugung eine äußerst wichtige Rolle spielen, allen voran die Vitamine A, C und E.

Vitamin A

Die Hauptfunktion von Vitamin A besteht darin, dass es in unserem Körper eine Anzahl chemischer Reaktionen in Gang setzt, die uns vor verschiedenen Krebsformen schützen. Vitamin A wird in unserem Verdauungstrakt aus Beta-Karotin gebildet und dort vom Körper aufgenommen. Die Galle unterstützt diesen Prozess. Kommt es allerdings zu Unregelmäßigkeiten in der Funktion des Verdauungssystems, der Leber oder der Gallenblase, dann ist die Menge des aufgenommenen Vitamins A zu gering, was einen versteckten Mangel an Vitamin A zur Folge hat. Zwar sind wir davon überzeugt, dass uns unsere Nahrung ausreichend mit Vitaminen versorgt, tatsächlich aber werden nicht genügend von ihnen aufgenommen, sodass unser Körper einen Mangel erleidet.

Deshalb ist es sehr wichtig, unsere Leber (das chemische Labor unseres Körpers) und unser Verdauungssystem (besonders den Dickdarm) in einem einwandfreien Zustand zu halten.

Tierische Leber und Lebertran sind sehr reich an Vitamin A. Auch Eier, Butter und andere Milchprodukte enthalten Vitamin A, allerdings in geringeren Konzentrationen. Karotin, das im Körper in Vitamin A umgewandelt wird, ist in Karotten, rotem Pfeffer, Petersilie, Spinat, Zwiebeln, Aprikosen, Tomaten, Kürbissen und in den Obstsorten enthalten, deren Farben gelblichrot oder orange sind.

Um Vitamin A-Mangel nachzuweisen, gibt es einen einfachen Test.

Betreten Sie (schnell) einen dunklen Raum, nachdem Sie sich zuvor in einem hell erleuchteten Raum aufgehalten haben. Wenn Sie nach einigen Sekunden die Formen und Konturen der in diesem Raum befindlichen Gegenstände unterscheiden können, besitzt Ihr Körper ausreichend Vitamin A. Wenn Sie jedoch für eine etwas längere Zeit keine Formen erkennen können, so leiden Sie an Vitamin A-Mangel. In diesem Fall empfehle ich Ihnen, frisch gepressten Karotten- und Rübensaft zu trinken (siehe „Cocktails, die heilen", ab Seite 116).

Vitamin C
Ein hoher Vitamin C-Gehalt hindert Nitrate und Nitride daran, sich im Körper in krebserregende Verbindungen umzuwandeln. Zudem fördert es die Aufnahme von Eisen aus dem Darmtrakt.
Hinweis: Einige Frauen leiden an sehr starken Menstruationsblutungen, ein mögliches Vorzeichen für Eisenmangel (Anämie), vor allem, wenn sie rauchen und nicht genug Gemüse essen. Für die Flexibilität und Stärke unserer Blutgefäße ist Vitamin C von entscheidender Bedeutung.
Die schnelle Bildung von „blauen Flecken" (leichte bis schwere Blutergüsse infolge von Druck- oder Stoßverletzungen) ist ein weiteres Anzeichen für einen Vitamin C-Mangel. Vitamin C ist einer der Stoffe, der für die Beseitigung von „schlechtem" Cholesterin aus unserem Körper notwendig ist. Diejenigen, die gerne fetthaltige Mahlzeiten zu sich nehmen, sollten zu jedem Steak einen großen Teller Gemüsesalat verzehren (3 bis 5-fache Menge des Steaks). Wer sich nicht an diese Regel hält, wird früher oder später an ernsten Gesundheitsproblemen leiden.
In tierischen Nahrungsmitteln ist Vitamin C so gut wie nicht enthalten. Die Hauptquellen von Vitamin C (Askorbinsäure) sind Obst, Gemüse, Beeren und grünes Gemüse. Die Vitamin C-haltigsten unter ihnen sind Hagebutten, schwarze und rote Johannisbeeren, Dill, Meerrettich und Zwiebeln. Zitrusfrüchte und Äpfel besitzen ebenfalls einen hohen Vitamin C-Gehalt.
Im Winter können Sie Ihren Vitamin C-Bedarf leicht decken, indem Sie Kartoffeln, Kohl, Sauerkraut, Knoblauch, Zwiebeln, Zitrusfrüchte und

deren Säfte sowie Trockenobst und Marmeladen mit niedrigem Zuckergehalt zu sich nehmen.

Vitamin E
Vitamin E wird auch als »Elixier der Jugend« bezeichnet, weil es einerseits den Alterungsprozess unserer Körperzellen verlangsamt und uns andererseits vor schädlichen Abfallstoffen schützt, die bei der Fettverbrennung entstehen. Bei der Fettverbrennung entstehen giftige Verbindungen, die neutralisiert werden müssen. Wenn jedoch ein Mangel an Vitamin E besteht und diese giftigen Verbindungen nicht neutralisiert werden können, verursachen sie eine Verhärtung unseres Nervengewebes, unserer Blutgefäße sowie unserer Muskeln.

Für Säuglinge ist Vitamin E-Mangel besonders gefährlich, er kann sowohl zu Leukämie als auch zu Seh- und Atemwegsstörungen führen.

Bei der Geburt enthält der Körper eines Säuglings eine geringe Vitamin E-Konzentration; dieser Mangel sollte normalerweise von der Muttermilch ausgeglichen werden.

Im Vergleich zu Muttermilch enthält Kuhmilch jedoch weitaus geringere Mengen an Vitamin E; - ein weiteres wichtiges Argument, das für das Stillen von Säuglingen spricht.

Es ist eine beunruhigende Tatsache, dass im Laufe der letzten Jahre bei Kleinkindern immer öfter Blutkrebs diagnostiziert wird. Ich bin fest davon überzeugt, dass die Hauptursache künstliche, Vitamin E-arme Nahrungsmittel sind.

Nahrungsmittel, die das meiste Vitamin E enthalten, sind: Kalbsleber, Eigelb, Weizen, Hafer, Roggen und Mais, Erbsen, Petersilie, Karotten, Zwiebeln und Knoblauch.

Ballaststoffe
Ärzte stellten fest, dass Dickdarmkrebs, der in Europa so weit verbreitet ist, unter der afrikanischen Bevölkerung nur sehr selten vorkommt. Diesen Umstand schreiben sie der Tatsache zu, dass ihre Nahrung große Mengen natürlicher Nahrungsmittel enthält. Die Ballaststoffe, die in diesen Nahrungsmitteln enthalten sind, wirken im Darm wie eine Art

„Besen", der Giftstoffe beseitigt, Fäulnisprozesse hemmt und schädliche Bakterien daran hindert, krebserregende Stoffe zu produzieren. Deshalb rate ich auch dazu, Mahlzeiten immer mit einem Gemüsesalat zu beginnen. Die meisten Ballaststoffe enthalten Vollkornmehl, Brot, Buchweizen, Hafer und grünes Gemüse.

Mineralsalze, die Magnesium, Kalzium und Selen enthalten, sind bei der Krebsvorbeugung wichtig. Hülsenfrüchte (Bohnen, Erbsen), Weizen, Roggen, Hafer und Buchweizen sowie Obst und Gemüse sind reich an Magnesium. Mohnsamen, Bohnen, Karotten, Kohl und Käse enthalten große Mengen Kalzium. Erbsen und Rüben sind reich an Selen.

Einiges spricht dafür, dass auch Pilze (z.B. Steinpilze) und Sojaprodukte Stoffe enthalten, die vor Krebs schützen.

Wir sollten immer daran denken, dass uns keine Nahrung vollkommen vor Krebs schützen kann, die Wahrscheinlichkeit, an Krebs zu erkranken, kann jedoch wesentlich verringert werden. Eine gute Auswahl an natürlichen Nahrungsmitteln auf unserer Speisekarte ermöglicht es unserem Körper, die Stoffe zu finden, die er braucht, um uns zu heilen. **Einige Onkologen behaupten, dass Krebs die Vergeltung unseres Körpers für nicht richtig verzehrte Mahlzeiten sei. In 99% der Fälle „laden" wir Krebs dadurch ein, indem wir uns selbst vergiften. In nur 1% aller Fälle wird Krebs durch spontane Veränderungen in unserem Körper ausgelöst. Das bedeutet, dass wir zu nur 1% Opfer, aber zu 99% „Täter", also Verursacher von Krebskrankheiten sind.**
Was sollten wir essen? Wie sieht eine „gute Ernährung" aus? Das sind sehr interessante und gleichzeitig sehr schwierige Fragen.

GEIST

Was ist eine Krankheit?

(Die folgenden Informationen gelten nicht im Falle von genetisch bedingten Krankheiten.)

Es gibt unzählige medizinische Bücher über Krankheiten; Millionen von Ärzten und Wissenschaftlern bemühen sich, ihre Rätsel zu erforschen. Niemand kann die Frage beantworten, wo der eigentliche Ursprung von Krankheiten liegt, wahrscheinlich deshalb, weil Krankheiten keine „eigene Existenz" haben. Das, was wir als Krankheit bezeichnen, ist die Reaktion unseres Körpers auf etwas, was seine normale Funktion stört. Ein Organ wird krank und schließlich zerstört, solange die Ursache der Störung nicht beseitigt wird. Ein Organ, das versagt, kann auch andere Organe und Systeme in unserem Körper (Kreislauf-, Nerven- und Lymphsystem), die mit ihm „zusammenarbeiten", stark in Mitleidenschaft ziehen und somit schädigen. In unserem Körper herrscht ein ständiger Kampf zwischen Gesundheit und Krankheit. Andererseits könnten wir ohne diesen Kampf nicht überleben. Schon ein gewöhnlicher Infekt - wie beispielsweise eine Entzündung der oberen Luftwege - kann zu Fieber, Kopf- und Knochenschmerzen sowie zu allgemeiner Körperschwäche führen. Können wir diese Erscheinungen als Symptome einer Krankheit betrachten? Sicher, aber eine hohe Körpertemperatur tötet die krankheitserregenden Bakterien und von unserem Körper abgesonderter Schleim beseitigt Gifte, während es sich bei Kopfschmerzen, Knochenschmerzen und dem Gefühl der Schwäche um Nebenwirkungen dieses Kampfes handelt; unser Körper kämpft, um wieder gesund zu werden.

Das, was wir als Krankheit bezeichnen, ist die Abwehrreaktion unserer Körpermechanismen, um wieder gesund zu werden. Wir alle besitzen diese Mechanismen, denn sie sind notwendig, um Störungen unserer Körperfunktionen zu beseitigen. Wenn diese Störungen beginnen, geben sie uns ein Warnsignal.

Um gesund zu bleiben, müssen wir genau zuhören und verstehen, was unser Körper uns sagen will. Behandeln Sie Krankheiten nicht wie Ihren schlimmsten Feind, denn in einem gewissen Sinn zwingen sie uns dazu, den ersten Schritt in Richtung eines gesunden Lebensstils zu tun. Auch meine „Reise" zur Gesundheit war nicht leicht. Ich war ein sehr krankes Kind und verbrachte ca. 200 Tage pro Jahr im Bett, um mich von verschiedenen Infektions- und Viruskrankheiten zu erholen. Meine Mutter war Notärztin, und da sie ihre Arbeit sehr in Anspruch nahm, hatte sie kaum Zeit, um bei mir am Bett zu sitzen. Als ich Fieber bekam, wollte sie mir einige hohe Dosen Penizillin (sehr beliebt in den Sechziger Jahren des letzten Jahrhunderts) verabreichen, um meine Körpertemperatur zu senken. Nach einigen Tage war das Fieber zwar abgeklungen, doch meine Nase war völlig verstopft und mein Rachen, - bedingt durch eine Entzündung - so rot wie eine Tomate. Also beschloss meine Mutter, nun radikalere Maßnahmen zu ergreifen. Meine Mandeln wurden entfernt, was zu weiteren Komplikationen führte, zu einer Kieferhöhlenentzündung und einem teilweisen Verlust meines Geruchssinnes. Die lange und unwirksame Behandlung dieser Komplikationen mit großen Dosen von Medikamenten führte schließlich zu Schmerzen im Leberbereich. Zudem bildeten sich an meinen Händen, meinem Bauch und meinem Rücken allergische Hautausschläge. Meine Mahlzeiten waren fett und süß, kein Wunder, dass ich auf der rechten Seite, unterhalb der untersten Rippe, unter ständigen Schmerzen litt. Meine häufigen Kopfschmerzen mussten mit Schmerzmitteln behandelt werden. Eines Tages wurde ich in der Schule krank und fiel in Ohnmacht. Die Schulschwester verständigte meine Mutter, die daraufhin eine mögliche, akute Blinddarmentzündung diagnostizierte und die sofortige Einlieferung in die Chirurgie des nächsten Krankenhauses veranlasste. Drei Stunden später lag ich auf dem Operationstisch und die Chefchirurgin - eine Freundin meiner Mutter - operierte mich. Wie sich anschließend herausstellte, war mein Blinddarm vollkommen gesund, doch meine Leber war vergrößert und entzündet. Als die Chirurgin meine Leber sah, wusste sie, weshalb ich unter solch starken

Schmerzen litt. Und da mein Bauchraum nun schon einmal geöffnet war, entfernte sie mir auch gleich meinen gesunden Blinddarm, - für alle Fälle. Wenigstens war von nun an klar, dass die Ursache meiner Kopfschmerzen, meiner Schwäche und akuten Bauchschmerzen meine kranke Leber war. Obwohl die Blinddarmoperation erfolgreich war, so führte sie doch zu weiteren Komplikationen in Form von Hämorriden, die mich viele Jahre lang plagten.

Als Ergebnis meines „Nahkontaktes" mit der Medizin gewann ich eine gewisse Art von Erfahrungen. Ich verstand, dass jedes Mal, wenn die Medizin etwas in meinem Körper heilt, sie gleichzeitig auch etwas anderes verletzt (manchmal unwissentlich). Als ich später damit begann, anderen kranken Menschen zu helfen, war ich schließlich davon überzeugt, dass alle pharmazeutischen Arzneimittel unseren Körper immer nur in einem halbgesunden Zustand halten können. Deshalb hören wir bei Diagnosen auch so oft das Wort »chronisch« (ständig); (chronische Entzündung der Gallenblase, chronische Entzündung der Gelenke usw.). Und weil das Wort »chronisch« so viel wie »fortwährend« und somit »endlos« bedeutet, können wir darauf schließen, dass unsere »chronischen« Krankheiten auch für den Rest unseres Lebens behandelt werden müssen.

Avicenna, ein persischer Philosoph und Arzt, sagte bereits vor über 1000 Jahren:

Ein Arzt sollte drei Sachen in seinem Arsenal haben,
Worte, Medikamente und eine Klinge.

Worte sind notwendig, um Patienten zu erklären, welche Fehler ihr Lebensstil hat und welche Verbindungen zwischen den Fehlern und den Ursachen von Krankheiten bestehen.

Medikamente sind notwendig, wenn Worte die Ursache der Krankheit nicht erklären können, doch es besteht immer die Pflicht, Leiden zu lindern.

Die Klinge wird benutzt, wenn der Arzt die Ursache einer Krankheit nicht feststellen, den Patienten durch Worte nicht beeinflussen, oder kein geeignetes Medikament finden kann, um den Schmerz zu lindern. Der Arzt entfernt immer nur die sichtbaren Auswirkungen einer bereits fortgeschrittenen Krankheit, wenn er zum Skalpell greift. Ihre Ursache bleibt jedoch bestehen, bereit, sich an anderen Stellen zu zeigen. Eine Operation verschafft dem Patienten normalerweise nur vorläufige Erleichterung, bevor er unter einer noch schwereren Krankheit leiden wird.

Meine Erfahrung lehrte mich, dass bei allem, was Krankheit und Gesundheit betrifft, die Menge der Energie, die unserem Körper und den Organen zur Verfügung steht, der entscheidende Faktor ist. Wenn es unserem Energiesystem, das all unsere inneren Organe unsichtbar miteinander verbindet, an Energie mangelt, wird unser Körper krank. Kan Funajana, ein japanischer Arzt des Altertums, schrieb in seinem Buch »Richtlinien der Medizin«:

> *Ein menschliches Wesen ist eine Einheit, deren Seele und Körper eine Gemeinschaft bilden. Deshalb ist es nicht möglich, den Körper zu heilen, ohne den Zustand der Seele zu berücksichtigen und umgekehrt.*

Mittlereile wissen Sie, dass Sie Ihren Körper regelmäßig entgiften und reinigen, ihn richtig ernähren und Sie seine Immunität durch die Anwendung von Wasser, frischer Luft, Sonnenlicht sowie durch körperliche Übungen aufbauen müssen, um Ihre Gesundheit zu erhalten.

Wenn wir einerseits über die Seele reden, dann sollten wir andererseits auch über das menschliche »Bio-Energie-System« nachdenken. Unser Bewusstsein und unsere Gefühle und Erinnerungen sind Formen unsichtbarer Energie, von deren Qualitäten wir nur sehr wenig wissen. Um psychische Prozesse zu regulieren, müssen wir ihre Mechanismen verstehen lernen, was bedeutet, dass wir auch etwas über »Bio-Energie« lernen müssen.

Die heutige Psychologie geht davon aus, das in unserem Körper nur eine unbedeutende Anzahl bioaktiver Prozesse abläuft. So weit es die

Medizin betrifft, so ist sie in erster Linie darauf ausgerichtet, nur den Körper zu behandeln und die Verbindung zwischen Körper und Seele weitgehend zu ignorieren. Unsere Medizin konzentriert sich so sehr auf die verschiedenen Teile des Körpers, dass sie darüber fast seine Existenz als ganzheitliches System vergisst.

Ich bin davon überzeugt, dass die Medizin, solange sie weiterhin an ihrer gewohnten Betrachtungsweise - wie ihrer Meinung nach der menschliche Körper funktioniert - festhält, auch in Zukunft nicht in der Lage sein wird, chronische Krankheiten zu heilen. So werden Krankheiten auch weiterhin chronisch und somit unheilbar bleiben. Selbst verbesserte Methoden bei der Behandlung von Symptomen werden keine Ursachen beseitigen oder gar zur Heilung führen. Die Medizin sucht nach Lösungen, effektivere und schmerzlosere Methoden zu entwickeln, um kranke Organe zu entfernen, bedient sich dabei aber lediglich einer sich ständig verbessernden technischen Ausstattung.

Eben jener Gedanke an Schmerz, wie er beispielsweise durch einen Zahnbohrer aus früheren Zeiten (Bohrer mit einer sehr niedrigen Umdrehungszahl) verursacht wurde, brachte jeden zum Zittern. Heutige Hochgeschwindigkeitsbohrer und effektive Betäubungsmittel gestalten einen Zahnarztbesuch für den Patienten relativ schmerzlos. Doch trotz aller technischen Fortschritte existieren Karies und Zahnfleischerkrankungen noch immer und werden auch weiterhin existieren.

Heutige Methoden erlauben es einem Chirurgen, innerhalb von 30 Minuten eine Gallenblase zu entfernen und dabei nur ein örtliches Betäubungsmittel zu verwenden. Doch einige Jahre später zeigt dieser Eingriff seine Auswirkungen in Form von Verdauungsstörungen.

Bei einer Bypass-Operation beispielsweise verwendet man Arterien oder Adern aus anderen Körperregionen, um die Funktion einer unbrauchbaren Koronararterie im Blutkreislauf zu ersetzen. Die Arterie oder Ader, die dabei verwendet wird, wurde jedoch dem gleichen kranken Körper entnommen und ist von ihrer Beschaffenheit her nur ein wenig besser als die alte; fünf oder sechs Jahre später ist daher eine weitere Bypass-Operation erforderlich. Es gibt Tausende solcher Beispiele. Meiner Meinung nach sind selbst perfekte chirurgische Eingriffe auf lange Sicht so unwirksam wie der Versuch, eine alte Hose zu stopfen, die fast auseinander fällt. Ein neues Stück Stoff an einer Stelle führt zu einem Riss an einer anderen, und schließlich ist die ganze Hose nicht mehr zu reparieren, geschweige denn zu gebrauchen. Menschen, die sich mit ihren Gesundheitsproblemen in einer solchen Situation befinden, würden mir wahrscheinlich zustimmen. Trotz der enormen Zeit, die viele kranke Menschen in die unterschiedlichsten Behandlungsmethoden investieren, verbessert sich ihr Gesundheitszustand nicht. Gibt es Lösungen für solche Situationen? Ich denke, es gibt sie!

Bezüglich der Frage, wie wir es schaffen können, unseren Körper zu heilen, sollten wir einen völlig neuen Ansatz verfolgen:

1. Hören Sie auf, Ärzte deshalb zu beschuldigen, weil sie Sie nicht erfolgreich behandeln.
2. Verstehen Sie, dass Sie zuerst dafür verantwortlich sein sollten, Ihre Gesundheit zu erhalten.

Mit Hilfe einfacher Methoden können wir zum Beispiel lernen, Kopfschmerzen abzustellen, indem wir ihre Ursachen beseitigen, anstatt Schmerzmittel einzunehmen, die unsere Leber und unseren gesamten Körper vergiften. Wenn die Gallenblase durch Steine verstopft wird, muss sie gereinigt und nicht entfernt werden. Herzleiden, Kreislaufstörungen und Fettleibigkeit sind die Folgen von Faulheit und einem Mangel an Bewegung. Schmerzen im Magen und der Bauchspeicheldrüse sind die Folgen von übermäßigem Essen und der Tatsache, dass wir uns nicht genug um die richtige Art der Ernährung für unseren Körper kümmern. Ich möchte gerne **richtig** verstanden werden: Ich befürworte **keine** Selbstbehandlung!
Ärzte wurden, sind, und werden auch in Zukunft gebraucht werden. In extremen Fällen (z.B. bei Unfällen) könnten wir nicht ohne sie auskommen. Aber wir sollten auch wissen, wie wir für unse-

ren Körper sorgen und uns selbst helfen können. Und wir könnten Ärzte lediglich als unsere weisen Berater nutzen.

Alle (nicht nur eine Gruppe ausgebildeter Profis) können sich das notwendige Wissen aneignen, wie sie bei guter Gesundheit bleiben können. Wir müssen gesund bleiben, um die uns von der Natur gegebenen Geschenke wie Intellekt, Stärke und Güte auch vollständig nutzen zu können.

Um gesund zu sein, sollten wir das folgende Prinzip von Hippocrates nutzen: „Wenn Du nicht Dein eigener Arzt bist, bist Du ein Narr."

Die wichtigste Tatsache, die uns immer bewusst sein sollte (besonders jene, die ihre verlorene Gesundheit wiedererlangen müssen): Unser Organismus ist ein **ganzheitliches** System, bei dem wir auf komplexe Weise sowohl unseren Körper als auch unseren Verstand behandeln müssen. Nur diese Art des Vorgehens führt zu Ergebnissen. Gesundheit bedeutet aber auch, sich um körperliche **und** geistige Vollkommenheit zu bemühen.

Es gibt einen weiteren Punkt, auf den ich jetzt zu sprechen komme: Auf die unterschiedlichsten Arten schädigen wir bereits seit unserer frühen Kindheit unsere Gesundheit. Deshalb können wir auch nicht erwarten, dass sie unverzüglich zurückkehren wird. Es kann gut 2 bis 3 Jahre Arbeit erfordern, bis wir unsere Gesundheitsprobleme in den Griff bekommen, um uns dann endlich und nachhaltig von ihnen zu befreien. Sobald wir unseren Körper und unseren Verstand in Ordnung gebracht haben, müssen wir nur daran festhalten, uns unsere gute Gesundheit zu bewahren und sie zu genießen, denn sie ist ein kostenloses Geschenk der Natur, für den Rest unseres Lebens.

Lernen Sie über sich selbst

Seneca, ein römischer Philosoph, sagte: **„Menschen sterben nicht, sie töten sich."**
Diese brillante Aussage ist 2000 Jahre alt und noch immer widersetzen wir uns der darin enthaltenen Weisheit. Ich frage mich warum?

Sagte Seneca es nicht laut genug? Oder vielleicht haben die Menschen nicht genug Zeit, um Notiz davon zu nehmen? In einem von beiden Fällen geben wir unsere schlechten Gewohnheiten von Generation zu Generation weiter, und zusammen mit diesen Gewohnheiten gehen wir an der Möglichkeit vorbei, unsere Krankheiten zu besiegen. Als Ausrede sagen wir dann, dass die Zeiten hart sind und uns der Fortschritt der Zivilisation eine schwere Last aufbürdet. In Wirklichkeit aber belasten uns eher unsere überschüssigen Pfunde, unsere Faulheit und unsere völlige Gleichgültigkeit gegenüber unserem Körper.

Wir wissen zwar, wie wir komplizierte rationelle Probleme lösen können; wir benutzen Computer oder reparieren elektronische Geräte mit Tausenden von Schaltungen, doch wir sind nicht einmal in der Lage, die einfache Frage zu beantworten, wie oft wir am Tag zur Toilette gehen oder welche Farbe unser Urin hat. Ich möchte nochmals betonen: Wenn wir nicht lernen zu beobachten, wie unser Körper funktioniert, dann können wir auch nicht erwarten, dass wir gesund bleiben.

Eines Tages, als ich in einer Cafeteria saß, sah ich eine junge Frau, deren Gesicht einen bekümmerten Eindruck machte. Aus Ihrer Handtasche zog Sie einige Pillen und nahm eine von ihnen ein.

„Was stört Sie?" fragte ich.
Sie bemühte sich, freundlich zu lächeln und antwortete mit müder Stimme:
„Ich habe wieder Kopfschmerzen."
Ich sah genauer hin. Ihre Augen sahen müde aus und waren leicht gerötet. Auf ihrer Haut hatte sie dunkle Flecken, Sommersprossen und Leberflecke. Der Teint ihres Gesichts war gelblichbraun, wie es normalerweise bei weiblichen Rauchern der Fall ist. Trotz ihres relativ jungen Alters (25 bis 27 Jahre) hatte sie Ringe unter ihren Augen, tiefe Falten zwischen den Augenbrauen, leicht geschwollene Augenlider und welke Haut an ihrem Hals und unter ihrem Kinn. Ihr Rücken war gekrümmt und die Beweglichkeit ihres Halses stark eingeschränkt.
„Sie arbeiten in einem Büro, nicht wahr?"
„Woher wissen Sie das?"

„Jeder, der Zeit an einem Schreibtisch verbringt, leidet an Kopfschmerzen, niedrigem Blutdruck, Nierenkrankheiten und Störungen der Fortpflanzungsorgane. Das gilt besonders für Frauen. Ihre Körperhaltung bei der Arbeit ist die Ursache all dieser Symptome. Würden Sie gerne wissen, was die Sommersprossen, die Leberflecke und die Flecke auf Ihrer Haut verursacht?"

„Sagen Sie es mir" sagte sie überrascht.

„Ihre Wirbelsäule ist verrenkt und Ihre Leber ist krank; das verursacht die dunklen Hautstellen und die Kopfschmerzen. Werfen Sie bitte einen genauen Blick auf Ihre Schuhe."

Überrascht zog sie ihre Füße unter dem Tisch hervor.

„Ihre Schuhe sind vorne und in der Mitte verschlissen. Das bedeutet, dass Ihre Leber krank ist."

„Ich verstehe nicht, was meine Schuhe Ihnen über meine Krankheiten erzählen können."

„Sie teilen mir eine Menge mit. Die Art, wie Schuhe getragen werden, sind Anzeichen für Krankheiten, lange bevor sie sich auf irgendeine andere Art zeigen. Schon die Ärzte im Altertum entdeckten einen Zusammenhang zwischen dem Zustand der Füße und Störungen der innerer Organe wie der Leber oder dem Herzen, die zu einer Schwäche in den Beinen führen. Wir beginnen, anders zu gehen und unsere Schuhe auf eine ganz bestimmte Art zu verschleißen. Wenn sich beispielsweise die Sohlen an den Fersen schnell abnutzen, dann ist das ein deutliches Zeichen für eine Nierenstörung. Eine abgetragene Spitze und verschlissene äußere Ränder deuten auf ein Herzleiden hin. In Ihrem Fall gibt es Anzeichen für eine kranke Leber. Eine Funktionsstörung der Leber führt zu einer schlechten Blutfilterung. Verschmutztes Blut zirkuliert im Körper und führt dazu, dass gesunde Organe versagen. Zwischen der Leber und der Haut besteht eine enge Verbindung. Dunkle Stellen, Sommersprossen, Pickel, Leber- und Hautflecken sind Auswirkungen einer schlecht funktionierenden Leber."

„Das ist interessant" sagte sie ungläubig. Dann nahm sie einen weiteren Schluck Kaffee und hörte mir wieder zu.

„Wie viele Tassen Kaffee haben Sie heute getrunken?"

„Drei oder vier. Ich habe niedrigen Blutdruck und bekomme häufig Kopfschmerzen. Ohne Kaffee fühle ich mich müde."

„Ich kann Ihnen sagen, warum. Ihre Nieren arbeiten nicht sehr gut und das ist - unter anderem - die Ursache für niedrigen Blutdruck. Kaffee gibt Ihnen das Gefühl, aufmerksam zu sein. Die Wirkung hält jedoch nur für 15 bis 20 Minuten an, und danach fühlen Sie sich wieder müde. Zu viel Kaffee spült sehr wichtige Elemente wie Eisen, Magnesium und Kalzium aus Ihrem Körper. Zigaretten, die beim Kaffeetrinken gerne und oft geraucht werden, verursachen einen Vitamin C-Mangel. Um diesen Mangel auszugleichen, müssten Sie nach jeder Zigarette den frisch gepressten Saft einer Zitrone oder Orange trinken. Wenn Sie das nicht tun, dann werden sich schließlich dunkle Ringe unter Ihren Augen bilden, eins der Vorzeichen von Anämie. Durchlässige Blutgefäße, vor allem in Ihrem Gesicht und an Ihren Beinen, stehen für einen Mangel an Vitamin C und Magnesium. Ich bemerkte, dass Sie gerne ein belegtes Brötchen essen und eine Tasse Kaffee trinken, um Ihren Hunger zu stillen."

„Das ist richtig" gab sie zu. „Kaffee verringert meinen Appetit."

„Der Meinung bin ich nicht, denn Kaffee ist nur ein Stimulator. Er gibt Ihnen nur für sehr kurze Zeit Energie, das ist alles. Die Angewohnheit, Ihren Hunger mit einem belegten Brötchen zu stillen, führt zu häufigen Verstopfungen, weil eine solch kleine Mahlzeit nicht genug Ballaststoffe enthält, um Ihren Verdauungstrakt und insbesondere Ihren Dickdarm zur Verdauung anzuregen. Verstopfung wiederum führt in Ihrem Körper zu einer Selbstvergiftung, weil Essensreste verfaulen und von Bakterien in den Därmen gebildete Gifte ins Blut abgegeben werden. Diese Gifte sind die Ursache von ständiger Ermüdung, Kopfschmerzen, Schlaflosigkeit und Nervenzusammenbrüchen."

„Ich gebe zu, dass bei anhaltenden Kopfschmerzen eine Pille manchmal nicht genügt" sagte sie und schluckte eine weitere Pille.

„Warum vergiften Sie sich? Jede Pille ist Gift! Auch wenn dieses Gift heute Ihre Kopfschmerzen lindert, was werden Sie morgen machen oder in einem Monat? Wollen Sie Ihren Körper weiterhin so vergiften?"

„Und was kann ich sonst tun?"

Es gibt viele Möglichkeiten, um Kopfschmerzen auch ohne Pillen loszuwerden. Legen Sie Ihre rechte Hand auf die Stirn, drücken Sie die Innenfläche fest dagegen und drehen Sie Ihren Kopf 20-mal nach rechts, wobei sich die Stirn an Ihrer Handfläche reibt. Wiederholen Sie die ganze Prozedur mit Ihre linken Hand, wobei Sie Ihren Kopf nach links drehen. Danach massieren Sie Ihre Ohrläppchen fest mit Ihrem Daumen und Ihrem Zeigefinger 3 bis 5 Minuten lang. Sie können es jetzt tun."

Für die ganze, unkomplizierte Anwendung brauchte sie ungefähr fünf Minuten. Ich fragte sie:

„Wie fühlen Sie sich jetzt?"

„Es hat aufgehört" sagte sie ungläubig. „Was können Sie mir sonst noch über meiner Gesundheit erzählen?"

„Sie haben Schnupfen und atmen durch Ihren Mund. Deshalb haben Sie oft Halsschmerzen und Schmerzen in den Bronchien und Lungen. All diese Beschwerden rühren daher, weil Sie auf einer weichen Matratze und einem weichen Kissen schlafen."

Erstaunt über meine Aussagen, riss Sie Ihre Augen weit auf.

„Es ist traurig, dass ich in meinem Alter so wenig über meinen Körper weiß." Sie sah leicht beschämt aus. „Sagen Sie mir doch bitte, was ich machen soll."

„Verändern Sie Ihren Lebensstil! Und vor allem, vermeiden Sie Verstopfungen, verbessern Sie Ihre Darm- und Leberfunktionen und bringen Sie Ihr Rückgrat in Ordnung. Fangen Sie an, das zu essen, was gesund für Sie ist und nicht das, was Sie mögen. Denn schließlich haben Sie eine wichtige Wahrheit verstanden; Ihre Gesundheit liegt in Ihren eigenen Händen."

Heilende Gedanken

Die Selbstheilungsmethode

Die Natur versorgte jeden von uns mit einer hervorragenden und individuellen „Apotheke", die Arzneien gegen alle Krankheiten bereithält, die wir je bekommen können. Unsere einzige Aufgabe besteht darin, zu lernen, wie wir diese Apotheke zu unserem Nutzen einsetzen. Die Selbstheilungsmethode besteht aus 2 Stufen. Während der 1. Stufe entspannen Sie alle Muskeln in Ihrem Körper. Während der 2. Stufe „starten" Sie in Ihrem Unterbewusstsein ein Heilprogramm (ähnlich einem Computerprogramm), um die selbstregulierenden Abläufe in Ihrem Körper in Gang zu setzen. Die Selbstheilung ist deshalb wirksam, weil sie sich der natürlichen Abwehrmechanismen Ihres Körpers bedient.

Stufe 1: Die Entspannung
Breiten Sie eine weiche Decke auf dem Boden aus und legen Sie sich auf Ihren Rücken. Ihre Arme sollten neben Ihrem Körper liegen und die Handflächen schräg nach oben zeigen. Ihre Finger sollten leicht gekrümmt und Ihre Füße nach außen geneigt sein. Ihren Kopf sollten Sie nach einer Seite drehen und Ihren Mund geöffnet haben, wobei Ihre Zunge an den oberen Zähnen anliegt. Ihre Augen sollten Sie geschlossen halten, um sich besser konzentrieren zu können. Versuchen Sie, ruhig zu sein, über nichts nachzudenken und, das ist das Wichtigste von allem, atmen Sie ruhig und gleichmäßig. Normalerweise dauert es 2 bis 5 Minuten, um den vollen Entspannungszustand zu erreichen.

Stufe 2: Die Selbstheilung
Die Zellen in Ihrem Körper besitzen elementare geistige Fähigkeiten. Sie sollten sich an diese Tatsache erinnern, wenn Sie Ihre Gedanken an ein krankes Organ richten. Versuchen Sie, sich in Ihrer Phantasie das kranke Organ vorzustellen und beginnen Sie, offen mit ihm zu reden, indem Sie sich darauf konzentrieren, ihm Anweisungen zu erteilen. Die Anweisung müssen Sie eindeutig und entschlossen aussprechen, so als ob Sie sich darum bemühen, das falsche Benehmen eines Kindes zu korrigieren. Jedes unserer Organe hat seine eigene „Persönlichkeit". Beispielsweise sind unser Magen und unsere Leber „stur" und „nicht sehr vernünftig". Daher müssen Sie Ihre Anweisungen an sie auch in Form eines strengen Befehls richten. Unser Herz ist viel

"weiser" und "hört" auf Bitten, die sanft und freundlich zum Ausdruck gebracht werden.
Wenn Sie die 1. Stufe erfolgreich abgeschlossen haben, können Sie sich z.b. vorstellen, wie Sie in das Innere Ihres Herzes schauen und dort eine kleine helle Flamme erblicken, die Quelle der Liebe und der Sie schützenden Energie. Stellen Sie sich nun vor, wie die Flamme immer größer wird und weiter wächst, bis Sie Ihr ganzes Herz erfüllt und sich schließlich überall in Ihrem Körper ausbreitet, vom oberen Ende Ihres Kopfes bis hin zu den Spitzen Ihrer Finger und Zehen. Versuchen Sie zu fühlen, wie die Flamme Ihren Körper reinigt, Entzündungen entfernt und Ihnen Gesundheit und die Kraft gibt. Sagen Sie sich leise: "Jeder Atemzug bringt mich der vollständig reinigenden Kraft näher. Das Licht in meinem Körper ist die heilende Energie." Wenn Sie eine Stelle ihres Körpers kennen, an der sich beispielsweise ein Geschwür oder eine Entzündung befindet, dann legen Sie Ihre rechte Hand darauf und stellen sich vor, wie das heilende Licht aus der Mitte Ihrer Handfläche ausstrahlt und Ihr Leiden einfach zerschmelzen lässt, wie Schnee in der Sonne.

Dies war nur ein Beispiel. Jeder besitzt genug Vorstellungskraft, um sein eigenes, "Heilszenario" zu entwickeln. Das Wichtigste dabei: Entspannen Sie Ihre Muskeln und geben Sie das Heilprogramm in Ihr Unterbewusstsein ein. Selbstheilende Anwendungen können Sie zu jeder beliebigen Zeit durchführen, es ist jedoch besser, wenn sich niemand in Ihrer Nähe befindet, der Sie dabei stören kann. Um den Entspannungseffekt noch zu steigern können Sie auch leise Ihre Lieblingsmusik hören.

Auf diese Weise können Sie all Ihre kranken Organe und Körpersysteme (Nervensystem, Gedächtnis, Seh- und Hörvermögen usw.) positiv beeinflussen. Diese Methode erfordert von Ihnen nicht mehr als eine ernsthafte Vorgehensweise und das Eingeständnis, dass Sie für die meisten Ihrer Gesundheitsprobleme selbst verantwortlich sind.

Positive Lebenseinstellung

Der Tod ist nicht so schrecklich wie ein hohes Alter.
- Fernöstliche Weisheit -

Freude im hohen Alter
Schon immer träumten die Menschen davon, unsterblich zu sein und suchten nach dem legendären »Elixier der Jugend«. Weltweit suchen viele Wissenschaftler nach Wegen, um das Leben zu verlängern.
Viele Menschen sind der Meinung, dass wir nicht versuchen sollten, uns dem Alterungsprozess zu widersetzen. Sie sagen, es sei so sinnlos wie der Versuch, einen alten, sterbenden Baum wieder zu beleben oder ein altes Holzhaus zu renovieren, dessen Wände bereits auseinander fallen. Dieser Meinung zufolge ist alles, was wir tun können, um den Alterungsprozess zu beeinflussen, nur ein beschränkter Weg, indem wir versuchen, Symptome zu beseitigen, extreme Leiden zu verhindern und der Natur ansonsten ihren Lauf lassen.
Doch warum altert der Körper? Einer der Gründe ist unsere persönliche Einstellung, die den Körper daran gewöhnt hat, diesen Prozess noch zu beschleunigen.
Wir fürchten uns vor Krankheit, Unbeweglichkeit und Hilflosigkeit, die uns im hohen Alter erwarten. Wenn wir an solchen Gedanken und Ängsten festhalten, setzt in unserem Körper der Alterungsprozess ein.
Der Weg, der unseren Alterungsprozess stark vorantreibt, hängt von unserer inneren Einstellung gegenüber dem Altern und dem Tod ab.
Anders als alle anderen lebenden Organismen sind wir dazu fähig, durch das bewusste Einsetzen unseres Verstandes alle Lebensprozesse in unserem Körper zu beeinflussen. Es gibt unzählige Beispiele für Menschen, die nur deshalb erkrankt sind, weil sie sich zu sehr mit ihren ängstlichen Gedanken an Krankheiten beschäftigten. Ebenso viele Beispiele gibt es für Menschen, die unheilbare Krankheiten nur deshalb besiegt haben, weil sie an ihrer positiven geistigen Grundeinstellung festhielten.

Unsere Gedanken haben die Macht, uns gesund oder krank, jünger oder älter zu machen.

Altern ist eine Frage der Einstellung

Wenn wir anfangen, über unser Alter nachzudenken, denken wir normalerweise an verschiedene Meilensteine und Stationen aus unserem Leben: Unsere Heirat, die Erziehung unserer Kinder, die Wechseljahre (bei Frauen), die Pensionierung usw. Wenn wir fest davon überzeugt sind, dass wir nichts gegen den natürlichen Ablauf des Alterungsprozesses unternehmen können, programmieren wir uns vorzeitiges Altern selbst in unser Unterbewusstsein. Sobald wir bemerken, dass wir die ersten Falten bekommen, dass unser Haar dünner wird oder unsere Gelenke schmerzen, fällen wir die Diagnose: „Ich werde alt."

Wenn wir so denken, glauben wir auch, dass wir nicht mehr aktiv zu sein brauchen und wir mit unserer Energie besser haushalten sollten, um ein ruhiges, bequemes und damit träges Leben auf dem Altenteil zu fristen. Und dabei fällt uns im Traum nicht ein, dass **wir selbst** es waren, die in unserem Leben diese Zeichen setzten, indem wir nur durch unsere falsche Ernährung, unsere Faulheit und unseren Mangel an jugendlicher Begeisterung für das Leben schon weitaus früher zu altern begannen. **Wir selbst verkürzen unser Leben, weil wir unsere psychischen Kräfte nicht richtig nutzen. Unser Alterungsprozess kommt uns deshalb entgegen, weil wir ihn unbewusst erwarten.**

Die entscheidende Phase ist das Alter zwischen 40 und 50. Während dieser Zeit sollten wir unserer Hygiene, dem Zustand unserer Haut, Haare, Hände, Füße und Nägel, der Biegsamkeit und der Stärke unserer Gelenke und Muskeln sowie der gesamten Form unseres Körpers ganz besondere Aufmerksamkeit schenken. Leichte Bewegungen, gerade Körperhaltung, Elastizität, ein flacher Bauch und klare, strahlende Augen sind die körperlichen Eigenschaften von Menschen, auf die sich das Altern nicht auswirkt. Besonders Frauen begehen einen Fehler, wenn Sie nicht mehr in den Spiegel sehen, sobald sie die ersten Fal-

ten in ihrem Gesicht oder Speckfalten an ihrem Körper bemerken. Obwohl sie sich ständig bemühen, sich nicht im Spiegel anzusehen, so stellen sie sich unbewusst doch die Fragen: „Bin ich das wirklich?" „Sehe ich schrecklich aus?" „Hat das Leben mich so sehr verschlissen?" „Werde ich schon alt?"
Solche Probleme rauben uns die Begeisterung für das Leben und unser Interesse daran, wie wir aussehen. Wenn eine Frau aufhört, ihren Körper ständig zu begutachten und sogar einen Weg findet, sich so zu akzeptieren wie sie aussieht, dann hat sie auch keine Probleme damit, wenn der Alterungsprozess einsetzt.

Der Mechanismus des Alterns
Die Mechanismen, die zum Altern führen, sind noch nicht restlos bekannt. Es gibt dazu mehrere Theorien. Eine von ihnen, die »Hormonelle Theorie«, geht davon aus, dass Altern die Folge eines Ungleichgewichts zwischen alten und neuen Zellen ist, was wiederum durch zwei miteinander verwandte Faktoren verursacht wird: Unsere Hormone „altern", und die Verbindung zwischen den Hormonen und unseren Zellen wird schwach. Hormone sind die „Hilfsmittel", die unser Gehirn nutzt, um mit unseren Zellen zu kommunizieren.
Jede unserer Zellen besitzt Rezeptoren, die die hormonellen Signale empfängt. Wenn die Rezeptoren nicht mehr auf Hormone reagieren, durchläuft die Zelle den Alterungsprozess und stirbt schließlich ab. Um hier eine einfache Analogie zu verwenden: Unser Körper ist wie ein Fernsehgerät und unser Gehirn wie eine Fernbedienung, fähig, es einzuschalten oder die Kanäle zu wechseln. Hormone sind wie die Batterien der Fernbedienung, und schließlich sind die Rezeptoren wie die Kontakte, die die Batterien mit der Fernbedienung in Verbindung bringen.
Wenn die Batterien „alt" werden, arbeiten sie zwar noch eine Zeit lang, bewirken aber, dass die Oberflächen der Kontakte oxidieren. Obwohl sich Fernseher und Fernbedienung in einem tadellosen Zustand befinden, beginnt das System immer häufiger, unregelmäßig zu arbeiten,

bis es seine Funktion schließlich ganz einstellt. Werden die Batterien ersetzt und die Kontakte gereinigt, funktioniert alles wieder einwandfrei. Etwas Ähnliches findet in unserem Körper statt, doch der Prozess ist weitaus komplizierter. Dies ist aber nur eine der Theorien. Unser Körper arbeitet zwar nach dem Plan der Natur, doch hängt die Anzahl der Jahre, die wir auf diesem Planeten verweilen, weitgehend von unserer Einstellung gegenüber unserem Körper ab.

Die Kunst, jung zu bleiben

Mittlerweile existiert eine „neue Generation" künstlicher Hormone, die unserem Körper verabreicht und (angeblich) keine Nebenwirkungen haben sollen. Die Praxis zeigt jedoch, dass diese Hormone lediglich in der Lage sind, den Alterungsprozess zu verlangsamen; in einigen Fällen führen sie überhaupt nicht zu dem gewünschten Ergebnis. Wissenschaftlern zufolge nutzen wir nur 10% unseres Gehirnpotentials. Das bedeutet, dass wir einen großen „Vorrat" an geistigen Fähigkeiten besitzen, der genutzt werden könnte.

Unser Gedächtnis ist ein wunderbares Geschenk der Natur. Unsere Erinnerungen sind mit Gefühlen gekoppelt und unsere Gefühle wiederum (besonders positive) setzen Hormone (Endorphine = Glückshormone) frei, die die Zellrezeptoren in unserem gesamten Körper aktivieren.

Das bedeutet, dass unsere positiven Gedanken und Gefühle als „Jugendelixier" fungieren, was uns in die Lage versetzt, die Zeiger unserer biologischen Uhr zurückzudrehen.

Das Geheimnis, jung zu bleiben

Um unser Gedächtnis positiv zu nutzen, können wir einige positive Erinnerungen aus unserer Jugend wieder aufleben lassen, die in unserem Gedächtnis gespeichert sind, z.B. unsere erste Liebe und andere Situationen und Zeiten unseres Lebens, in denen wir glücklich waren. Für einen Menschen (vor allem für Frauen) gibt es kein besseres Heilmittel gegen Krankheit als die Liebe.

Früher bewahrten Frauen ihr Hochzeitskleid auf und nahmen es von Zeit zu Zeit aus dem Schrank, um es sich nochmals zu betrachten, zu bewundern oder es sogar anzuziehen und sich daran zu erfreuen. Es ist auch sehr hilfreich, sich regelmäßig Fotos aus seiner Jugendzeit anzusehen oder sich mit Schulfreunden wieder zu treffen. All diese Aktivitäten besitzen sowohl für unseren Verstand als auch für unseren Körper die Wirkung eines Jugendelixiers. **Eine beständige Orientierung zur Jugend und zur Gesundheit hin verzögern nicht nur das Altern, sie ist sogar in der Lage, uns unsere Jugend wieder zurückzubringen.**

In alten Sprichwörtern finden sich viele Wahrheiten, wie man jung und gesund bleibt. Ich wählte die wirksamsten von ihnen aus, in der Hoffnung, dass sie Ihnen helfen werden. Wenden Sie sie an, um Ihre Jugend zu verlängern, Ihre Gesundheit zu genießen und den Alterungsprozess so lange wie möglich hinauszuzögern:

1. Liebe Dich so wie Du bist.
2. Beneide niemanden.
3. Wenn Du Dich nicht magst, dann ändere Dein Leben.
4. Ärger, Beleidigungen und Kritik an Dir selbst und an anderen sind sehr schädlich für Deine Gesundheit.
5. Wenn Du eine Entscheidung triffst, dann handele auch danach.
6. Hilf armen, kranken und älteren Menschen, und tue es mit Freude.
7. Denke nie über Krankheiten, hohes Alter oder den Tod nach.
8. Liebe ist die beste Medizin gegen Krankheiten und das Altern.
9. Völlerei, Habgier und die Unfähigkeit, Deine Schwächen zu bezwingen, sind Deine Feinde.
10. Deine Sorgen führen dazu, dass Du vorzeitig diese Welt verlässt.
11. Angst und Faulheit sind die schlimmsten Sünden.

12. Der beste Tag Deines Lebens ist heute.
13. Der beste Ort ist der, an dem Du Dich glücklich fühlst.
14. Der beste Beruf ist der, den Du genießt.
15. Deine Hoffnung zu verlieren, ist der schlimmste Fehler.
16. Das größte Geschenk, dass Du geben oder bekommen kannst, ist Liebe.
17. Deine Gesundheit ist Dein wertvollster Besitz.

Sehr geehrte Leser, ich möchte, dass Sie den folgenden Abschnitt aufmerksam lesen. Richtig verstanden, kann er Ihr Leben verändern: **Um lange und gesund zu leben, müssen wir in unserem täglichen Leben fröhlicher sein. Es ist keine Fähigkeit, die uns irgendjemand lehren kann, wir müssen sie ganz alleine lernen.**

Die Geheimnisse von Falten

Die meisten Menschen sehen seltener in den Spiegel, wenn sie älter werden. Für sie ist die Tatsache nur schwer zu ertragen, dass ihre Augen - einst groß und schön - jetzt teilweise geschwollene Lider haben und sich darunter Tränensäcke bilden, die das Gesicht alt und unglücklich aussehen lassen.

Wir wollen nicht altern und verärgert zusehen, wie sich an unserem Körper und in unserem Gesicht neue Falten bilden. Nur wenige erkennen, dass das Abbild im Spiegel nur ein Spiegelbild unseres Lebensstils ist. Auf welche Weise wir uns auch bemühen, unser Altern durch teure Cremes und andere moderne Kosmetikpräparate zu vertuschen, der wirkliche Zustand unseres Körpers bleibt noch immer offensichtlich. Falten, Hautflecken, der Glanz unserer Augen und unserer Haare, der Zustand unserer Nägel und die Art, wie wir uns bewegen oder sogar schreiben, spiegelt den Zustand unserer inneren Organe wider. Beispielsweise neigen Menschen, die unter einem Magen- oder Zwölffingerdarmgeschwür leiden, dazu, einen Buckel zu machen. Auch Ihr Gesicht sieht fahl aus, und unter ihren Augen zeigen sich braune Schatten, die typischen Anzeichen einer Anämie. Ein weiteres Zeichen für Geschwüre im Verdauungstrakt ist eine weiße Nasenspitze. Eine tiefe, senkrechte Falte zwischen den Augenbrauen steht für häufige und starke Kopfschmerzen und das Bedürfnis des Körpers nach mehr frischer Luft.

Alles, was in unserem Körper vor sich geht, zeigt sich sehr deutlich im Aussehen. Tränensäcke unter den Augen können einer anderen Ursache zugeschrieben werden, nicht aber dem Altern.

Schlecht arbeitende Nieren, eine schlecht arbeitende Blase oder ein schlecht arbeitendes Herz verursachen Tränensäcke unter den Augen.

Auch Schwellungen über den Augenlidern sind nicht etwa die Folge schlafloser Nächte, wie viele Menschen irrtümlicherweise vermuten, sondern die offensichtlichen Vorzeichen für Störungen des Blutkreislaufes. Schon zu allen Zeiten haben Menschen versucht, den Zustand der inneren Organe an äußeren Zeichen zu erkennen. Die Chinesen waren die Ersten, die Krankheiten anhand von Gesichtsfalten diagnostizieren konnten. Die Meister von »Sian Min« teilten ihr Wissen mit nur wenigen Auserwählten. Wenn viele Menschen dieses Wissen besäßen, dann wäre sicherlich auch der allgemeine Gesundheitszustand wesentlich besser.

Unser Aussehen, das Spiegelbild unserer Gesundheit

Dieses Kapitel hilft Ihnen zu verstehen, was Ihnen Ihre Zunge, Augen, Lippen, Haare, Haut usw. über die Vorgänge erzählen können, die versteckt in Ihrem Körper ablaufen. Obwohl unser Körper ein ganzheitliches System ist, in dem alles miteinander verbunden ist, so ist es doch sinnvoller, bestimmte Körperteile oder -partien zu berücksichtigen, deren äußere Erscheinung die Neigung zu bestimmten Krankheiten erkennen lässt.

Die Kopfform

In vielen Fällen steht die Form des Kopfes für die körperliche und geistige Energie. Menschen mit einem flachen Hinterkopf sollten davon ausgehen, dass die Natur sie nicht gerade mit der besten Gesundheit ausgestattet hat. Daher sollten sie sich auch bemühen, ihre Gesundheit Schritt für Schritt aufzubauen, indem sie sich einer Vielzahl von Heilmethoden bedienen. Ihre üblichen Gesundheitsbeschwerden sind ein beständiges Gefühl von Schwäche, Kreislaufstörungen, Migränekopfschmerzen, Leberschmerzen und Schmerzen im Verdauungstrakt.

Die Haare

Unsere Haare zeigen, wie wir uns fühlen. Wenn es nur schwer zu bändigen oder schlecht zu frisieren ist, wenn es fettig, trocken, oder zerbrechlich ist, sind das Anzeichen, das etwas im Innern unseres Körpers nicht stimmt. Haarprobleme sind normalerweise die Folge einer gestörten Filterfunktion der Leber oder eines Mangels an Makro- und Spurenelementen.

Männer, die zu Glatzenbildung neigen, würde ich gerne einiges erklären. In Leserbriefen wurde ich immer wieder gefragt, ob es einfache Methoden gibt, um eine Glatzenbildung zu vermeiden oder wenigstens aufzuhalten. Ich musste sie leider enttäuschen, denn es gibt keine einfachen Methoden. Der Versuch, eine Glatzenbildung aufzuhalten, ist ein echter Kampf. Wenn Sie nicht die notwendige Zeit und Energie aufbringen können, dann ändern Sie einfach Ihre Einstellung und machen Sie sich keine Sorgen darüber, dass Sie immer kahler werden; es gibt Millionen von Männern, die das gleiche Problem haben. Seien Sie stattdessen „mit Würde kahl"; seien Sie nicht verlegen und bemühen Sie sich auch nicht, Ihre Kahlheit mit dem letzten, übrig gebliebenen Haarstreifen zu verdecken, den Sie sich für genau diesen Zweck haben lang wachsen lassen: Das sieht albern aus. Je weniger Aufmerksamkeit Sie durch Ihren kahlen Kopf auf sich ziehen, desto weniger werden andere Menschen Sie deshalb beachten. Es gibt noch eine weitere, beruhigende Tatsache. Französische Soziologen haben herausgefunden, dass viele Frauen Kahlheit mit einer angenehmen und freundlichen Persönlichkeit gleichsetzen. Ärgern Sie sich nicht allzu sehr über Ihren immer kahler werdenden Kopf, denn entscheidend ist das, was sich tatsächlich darin befindet.

Die Stirn
Das Auffälligste an unserer Stirn sind ihre Falten. Eine kreuzförmige Falte direkt über der Nasenwurzel deutet auf eine mögliche, ernste Fehlstellung der Wirbelsäule hin. Andere Falten auf der Stirn stehen für eine Neigung zu Migränekopfschmerzen, die durch degenerierte Halswirbel verursacht werden. Menschen, auf deren Stirn sich unterbrochene, wellige Falten zeigen, besitzen ein unausgeglichenes Nervensystem, was dazu führt, dass sie leicht reizbar sowie anfällig für Depressionen und Gefühle der Verzweiflung sind. Eine Kreuzmuster aus dichten und tiefen Falten weist auf eine starke Persönlichkeit und eine gute Widerstandskraft gegen Krankheiten hin.

Die Augen
Unsere Augen sind nicht nur ein Spiegel unserer physischen Gesundheit, sie deuten auch auf bestimmte Charakterzüge hin. Sie verraten sowohl unsere Vitalität als auch unsere Weisheit und Intelligenz.

Grüne Augen deuten auf eine empfindliche und verletzliche Persönlichkeit hin. Menschen mit grünen Augen sind sehr zuverlässig. Sie sehnen sich immer nach Liebe und danach, bedingungslos und hingabevoll geliebt zu werden.

Blaue Augen stehen - wie fälschlicherweise oft vermutet wird - **nicht** für einen verträumten oder gar naiven Menschen. Ganz im Gegenteil. Menschen mit blauen Augen haben einen starken Willen, klare Ziele und die Ausdauer, diese Ziele auch zu erreichen.

Schwarze Augen deuten auf eine erotische Natur hin. Nichts kann den Wünschen dieser Menschen im Wege stehen, vor allem in romantischer Hinsicht.

Graue Augen stehen für einen forschenden Verstand. Grauäugige Menschen neigen dazu, in allen Bereichen ihres Lebens gut zu sein, besonders in persönlichen Beziehungen.

Hellbraune Augen deuten auf einen vernünftigen und pragmatischen Menschen hin.

Dunkelbraune Augen stehen für Menschen mit einem empfindsamen Temperament. Sie sind sich über ihre Lebensziele nicht ganz im Klaren oder sehen die Möglichkeiten nicht, wie sie Ziele überhaupt erreichen können, was oft zu Launenhaftigkeit und Reizbarkeit führt.

Wie wir jetzt wissen, sind Tränensäcke eine Folge von Nieren-, Blasen- oder Herzstörungen. Wenn wir diese Organe entgiften, beseitigen wir auch die Ursachen ihrer Störungen. So werden die Tränensäcke nach und nach verschwinden. Wenn Sie nicht so lange warten wollen, bis Ihre Tränensäcke verschwunden sind, wenden Sie die folgenden Methoden an:

Einige nützliche Ratschläge:
- Gießen Sie 100 ml kochendes Wasser über einen Teelöffel Salbeiblätter, lassen Sie die Mischung 15 Minuten lang ziehen und sieben Sie sie anschließend durch. Stellen Sie die eine Hälfte in den Kühlschrank. Tauchen Sie in die andere Hälfte der noch warmen Salbeilösung zwei Baumwolltupfer, legen Sie sich bequem hin und legen Sie sich die Tupfer dann 10 Minuten lang auf Ihre unteren Augenlider. Danach wiederholen Sie die ganze Anwendung mit der kalten Salbeilösung. Führen Sie diese Anwendung 1 Monat lang jeden 2. Tag 2-mal vor dem Schlafengehen durch. Legen Sie nach dem 1. Monat eine einmonatige Pause ein und wiederholen Sie dann die Anwendung erneut.
- Legen Sie etwas klein gehackte Petersilie auf Ihre unteren Augenlider und bedecken Sie sie mit nassen Baumwolltupfern. Lassen Sie die Petersilie 10 Minuten lang einwirken, bevor Sie zu Bett gehen. Führen Sie die Anwendung mindestens 15-mal pro Monat durch.
- Zerreiben Sie eine halbe Kartoffel, vermischen sie mit der gleichen Menge Weizenmehl und kühler, abgekochter Milch. Tragen Sie die Mischung auf Ihre Augenlider auf, lassen Sie sie 15 Minuten lang

einwirken, spülen Sie sie dann mit warmem Wasser (am besten Mineralwasser) ab und tragen Sie anschließend eine Pflegecreme auf.

Augenlider können ein Indikator für die Belastungen des Nervensystems sein. Große Augenlider bedeuten, dass das Nervensystem normal funktioniert. Eine Falte entlang des Augenlides steht für einen unausgeglichenen Mineralhaushalt, Schlafmangel oder eine übermäßige Belastung, der der Körper ausgesetzt ist.

Die Nase erlaubt Rückschlüsse über die Eigenschaften des Verstandes. Menschen mit einer nach rechts gebogenen Nasen arbeiten gerne körperlich. Eine nach links gebogene Nase deutet auf Interessen intellektueller Natur hin.

Lippen - Die Form und Farbe der Oberlippe lässt auf die Zusammensetzung des Blutes schließen, das Aussehen der Unterlippe auf den Zustand der inneren Organe in der unteren Körperhälfte.

Zähne - Gesunde Zähne ähneln in ihrer Farbe Elfenbein (nicht zu verwechseln mit den gelblichen Zähnen von Rauchern). Im Allgemeinen zeigt sich der Gesundheitszustand des Körpers in einer ansprechenden Form und einer gleichmäßigen Farbe der Zähne. Schlechte Zähne stehen für eine schlechte Gesundheit. Heutzutage liegt die Hauptursache für Karies im Verzehr gekochter Nahrungsmittel sowie stark zuckerhaltiger Produkte wie z.B. Eis, künstlich verfeinerte Nahrungsmittel, Kaffee und süße Getränke.
Falsche Ernährung von früher Kindheit an führt zu einem völligen Zusamsammenbruch der Kalziumverarbeitung in unserem Körper, was sich auf lange Sicht im Zustand unserer Knochen und Zähne bemerkbar macht. Auch Zähne benötigen eine richtige Ernährung und Reinigung, um gesund zu sein. Die Nahrung sollte langsam gekaut und heiße oder kalte Speisen vermieden werden. Zudem empfiehlt es sich, alle sechs Monate den Zahnarzt aufzusuchen, um eine Nachuntersuchung durchführen zu lassen.

Die Zunge ist der Spiegel unseres Körpers. Aufgrund des Aussehens der Zunge kann genau bestimmt werden, ob ein Mensch gesund oder krank ist. Der Zustand der Zunge kann uns auch verraten, ob eine Krankheit völlig ausgeheilt ist, wenn die typischen Symptome bereits verschwunden sind. Krankheiten der Verdauungsorgane (Magen, Leber, Därme) zeigen sich sehr deutlich auf der Oberfläche der Zunge. Auf der Zunge der meisten Menschen findet sich ein gräulichweißer Belag, ein klares Zeichen für Verdauungsstörungen. Falsche Nahrung führt zur einer Übersäuerung des Blutes, die die Entwicklung krankheitserregender Parasiten (Hefe, Pilze, usw.) fördert. Eine Übersäuerung des Blutes ist die Ursache für eine ganze Reihe von Störungen des Verdauungstraktes, des Herzes, der Leber und des Nervensystems. Ein gräulichweißer Pilzbelag auf der Zunge bedarf einer umgehenden Veränderung des Lebensstils, der Entgiftung des gesamten Körpers, der richtigen Kombination sowie des Verzehrs von Nahrungsmitteln (frisch gepresste Obst- und Gemüsesäfte), die das alkalische Milieu des Blutes erhöhen.

Unsere Ohren zeigen unsere kreativen Fähigkeiten. Menschen mit großen Ohren neigen dazu, nach Perfektion und Wissen zu streben. Kleine Ohren stehen für Unbekümmertheit, beschränkte Fähigkeiten, und die Neigung zu ermüden.

Das Kinn deutet auf die Charakterstärke eines Menschen hin. Ein zurück verlagertes Kinn steht für einen schwachen Willen, niedrige Ausdauer und die Neigung zu Nervenschwäche (Neurasthenie).

Der Hals zeigt das biologische Alter. Menschen mit einem kurzen Hals neigen zu Kreislaufstörungen und Schlaganfällen; sie sollten sie ihr Körpergewicht niedrig halten, ihren Cholesterinspiegel beobachten und mehr Zeit im Freien verbringen. Menschen mit einem langen Hals neigen zu Angina, Bronchitis und Lungenentzündungen und sollten daher ihre Abwehrkräfte gegen Wetter- und Temperaturschwankungen erhöhen, durch die Nase atmen und Erkältungen vermeiden.

Schultern
- Steht die linke Schulter höher als die rechte, deutet das auf die Neigung zu Rheuma hin.
- Schmerzen im rechten Schulterblatt deuten auf Störungen der Leber und der Gallenblase hin.
- Schmerzen im linken Schulterblatt sind ein Anzeichen für Magengeschwüre.
- Sind beide Schultern hochgezogen, so deutet das auf eine Funktionsstörung der Lunge hin.
- Sind beide Schultern nach vorne verlagert, so ist das ein Anzeichen für eine niedrige Lungenkapazität oder eine Fehlausrichtung der Halswirbelsäule.
- Sind beide Schultern nach hinten verlagert, deutet das auf Störungen der Atemwege und möglicherweise auf Asthma hin.

Die Haut ist das wichtigste Atmungsorgan. Um gesund zu bleiben, sollten Sie Ihre Haut so oft wie möglich der Luft, dem Wasser und (in Maßen) der Sonne aussetzen.

Obwohl alle Veränderungen unserer Haut auf den Zustand unserer inneren Organe zurückzuführen sind, können wir zusätzlich „natürliche Kosmetik" verwenden, um ihr Aussehen zu verbessern. Kartoffeln beispielsweise können dabei sehr hilfreich sein.

Einige nützliche Ratschläge:
- Wenn Ihre Haut trocken und verfärbt ist, können Sie sie mit einer Mischung aus 2 Esslöffeln frisch gepresstem Kartoffelsaft und 1 Teelöffel Milch einreiben.
- Um von fettiger Haut Verfärbungen und Sommersprossen zu entfernen, reiben Sie sie mit einer Mischung aus 1 Esslöffel frisch gepresstem Kartoffelsaft und 5 Tropfen Zitronensaft ein.
- Menschen mit sichtlich erweiterten Kapillargefäßen im Gesicht können das folgende Heilmittel anwenden: Schneiden Sie in ein Stück Baumwollstoff Öffnungen für Ihre Augen, Ihre Nase und Ihren Mund. Tauchen Sie das Stück Stoff in frisch gepressten Kartoffelsaft und

legen Sie es nass 30 Minuten lang auf Ihr Gesicht.
- Ist die Röte in Ihrem Gesicht eine Folge von zu viel Magensäure, trinken Sie nach dem Essen 3-mal täglich 1 Glas frischen Kartoffelsaft.
- Menschen in fortgeschrittenem Alter können sich auch eine Gesichtsmaske aus einer gekochten Kartoffel zubereiten.

Zubereitung und Anwendung:
Kochen Sie eine Kartoffel mit der Schale, zerdrücken Sie sie, solange sie noch warm ist, und tragen Sie die Masse auf Ihr Gesicht auf. Wenn Ihre Haut faltig und trocken ist, geben Sie der zerdrückten Kartoffel einfach ein Eigelb hinzu. Lassen Sie die Maske 30 Minuten lang einwirken und reiben Sie anschließend Ihr Gesicht mit einem Stück Stoff ab, das sie zuvor in Milch getaucht haben. Haben Sie fettige Haut, dann verwenden Sie zum Abreiben abgekochtes Wasser statt Milch. Tragen Sie danach eine Lotion auf Ihr Gesicht auf und werfen Sie einen Blick in den Spiegel. Überrascht? Sie sehen tatsächlich jünger aus!

Kapitel 5

Etwas Gedankennahrung

Fragen und Antworten

Ich habe zwei Herzanfälle gehabt. Ich war einmal dick. In den letzten zwei Jahren habe ich es geschafft, 10 kg abzunehmen. Ich möchte gerne am Leben bleiben und körperlich fit sein. Und ich möchte meine geliebten Enkelkinder aufwachsen sehen. Herr Professor, geben Sie mir einen Ratschlag, damit mein Herz ganz gesund bleibt.
Beate B. (61 Jahre alt)

Bevor ich Ihre spezielle Frage beantworte, würde ich gerne einige allgemeine Bemerkungen an all meine Leser richten.

Über das „Leben auf der Überholspur", das zu Herzanfällen führt, gibt es viel zu sagen. Wir gebrauchen oft Begriffe wie „Stress" oder „tägliche Anspannung", um höhere Sterblichkeitsraten, bedingt durch Herzanfälle, zu erklären. Ich würde die Verbindung zwischen nervöser Anspannung und Herzanfällen nicht herstellen, vor allem was die jüngere Bevölkerung betrifft. Die Ursache ist einfacher: Der Körper wird aufgrund einer falschen Lebensweise innerlich vergiftet. Unlösliche Kalziumsalze und Ablagerungen aus „schlechtem" Cholesterin schädigen die Blutgefäße. Zudem ist das Blut dick und übersäuert, was unweigerlich zu Blutgerinnseln in den Gefäßen führt. Das bedeutet, dass alle Menschen, die sich nicht früh genug um ihr Herz kümmern, früher oder später mit einem Herzinfarkt rechnen können.

Ich habe viele Menschen gekannt, die es mit der Wahl ihres Essens und ihrer Getränke nicht so genau genommen haben, die den Mengen, die sie verzehrten, keine Grenzen setzten und die ganze Nächte vor Computerbildschirmen in Büros verbringen konnten, in denen es stark nach Zigaretten und Kaffe roch. Sie hatten niemals Zeit, spazieren zu gehen und ihr Telefon klingelte fast 24 Stunden am Tag. Zudem glaubten sie, in guter Form zu sein, weil sie keine Schmerzen hatten. Selbst, als sie einen Herzanfall erlitten, weigerten sie sich noch immer, ihren Lebensstil dafür verantwortlich zu machen. Ihnen zufolge war die Ursache der arbeitsbedingte Stress und die täglichen Sorgen. Wie wir aus der Geschichte wissen, haben Menschen immer unter Stress gelebt. Wir können uns nicht einmal den Stress vorstellen, dem unsere Vorfahren ausgesetzt waren, jeden Moment in Gefahr, von einem wilden Tier angegriffen zu werden. Ihnen standen nur sehr begrenzte Möglichkeiten zur Verfügung, um sich vor Katastrophen wie Orkanen, Erdbeben oder Fluten in Sicherheit zu bringen und sich vor den Elementen wie Wind, Sonne, Regen oder Schnee zu schützen. Unsere Gene haben die Fähigkeit bewahrt, sich Stress zu widersetzen. Das Leben ist schon immer voller Stress gewesen, daran gibt es nichts Neues. Zu leben bedeutet, mit Stress umzugehen, der 24 Stunden am Tag aus allen Richtungen kommt.

Einige Leser mögen argumentieren, dass unsere Vorfahren normalerweise starben, bevor sie das 40. Lebensjahr erreicht hatten. Es ist wahr, wir leben jetzt länger, aber leben wir auch besser? Oftmals sind die Menschen bis zum Alter von 40 oder 50 Jahren körperlich fit und erleiden dann einen Herz- oder Schlaganfall. Die nächsten 20 Jahre leben sie teilweise behindert, können ihr Leben nicht vollständig genießen und müssen sich ständig Sorgen darüber machen, ob sie nicht doch eine Belastung für ihre Familie sind.

Viele Menschen, die 15 bis 20 Jahre lang damit beschäftigt sind, Geld zu verdienen und dabei ihre Gesundheit zerstören, wären gerne bereit, das Geld als Gegenleistung für ihre verlorene Gesundheit wieder herzugeben. Hätten Sie früher darüber nachgedacht, wären sie in der Lage gewesen, sowohl ihre Gesundheit als auch den Wohlstand zu genießen. Mir tun diejenigen aufrichtig leid, die Jahre damit zugebracht haben, sich eine Karriere aufzubauen, aber nicht einmal fünf Minuten ihrer Zeit erübrigen wollen, um sich um ihre Gesundheit zu kümmern. Alle Geschäftsleute würden wahrscheinlich argumentieren, dass es für mich leicht ist, ihnen von einem ruhigen Ort auf dem Lande oder von einem stillen Büro aus einen solchen Ratschlag zu geben, während sie sich mit täglichem Stress und Sorgen abfinden müssen, sich nur drei bis fünf Stunden Schlaf leisten können und kaum Zeit haben, eine Tablette zu schlucken, wenn etwas mit ihrer Gesundheit nicht stimmt.

Ich würde ihnen antworten, dass ich über den Inhalt meiner künftigen Bücher nachdenke, während ich meine morgendlichen Kraftspaziergänge (10 bis 12 km) mache, die es mir ermöglichen, gut in Form zu bleiben und die mir mein starkes Herz und mein ausgezeichnetes Gedächtnis erhalten. In meinem Leben gab es schwere Zeiten, in denen ich nicht in der Lage war, zu gehen und aufgrund einer Rückenmarksverletzung zwei Jahre lang nicht einmal aus dem Bett aufstehen konnte. Doch meine Liebe für das Leben und der Wunsch, gesund zu sein, versetzten mich in die Lage, mein Rückgrat zu heilen und anderen dabei zu helfen, sich mit ähnlichen Problemen auseinander zu setzen.

Ihre feste Entschlossenheit ist ein sehr positiver Faktor, der Ihnen helfen wird, gesund und am Leben zu bleiben. In meinem Leben habe ich viele Menschen getroffen, die körperlich fit waren und sogar sportliche Leistungen erbrachten, obwohl sie in ihrer Vergangenheit einen Herzanfall erlitten hatten. Einer meiner Bekannten lief noch im Alter von 60 Jahren Strecken von bis zu 25 Kilometern, zehn Jahre nach seinem Herzanfall.

Die Zellen unseres Körpers haben eine erstaunliche Fähigkeit, sich zu regenerieren. Wie alle anderen Muskeln kann auch unser Herzmuskel wieder aufgebaut und gekräftigt werden. Es ist keine leichte Aufgabe nach einem Herzanfall, doch es ist möglich.

Wenn wir über Herzleiden nachdenken, sollten wir uns den ganzen Blutkreislauf betrachten, einschließlich aller Gefäße und Adern, durch die unser Blut fließt. Der Zustand unserer Blutgefäße ist das Spiegelbild unserer Herzfunktion, seiner Ausdauer und Zuverlässigkeit. Unser biologisches Alter wird nicht durch die Anzahl der Jahre bestimmt, sondern hängt zu einem Großteil von dem Zustand der Kapillargefäße und Adern, von deren Flexibilität, Sauberkeit und der Fähigkeit ab, auf alle Arten von Stress (nervliche Anspannung, Geräusche, Veränderungen der Temperatur und Luftfeuchtigkeit usw.) reagieren zu können.

Wenn Sie ein vollständiges Programm suchen, das darauf ausgerichtet ist, sich ein gesundes Herz zu bewahren, dann lesen Sie die Abschnitte über körperliche Übungen, Atmung, Wassertherapien und Körperentgiftung. Obwohl sie nicht speziell von Herzleiden handeln, so verhelfen die dort aufgeführten Ratschläge dazu, die Gesundheit des gesamten Körpers, einschließlich des Herzes, eines der lebenswichtigsten Organe unseres Körpers, zu verbessern.

Kurzum, der Gesundheitszustand unseres Herzes hängt vom guten Zustand unseres Blutkreislaufes, z.b. von der Qualität unseres Blutes (seines alkalischen Milieus) und dem effizienten Funktionieren unserer Leber und Nieren ab. Ich gebe Ihnen folgende Ratschläge:

1. Führen Sie einen aktiven Lebensstil.
2. Ernähren Sie sich überwiegend von pflanzlichen Nahrungsmitteln.
3. Entgiften Sie regelmäßig Ihren Körper und befreien Sie ihn so von giftigen Stoffwechselendprodukten, indem Sie die in diesem Buch beschriebenen Therapien zur Entgiftung des Körpers und zur Kräftigung des Blutkreislaufes (z.b. Knoblauchextrakt - Seite 115, Zitronentherapie - Seite 210, Rezepte in Kapitel 7) anwenden. Sie müssen Ihren Körper selbst dann entgiften, wenn Sie ansonsten reinlich und gepflegt sind.
4. Seien Sie sich der Tatsache bewusst, dass die Regeneration Ihrer Blutgefäße und Ihres Herzes nur allmählich erfolgt. Die Schädigung des Blutkreislaufes beginnt oft schon im Alter von 8 bis 10 Jahren (eine versteckte Form der Arteriosklerose). Um den in vielen Jahren entstandenen Schaden rückgängig zu machen, müssen Sie in kleinen, angemessenen Schritten vorgehen.

Ein gutes Verständnis der gesamten „Philosophie eines gesunden Lebensstils", so, wie sie in diesem Buch beschrieben ist, erlaubt es Ihnen, Ihre Herzprobleme ein für alle Mal zu beseitigen.

Ich glaube nicht daran, dass eine richtige Ernährung mir dazu verhelfen kann, bis zu 150 Jahren zu leben.

Jürgen K.

Sie sind wahrscheinlich noch jung und machen sich nicht viele Gedanken um Ihre Gesundheit. Doch je älter wir werden, umso mehr verstehen und schätzen wir das Geschenk einer guten Gesundheit. Wir wollen nicht nur länger leben, sondern auch Krankheiten vermeiden. Eine richtige Ernährung verlängert mit Sicherheit unser Leben und lässt uns vor allem auch unsere gute Gesundheit genießen.

Was Langlebigkeit betrifft, brechen die Bewohner des Hunza-Tales in Indien nachweislich alle Rekorde, denn die durchschnittliche Lebenserwartung unter den 32.000 Bewohnern beträgt 120 Jahre! Worin liegt ihr Geheimnis?

Der schottische Arzt McCarrison, der 15 Jahre im Gebiet des Hunza-Tales lebte, schlussfolgerte, dass der Hauptgrund für die Langlebigkeit der Bewohner ihre Ernährung ist. Sie sind Vegetarier, und ihre übliche Nahrung besteht im Sommer aus Obst und rohem Gemüse. Im Winter ernähren sie sich überwiegend von Getreidesprossen, getrockneten Aprikosen und Schafskäse.

Nach seiner Rückkehr nach England führte McCarrison eine Reihe von Experimenten an Tieren durch, um sich schließlich von dem Zusammenhang, der zwischen Nahrung und Langlebigkeit besteht, zu überzeugen. Einer Gruppe von Tieren wurde die Nahrung einer typischen Londoner Familie (helles Brot, Heringe, weißer Zucker, Dosennahrung und gekochtes Gemüse usw.) verabreicht, was dazu führte, dass die Tiere an typisch „menschlichen" Beschwerden zu leiden begannen. Die andere Gruppe, die mit der Nahrung des Hunza-Tales gefüttert wurde, blieb während aller Experimente vollkommen gesund.

Man glaubt, dass das Klima die Langlebigkeit beeinflusst. Interessant ist die Tatsache, dass andere Menschen, die in einem Klima ähnlich dem des Hunza-Tales leben, an vielen Gesundheitsbeschwerden leiden und ihre Lebenserwartung nur halb so hoch ist. Das Gebirgsklima bewahrt sie nicht vor Krankheiten, weil ihre Nahrung ungesund ist.

Im Vergleich zu den benachbarten ethnischen Gruppen sehen die Bewohner des Hunza-Tales eher wie Europäer aus. Historiker sind der Ansicht, dass Kaufleute und Soldaten, die sich während der Expeditionen Alexanders des Grossen entlang des Indus-Flusses im Hunza-Tal niederließen, dort Stammesgemeinschaften bildeten, was bedeutet, dass sogar Europäer lange leben können, sofern sie richtig essen.

Was würden Sie über den Konsum von Alkohol sagen? Obwohl es so viele Informationen über die Schädlichkeit von Alkohol gibt, trinken die Menschen ihn weiterhin. Ist Alkohol nun schädlich oder nicht?

Christoph K.

Es gibt ein sehr weises, altes Sprichwort: Es gibt drei Dinge, die sehr schädlich sind, wenn sie übermäßig verzehrt werden; in Maßen jedoch sind sie sehr nützlich: Brot, Salz und Wein. Über Brot und Salz habe ich bereits zuvor geschrieben. Werfen wir nun einen Blick auf Wein.

Seit unserer Kindheit hören wir viel über die schädlichen Auswirkungen von Alkohol auf unsere Gesundheit; ich wäre nicht in der Lage, etwas Neues dazu zu sagen. Ich schlage vor, dass wir auch über einige Gesundheitsvorteile mäßigen Alkoholkonsums reden sollten.

Ich habe einmal einen interessanten Spielfilm gesehen. Tiere in der Kalahariwüste versammelten sich, um sich eine ganz besondere „Delikatesse" einzuverleiben. Die Beeren und Früchte, aus denen ihr Fressen bestand, waren zum größten Teil vergoren. Als sie die Beeren und Früchte fraßen, führte das dazu, dass die Tiere sehr friedlich wurden, sowohl die Raubtiere als auch ihre Beute. Löwen und Antilopen, Tiger und Elefanten, alle waren sie vergnügt und vergaßen ihre Aggressionen. Es stellte sich heraus, dass Säugetiere (einschließlich Menschen) kleine Mengen von Alkohol brauchen. Alkohol in unserem Körper veranlasst unser Gehirn, „Glückshormone" auszuschütten. Diese Glückshormone bewirken die Entspannung unserer Muskeln und verringern sowohl unsere Konzentrationsfähigkeit als auch die Anspannung unseres Nervensystems. Doch in den Genuss all dieser Vorteile gelangen wir nur dann, wenn wir Alkohol in kleinen Mengen zu uns nehmen und ihn wie ein Medikament behandeln. Schon Hippocrates glaubte, dass Alkohol in mäßigen Mengen sowohl für den Gesunden als auch für den Kranken geeignet ist.

Louis Pasteur zufolge kann Wein als das gesündeste aller Getränke betrachtet zu werden, allerdings nur, wenn er in mäßigen Mengen getrunken wird. Alte griechische Philosophen wiederholten vor ihren Anhängern oft den Satz: „Die Macht der Götter kann kaum der Nützlichkeit des Weines gleichstehen." Und ein altes östliches Sprichwort besagt: „Alle können trinken, solange sie die richtige Zeit, den richtigen Ort und die richtige Menge kennen und es sich leisten können." Diese Schlussfolgerung spiegelt sich in der Meinung vieler respektabler Denker wider. Unsere Schwierigkeiten beginnen erst, wenn wir vergessen, uns zu mäßigen, was im Übrigen alle Bereiche unseres Lebens betrifft, nicht nur das Essen und das Trinken.

Herauszufinden, was unter einer „mäßigen Menge" zu verstehen ist, ist da schon etwas komplizierter, da es für verschiedene Menschen auch verschiedene Bedeutungen haben kann. Auf der Grundlage langjähriger Studien halten amerikanische Forscher die folgenden Mengen an Alkohol für unbedenklich: Pro Tag 1 ml Wein oder 0,25 ml Alkohol je Kilogramm Körpergewicht. Unterschiedliche Weinsorten haben auf unsere Gesundheit auch eine unterschiedliche Wirkung. Zum Beispiel reinigt **Weißwein** die Nieren, regt das Nervensystem leicht an und verbessert die Verdauung. **Rotwein** hingegen verbessert die Funktion unserer Leber, beruhigt das Nervensystem, verbessert die Atmungsprozesse und verringert bei Menschen mit hohem Cholesterinspiegel das Risiko von Herzerkrankungen.

Die nachfolgenden Informationen können für jeden hilfreich sein, sei er nun Abstinenzler oder Alkoholiker. Studien, die in verschiedenen Ländern zum Einfluss des Weintrinkens auf verschiedene Körpersysteme durchgeführt wurden, gelangten zu den gleichen Schlussfolgerungen. Demnach besitzt Weintrinken die folgenden Wirkungen:

1. Es beeinflusst positiv das Nervensystem und regt die endokrinen Drüsen an.
2. Es verbessert die Verdauung (insbesondere von tierischem Eiweiß), indem es die Sekretion von Magensaft anregt.
3. Es verhilft dem Magensaft, den richtigen PH-Wert beizubehalten.
4. Indem es das Verdauungssystem positiv beeinflusst, schwächt es geringfügig die Belastungen auf den gesamten Körper ab.
5. Leberzellen, die von Alkohol angeregt werden, liefern mehr Gallenflüssigkeit zum Zwölffingerdarm.

6. Kaliumsalze, die in Wein und Weinbrand enthalten sind, wirken harntreibend auf die Nieren.
7. Das angeregte Atemzentrum verbessert die Luftversorgung der Lungen.
8. Weintrinken verbessert das Herz-Kreislauf-System, indem es die Gefäße dazu veranlasst, sich auszudehnen und zusammenzuziehen, was eine Art Massageeffekt zur Folge hat.
9. Alkohol spült giftige Stoffe (z.b. Karbolsäure) aus dem Körper.
10. Das delikate Aroma regt unser Geruchszentrum an.
11. Alkohol besitzt desinfizierende und antitoxische Eigenschaften.
12. Es verhindert die Ablagerung von Fett an den Wänden der Blutgefäße und verringert so das Risiko von Herz-Kreislauf-Störungen.

In den letzten Jahren wurden viele Studien darüber durchgeführt, inwieweit Alkohol sich auf den Herzmuskel auswirkt. Einige amerikanische Forscher kamen sogar zu dem Schluss, dass jedes Getränk, das Alkohol enthält, das Herz stärkt. Insbesondere bei Rotwein verweisen sie auf den hohen Gehalt an natürlichen Antioxidantien. Es wurde festgestellt, dass Menschen, die niemals irgendwelche alkoholischen Getränke zu sich nehmen, viel häufiger an Herzstörungen leiden als diejenigen, die Alkohol in mäßigen Mengen trinken. Wissenschaftler aus England und der Schweiz kamen zu dem Schluss, dass Alkohol - in mäßigen Mengen - das Risiko von Herzanfällen um 40% und Störungen der Blutgefäße um 20% reduziert.
Weintrinken empfiehlt sich in ganz besonderem Maße für ältere Menschen sowie für all diejenigen, die an Anämie oder einer generell schwachen Gesundheit leiden.
In Burgund (Frankreich) gibt es ein Sprichwort, das besagt: „Wein ist die Milch der Älteren." Für Menschen über 50 ist es ratsam, ein selbst zubereitetes „Langlebigkeitsgetränk" aus Wein einmal pro Woche zu sich zu nehmen (am besten sonntags, in einer geselligen Runde guter Freunde). Auch für Frauen, die sich in den Wechseljahren befinden, ist Weintrinken besonders zu empfehlen.

Die Zubereitung des „Langlebigkeitsgetränks"
Geben Sie 2 Flaschen lieblichen oder halbtrockenen Wein in einen Topf und gießen Sie ½ Liter Wasser hinzu. Kochen Sie die Mischung 10 Minuten lang bei geringer Wärmezufuhr, geben Sie einige Gewürznelken, 1 Prise Zimt, Kardamom und 10 Scheiben einer geschälten Zitrone hinzu, und kochen Sie die Flüssigkeit für weitere 5 Minuten. Geben Sie schließlich 1 Esslöffel Weinbrand hinzu, stellen Sie die Hitze ab, verschließen Sie den Topf mit einem Deckel, lassen Sie ihn 20 Minuten lang stehen und sieben Sie die Mischung anschließend durch. Trinken Sie die Mischung, während sie noch warm ist. (Die Zutaten in diesem Rezept reichen für 10 Portionen. Wenn Sie nur 1 Portion zubereiten wollen, verwenden Sie auch nur 1/10 der Zutaten.)

Ich bin 60 Jahre alt und habe mich die letzten 10 Jahre bemüht, meine Osteoporose zu bekämpfen. Bis jetzt ist es ein verlorener Kampf. Kennen Sie irgendwelche Arzneien?
Margarethe F.

Ich betone immer, dass Geduld und das Wissen um unseren eigenen Körper jede Krankheit bewältigen kann. Ich werde Ihnen und anderen, die an Osteoporose leiden, einige nützliche Ratschläge geben. Lassen Sie mich jedoch zunächst einige Zusammenhänge erklären.

Die zwei Erscheinungsformen von Kalzium
In unseren Nahrungsmitteln gibt es 2 Arten von Kalzium. „Gutes", also organisches Kalzium, das leicht von den Knochen aufgenommen wird, findet sich in Gemüse, Obst (insbesondere in der Schale), in frisch gepressten Säften, Eiern, Kleie, Weizen- und Haferkeimen, Nüssen, Honig und in frischer Kuh- oder Ziegenmilch. Schlechtes, anorganisches und schwer aufzunehmendes Kalzium ist in allen künstlich verfeinerten Nahrungsmitteln wie Brot, pasteurisierter oder gekochter Milch und den daraus hergestellten Produkten, gekochtem Wasser sowie in allen Nahrungsmitteln enthalten, die bei Temperaturen von über 100°C (ge-

kocht, gebraten usw.) zubereitet werden und so synthetisches Kalzium bilden. Wenn unsere Speisen überwiegend aus künstlich verfeinerten Nahrungsmitteln, aus pasteurisierter oder abgekochter Milch, knackigem Brot, gekochten oder gebratenen Nahrungsmitteln bestehen und das Wasser, das wir trinken oder zur Zubereitung unserer Mahlzeiten verwenden, normalerweise abgekocht ist (das ist bei den meisten Menschen der Fall), dann ist es ganz offensichtlich, warum unsere Knochen so oft von Osteoporose betroffen sind.

Die Ursachen von Kalziummangel

Nach den vier Grundelementen Kohlenstoff, Sauerstoff, Wasserstoff und Stickstoff ist Kalzium mengenmäßig das fünfte Element in unserem Körper. Der menschliche Körper enthält durchschnittlich 1,2 kg Kalzium, 99% davon ist in den Knochen enthalten.

Außer seiner stützenden Funktion (den Körper aufrecht zu halten) hat das Knochengewebe die Aufgabe, Kalzium und Phosphor einzulagern, damit für den Körper die Möglichkeit einer Notversorgung besteht, falls er aus der Nahrung keine adäquaten Mengen dieser Elemente aufnehmen kann. Der Anteil an Kalzium im Blut befindet sich immer auf einem konstanten Niveau; sogar im letzten Stadium der Osteoporose erhält das Blut noch 99,9% seines notwendigen Kalzium-Niveaus aufrecht, indem es Kalzium aus den Knochen aufnimmt. Wenn unser Blut jedoch Tag für Tag Kalzium aus den Knochen aufnehmen muss, beginnt sich das Knochengewicht allmählich zu verringern.

Es ist bekannt, dass Nahrungsmittel wie Fleisch, Käse, Zucker und tierische Fette große Mengen an schädlichen Säuren (Milchsäure, Oxalsäure, Harnsäure und andere) produzieren, wenn sie verdaut werden. Kalziumsalze werden benötigt, um diese Säuren zu neutralisieren und unseren Körper vor Vergiftungen zu schützen. Je mehr wir von diesen Nahrungsmitteln zu uns nehmen, desto weniger Kalzium verbleibt in unseren Knochen.

Eine der Hauptursachen von Kalziummangel ist ein hoher Verbrauch an Zucker und zuckerhaltigen Produkten; es sind synthetische Produkte, und ihre Verdauung bildet in unserem Körper viele giftige Säuren.

Um diese Säuren zu neutralisieren, werden gewaltige Mengen an Mineralsalzen benötigt. Und woher kommen nun diese gewaltigen Mengen? Sie werden unseren Knochen und unseren Zähnen entzogen, also dort, wo sie in der höchsten Konzentration vorhanden sind. In Anbetracht der Tatsache, dass wir von früher Kindheit an eine Vorliebe für Süßigkeiten entwickeln und sogar als Erwachsene jeden Tag hundertmal mehr Zucker zu uns nehmen, als unser Körper tatsächlich braucht, ist es nur allzu offensichtlich, warum bereits Kinder an Karies leiden, Erwachsene an Zahnfleischerkrankungen und warum die Knochen alter Menschen so porös und „löchrig" sind wie ein Schweizer Käse (Osteoporose).

Die Schlussfolgerung: Eine der Hauptursachen der Osteoporose ist die übermäßige Vorliebe für Süßigkeiten, die von Generation zu Generation weitergegeben wird. Oft höre ich Eltern sagen: „Wie kann ich meinem Kind Süßigkeiten verweigern? Die Kindheit sollte süß sein." Diesen Eltern rate ich dringend, mehr darüber nachzudenken, wie sie ihren Sprösslingen eine fröhliche und vor allem gesunde Kindheit ermöglichen können. Wenn die Kinder erst einmal erwachen und schließlich alt geworden sind, kosten sie die Vergnügen ihrer „süßen" Kindheit möglicherweise jahrelanges Leid in Form von Knochen- und Rückenschmerzen.

Eine weitere Ursache der Osteoporose ist ein Mangel an körperlicher Bewegung. Das Thema „Körperliche Übungen" habe ich bereits behandelt. Ich kann hier nur hinzufügen: Je weniger Zeit Sie damit verbringen, körperlich aktiv zu sein, desto höher ist Ihr Risiko, an Osteoporose zu erkranken.

Basierend auf der Beobachtung von Patienten (einschließlich der Patienten, die geheilt wurden) sind die wahrscheinlichsten Faktoren, die zu dem Risiko beitragen, an Osteoporose zu erkranken, die folgenden:

1. Mangel an Vitaminen D und C
2. Eine Ernährung, die viele warm zubereitete Nahrungsmittel beinhaltet
3. Der Gebrauch von (hauptsächlich) abgekochtem Wasser

4. Eine Ernährung, die zu wenig Obst, Gemüse und deren frisch gepresste Säfte beinhaltet
5. Essen von Obst und Gemüse ohne Schale
6. Falsch zubereitete Mahlzeiten (langes Kochen und Braten)
7. Übermäßiges Essen
8. Rauchen
9. Mangel an Bewegung
10. Hoher Verbrauch an Milch
11. Hoher Verbrauch an Brot und anderen mehlhaltigen Produkten
12. Hoher Verbrauch an Zucker und Süßigkeiten
13. Hoher Verbrauch an tierischen Fetten
14. Die Einnahme großer Mengen synthetischer Vitamine
15. Der Verzehr von künstlich verfeinerten Produkten, die unlösliches („nicht-organisches") Kalzium enthalten: vorgekochtes Getreide, Teigwaren, Fertigsuppen usw.

Wenn Sie sich alle zuvor erwähnten Punkte offen und ehrlich betrachten würden, dann müssten Sie wahrscheinlich fast jeden von ihnen mit einem Häkchen versehen. Das würde bedeuten, dass Sie mit Sicherheit an Osteoporose erkranken werden oder, dass Sie bereits krank sind, ohne es zu wissen.
In Zukunft müssen Sie all diese Faktoren vermeiden. Wenn Sie bereits einer Therapie bedürfen, dann sind die folgenden beiden die effektivsten:
    1. Die Zitronentherapie
    2. Die Eierschalentherapie

Die Zitronentherapie
Verwenden Sie für diese Therapie ausschließlich reinen Zitronensaft! Verdünnen Sie ihn nicht mit Wasser und geben Sie auch keinen Honig oder Zucker hinzu. Er sollte auf die gleichen Weise zubereitet werden, wie für die präventive Zitronentherapie (siehe Seiten 113 bis 114). Sie können ihn entweder ½ Stunde vor oder ½ nach Ihren Mahlzeiten trinken, je nachdem, was zweckmäßiger ist. Wollen Sie ernste, chroni-

sche Krankheiten behandeln, müssen Sie während der Therapie den Saft von insgesamt 200 ausgepressten Zitronen trinken. Diese Zahl mag Sie vielleicht überraschen, doch es müssen tatsächlich 200 Zitronen sein und nicht eine Zitrone weniger (mehr sind erlaubt). Zur Zeit, als ich praktizierte, habe ich Hunderte von Menschen gesehen, die sich dank großer Mengen Zitronensaft einer guten Gesundheit erfreuten. Ich trank täglich bis zu 10 Tassen Zitronensaft (der Saft von etwa 40 Zitronen). Wenn Sie die Zitronentherapie anwenden, werden Sie feststellen, dass es nichts gibt, wovor Sie Angst haben müssten; in seltenen Fällen führen große Mengen Zitronensäure im Magen möglicherweise zu Störungen der Darmfunktion, doch in solchen Fällen können Sie vorübergehend die Dosierungen anwenden, wie ich sie zuvor in der präventiven Therapie beschrieben habe, so lange, bis Ihr Magen sich an den Zitronensaft gewöhnt hat. Danach können Sie erneut zu dieser Heiltherapie zurückkehren.

Für die Heiltherapie empfehle ich die folgenden Dosierungen:

1. **Tag:** 5 Zitronen
2. **Tag:** 10 Zitronen
3. **Tag:** 15 Zitronen
4. **Tag:** 20 Zitronen
5. **Tag:** 25 Zitronen
6. **Tag:** 25 Zitronen
7. **Tag:** 25 Zitronen
8. **Tag:** 25 Zitronen
9. **Tag:** 20 Zitronen
10. **Tag:** 15 Zitronen
11. **Tag:** 10 Zitronen
12. **Tag:** 5 Zitronen

Die Gesamtmenge ergibt den Saft von 200 Zitronen, den Sie innerhalb von nur 12 Tagen trinken. Die täglichen Mengen sollten Sie in 3 bis 5 Portionen aufteilen. Einige Menschen machen sich Sorgen wegen der relativ großen Saftmengen (etwa 1 Liter), die am 5., 6., 7. und 8. Tag konsumiert werden sollen, andererseits haben sie keine Probleme damit, täglich 2 Liter Apfel- oder schwarzen Johannisbeersaft zu trinken. Auch Zitronen sind Obst, nur eben saurer.

Die oben beschriebene Therapie können Sie auch anwenden, um Nierensteine zu entfernen, denn Zitronensaft ist eines der besten Mittel dagegen. Während der Therapie kommt es zu einem deutlichen Anstieg der Nierenfunktion. Ihr Urin wird möglicherweise dunkler. Wenn er einige Zeit absteht, kann sich ein Bodensatz aus rötlichen Harnsalzen bilden. Zu Beginn der Therapie kann 1 Liter Urin erstaunliche Mengen von Bodensatz bilden. Das deutet darauf hin, dass Harnsäure - dank der Therapie - sehr schnell aus dem Körper ausgeschieden wird. Am Ende der Therapie wird der Urin bernsteinfarben und produziert keinen Bodensatz mehr, selbst wenn er für längere Zeit absteht, ein deutliches Zeichen, dass der Körper nun keine überschüssigen Mengen an Harnsäure mehr enthält.

Die Zitronensafttherapie ist der beste Weg, um Ihren Körper erneut mit Vitaminen „aufzufüllen". Wir leiden an chronischem Vitaminmangel, vor allem diejenigen, die rauchen (1 Zigarette zerstört bis zu 25 mg Vitamin C, was einem Viertel unseres Tagesbedarfs entspricht). Unter uns gibt es noch immer viele Raucher. Zitronensaft besitzt erstaunliche Vorteile, weil Zitronensäure die einzige Säure ist, die mit dem Kalzium in unserem Körper reagiert und einzigartige Salze bildet. Wenn diese Salze sich auflösen, erhält unser Körper wieder Kalzium und Phosphor, Elemente, die den Stoffwechsel normalisieren und das Knochengewebe regenerieren.

Zitronensäure unterstützt unter anderem auch den komplexen Verdauungsprozess. Wenn wir sie in Form von Zitronensaft zuführen, benötigt unser Körper weniger Energie. Die verbliebene Energie kann dazu genutzt werden, um salzige Ablagerungen aus unseren Knochen, Gelenken, Muskeln und Blutgefäßen zu beseitigen. Wenn Zitronensäure mit Aminen reagiert, bildet sich Asparaginsäure, die eine negative Ladung besitzt. Natürliche Asparaginsäure, die während der Zitronensafttherapie in unserem Körper gebildet wird, ist sehr wertvoll. Im Gegensatz dazu enthalten praktisch alle Arzneimittel, die bei der Behandlung der zuvor beschriebenen Krankheiten (Osteoporose usw.) angewendet werden, Asparaginsäure in synthetischer Form.

Hier noch ein paar Ratschläge: Wenn sich frühe Symptome von Halsschmerzen bemerkbar machen oder Sie bereits daran leiden, dann saugen Sie alle 15 Minuten an einer Scheibe Zitrone, denn sogar klei-

ne Mengen verdünnter Zitronensäure sind in der Lage, alle Keime zu töten. Wenn Sie an Zahnfleischerkrankungen oder an wundem Zahnfleisch leiden, dann spülen Sie Ihren Mund 2 Wochen lang täglich 2-mal (morgens und abends) mit einer Lösung aus Zitronensaft und warmem, abgekochtem Wasser.
Zitronen sind auch sehr gut dazu geeignet, um Ihre Haare zu stärken. Wenn Sie Schuppen oder schwaches Haar haben, dann reiben Sie sich 10 Tage lang 1-mal täglich Ihre Kopfhaut mit einer Scheibe Zitrone ein. Diese Anwendung wird Ihr Haar stärken und die Bildung von Schuppen unterbinden.

Die Eierschalentherapie
Eierschalen sind kein Abfall. Bei der Behandlung von Osteoporose sind sie sehr hilfreich. Sie enthalten sehr viel Kalzium, das zu 90% von unseren Knochen aufgenommen wird. Außer Kalziumkarbonat enthalten Eierschalen alle Spurenelemente, die für unseren Körper lebenswichtig sind: Kupfer, Fluor, Eisen, Mangan, Molybdän, Schwefel, Silizium, Zink usw., insgesamt 27 Elemente. Die Zusammensetzung einer Eierschale ist der unserer Knochen und Zähne sehr ähnlich. Deutsche und ungarische Wissenschaftler, die die Auswirkungen der Eierschalentherapie auf den menschlichen Körper erforschten, kamen zu dem Schluss, dass sie sowohl für Kinder als auch für Erwachsene positive Wirkungen zeigt und daher ein hervorragendes Heilmittel gegen vielerlei Beschwerden ist, z.B. gegen brüchige Fingernägel und Haare sowie Zahnfleischbluten, Verstopfungen, Überempfindlichkeit, Schlaflosigkeit, chronische Erkältungen und Asthma. Die Therapie stärkt das Knochengewebe und entfernt radioaktive Elemente aus dem Körper.
Bei der Vorbeugung und Behandlung von Osteoporose bietet die Eierschalentherapie unschätzbare Vorteile, da sie keinerlei Nebenwirkungen besitzt. Die Therapie ist einfach und verursacht keine Kosten.

Rezept zur Eierschalentherapie
Tauchen Sie 5 Minuten lang eine Eierschale in kochendes Wasser, nehmen Sie sie dann wieder heraus und lassen Sie sie trocknen. An-

schließend mahlen Sie sie in einer Kaffeemühle. Nehmen Sie täglich ½ - 1 g davon ein. Zur Vorbeugung gegen Osteoporose können Sie das Pulver mit dem frisch gepressten Saft ½ Zitrone zu sich nehmen oder es Ihren Getreidegerichten oder Hüttenkäse beimischen. Wenden Sie diese Therapie 30 Tage lang an, jeweils 2-mal pro Jahr (im Januar und November).

Rezept für den Saft aus den Blättern des schwarzen Rettichs
Gegen das abnorme Erweichen von Zahn- und Knochengewebe (Osteomalazie) bei Kindern und Erwachsenen ist der Saft aus den Blättern des schwarzen Rettichs ein sehr effektives Heilmittel. Um die beste Wirkung zu erzielen, wenden Sie morgens und abends eine Mischung an, die aus dem frisch gepressten Saft der Rettichblätter sowie aus Löwenzahn- und Karottensaft besteht. Für 2 Anwendungen benötigen Sie die folgenden Mengen Saft: 90 ml Saft aus Rettichblättern, 90 ml Saft aus Löwenzahnblättern und 280 ml Karottensaft.

Lassen Sie mich nachfolgend alle Schritte - denen Sie unbedingt folgen sollten, wenn Sie bereits an Osteoporose erkrankt sind oder dagegen vorbeugen wollen - zusammenfassen:

1. Ändern Sie Ihre Ernährung und vermeiden Sie Nahrungsmittel, die Kalzium aus Ihren Knochen herauslösen (Kaffee, tierische Fette usw.).
2. Trinken Sie frisch gepresste Obstsäfte (mindestens 2 Gläser täglich).
3. Vergewissern Sie sich, dass Ihre Nahrung eine ausreichende Menge an natürlichen Vitaminen (vor allem Vitamin C) enthält.
4. Nehmen Sie täglich 1 zermahlene Eierschale, 1 weich gekochtes Ei und 1 Apfel zu sich.
5. Essen Sie regelmäßig Bohnen, Erbsen, Brokkoli und Hafer, sie sind reich an Östrogenen.
6. Nehmen Sie morgens und abends Wechselduschen.

7. Führen Sie die Entgiftungstherapien durch, die ich Ihnen in diesem Buch vorgestellt habe.

8. Stärken Sie Ihre Knochen durch tägliche Übungen (zum Beispiel durch Tanzen, und springen Sie 10 bis 15 Minuten lang zu den Klängen Ihrer Lieblingsmusik).

Ich bin 21 Jahre alt. Schon seit meiner Kindheit leide ich an Dickdarmbeschwerden (häufige Verstopfungen). Im Alter von 16 bekam ich Hämorriden, und sie wurden noch schlimmer, nachdem ich ein Kind zur Welt gebracht hatte. Die Ärzte schlugen mir eine chirurgische Beseitigung vor. Ich habe Angst und will keinen chirurgischen Eingriff. Geben Sie mir bitte einen alternativen Ratschlag.

Linda M.

Die chirurgische Beseitigung von Hämorriden hat für alle Beteiligten Vorteile, außer für den Patienten. In der Regel zeigen sich die Hämorriden nach einiger Zeit erneut, weil der chirurgische Eingriff ihre Ursachen nicht beseitigt hat.

Unter Hämorriden (erweiterte Adern im unteren Teil des Dickdarms) leiden normalerweise Menschen, die ständig große Mengen an Brot, Süßigkeiten, Kaffee, Tee sowie allen Arten von belegten Broten konsumieren.

Hämorriden sind auch Anzeichen für einen gestörten Blutkreislauf, verhärtete Blutgefäße und Adern sowie für dickflüssiges Blut. Die Ursache liegt in einem Mangel an natürlichen Mineralien, wie sie in Gemüse und Obst enthalten sind. Auch der Kontakt des Anus mit kalten Oberflächen kann eine Ursache für Hämorriden sein. Durch die Verlagerung der Lendenwirbel leiden Frauen nach der Geburt ihrer Kinder häufig an Hämorriden.

Bei Männern können große Körperfülle und ein auffällig dicker Bauch die mögliche Ursache für Hämorriden sein. Eine weitere Hauptursache ist ständiges Sitzen, was in der Folge zu Verstopfungen und schließlich zu Hämorriden führt.

Da uns die Ursachen bekannt sind, können wir einige Maßnahmen dagegen ergreifen:

1. Führen Sie einen aktiveren Lebensstil. Trainieren Sie insbesondere Ihre Muskeln im unteren Teil Ihres Körpers.
2. Schränken Sie den Genuss von Süßigkeiten, Brot, Tee und Kaffee ein und essen Sie mehr rohes oder gekochtes Gemüse und Obst.
3. Vermeiden Sie Verstopfungen, indem Sie Ihren Dickdarm entgiften und bauen Sie eine gesunde Darmflora auf (siehe Seite 247).
4. Lernen Sie, langsam zu essen, und trinken Sie während der Mahlzeiten nichts; das Befolgen dieser wichtigen Regel trägt wesentlich zu der guten Funktion Ihres Verdauungssystems und insbesondere Ihres Dickdarmes bei.

Zusätzlich können Sie auch die nachfolgend beschrieben Therapien anwenden:

- Schneiden Sie ein zylindrisches Stück (etwa so dick wie Ihr kleiner Finger) aus einer rohen Kartoffel und führen Sie es über Nacht in Ihr Rektum ein. Führen Sie diese Therapie 2 Wochen lang jede 2. Nacht durch.

- Anstatt nach dem Stuhlgang Toilettenpapier zu benutzen, waschen Sie Ihren Anus abwechselnd mit warmem und kaltem Wasser (jeweils 5-mal) und trocknen Sie sich dann vorsichtig mit einem weichen Handtuch ab.

- Geben Sie 2 Esslöffel Tabak in einen Plastikeimer, auf dem Sie bequem sitzen können. Gießen Sie 1 Liter kochendes Wasser darüber, decken Sie den Eimer ab und lassen Sie ihn 20 Minuten lang stehen. Wenn der Dampf nicht mehr zu heiß ist, nehmen Sie den Deckel ab und setzen sich 3 bis 5 Minuten lang auf den Eimer.

- Trinken Sie die Mischung aus den folgenden, frisch gepressten Säften 15 Minuten vor den Mahlzeiten:

    1. 50 ml Karottensaft + 40 ml Selleriesaft + 20 ml Pastinakensaft + 30 ml Spinatsaft
    2. 90 ml Karottensaft + 60 ml Spinatsaft

- Wickeln Sie einen Eiswürfel in ein Stück Baumwollstoff und führen Sie Ihn für 5 bis 10 Sekunden in Ihr Rektum ein. Führen Sie diese Anwendung für eine Dauer von 1 bis 2 Monaten jeweils nach dem Stuhlgang durch (wenn Sie eine Wäsche vornehmen, anstatt Toilettenpapier zu verwenden).

- Um Hämorriden ein für alle Mal zu beseitigen, stellen sie Ihre Ernährung während der Sommermonate 2 Wochen lang ausschließlich auf Obst und Gemüse um. Essen Sie kein Fleisch, helle Mehl- oder Molkereiprodukte und trinken Sie keine alkoholischen Getränke, Kaffee, Kakao oder Schokolade. Anstelle von Brot können Sie kleine Mengen Walnüsse verzehren und Himbeer-, Johannisbeer-, Pfefferminz- oder Kamillentee trinken.

Wichtige Anmerkung: **Für Menschen, die unter Hämorriden leiden, besteht die Gefahr, dass sie an Dickdarmkrebs erkranken.**

Können Sie mir die einfachsten, präventiven Methoden gegen Krebs nennen?
   Judith D.

Es tut mir leid, aber es gibt keine universelle Methode. In einem meiner Radiointerviews habe ich diese Frage wie folgt beantwortet:

1. Essen Sie Obst und Gemüse, die in Ihrer Gegend angebaut werden und trinken Sie deren frisch gepresste Säfte. In Ihrem Speiseplan sollte es jeden Tag mindestens einen Apfel und rohes oder gekochtes Gemüse geben; am wertvollsten sind Gemüse und Obst, die eine intensive grüne, orange oder rote Farbe besitzen (Spinat, Kopfsalat, Gurken, Bohnen, Erbsen, Birnen, Äpfel, Karotten, Kürbisse, Tomaten, Rüben usw.). Sie versorgen unseren Körper mit allen lebensnotwendigen Vitaminen, Mineralien, Ballaststoffen sowie mit Sauerstoff.

2. Lernen Sie die vielen Arten von Fetten zu unterscheiden. Unser Körper benötigt Fette, besonders in fortgeschrittenem Alter. Doch welche Fette sind besser? Pflanzenöle, insbesondere kaltgepresste, enthalten Säuren und Vitamine, die unsere Lebenserwartung erhöhen. Nehmen Sie deshalb jeden Morgen und jeden Abend 1 Teelöffel Pflanzenöl ein und mischen Sie es auch unter Ihre Salate (1 Esslöffel). Den Verzehr von Fleisch, Milch und Margarine sollten Sie unbedingt einschränken.

3. Gehen Sie öfter körperlichen Aktivitäten im Freien nach und lernen Sie, korrekt zu atmen. In Luft enthaltener Sauerstoff ist für jede einzelne der Milliarden Zellen in Ihrem Körper lebensnotwendig und hilft Ihnen, sich zu regenerieren, was wiederum den Alterungsprozess verlangsamt. Körperliche Aktivitäten ermöglichen es dem Sauerstoff, alle Zellen zu erreichen, daher ist es auch besser, sich im Freien zu bewegen oder zu trainieren.

4. Seien Sie fröhlich, denn Ihre Gefühle beeinflussen nicht nur Ihren Verstand, sondern auch die meisten physiologischen Reaktionen Ihres Körpers. Wenn Sie beunruhigt oder verärgert sind, hört Ihr Immunsystem auf, die Hormone T und B freizusetzen, die Sie - neben anderen Hormonen - vor Infektionen und Krebs schützen. Wenn Sie sich freuen, fröhlich sind und Ihr Leben genießen, wird Ihr Immunsystem stärker und kann Ihre Gesundheit besser schützen.

5. Finden Sie Zeit, um sich zu entspannen. Das Leben in unserer modernen Welt ist voller Belastungen und Stress; das können Sie zwar nicht vermeiden, doch sollten sich diese Spannungen auch nicht in

Ihnen anstauen. Gönnen Sie sich selbst die Zeit, das zu tun, was Sie genießen. Hören Sie Ihre Lieblingsmusik, meditieren Sie oder machen Sie einen Spaziergang im Wald. Bereits 3 bis 5 Minuten, die Sie ausschließlich sich selbst widmen, können Ihnen schon dabei helfen, sich zu entspannen und all Ihre Schwierigkeiten zu vergessen.

6. Beschäftigen Sie Ihren Verstand. Je mehr Ihr Gehirn arbeitet, desto mehr Stress kann es ertragen. Wie alt Sie auch sein mögen, geistige Beschäftigungen regen Gehirnzentren an, die für Ihr Gedächtnis verantwortlich sind. Lesen Sie Bücher, besuchen Sie Museen, hören Sie Vorträgen zu und spielen Sie Schach, - mit anderen Worten, benutzen Sie Ihren Kopf.

7. Gönnen Sie sich eine ausreichende Menge Schlaf. Ruhiger Schlaf macht den Verstand wieder klar, entspannt die Muskeln, reduziert den Blutdruck, regeneriert das Hormon- und stärkt das Immunsystem. Sogar Wunden heilen während des Schlafes besser. Bei Menschen, denen einige Tage lang der Schlaf entzogen wird, zeigen sich Symptome psychischer Probleme. Der Schlafbedarf ist von Mensch zu Mensch unterschiedlich; für einige sind 4 bis 5 Stunden völlig ausreichend, andere hingegen benötigen 8 bis 10 Stunden Schlaf. Sie sollten sich so viel Schlaf zugestehen, wie Ihr Körper fordert. Das bedeutet, dass Sie sich ausgeruht und erfrischt fühlen sollten, wenn Sie aufstehen.

8. Gewöhnen Sie sich an, sich viel zu bewegen und zu gehen, denn auf diese Weise stärken Sie Ihr Immunsystem. Auch eine etwas geringere Temperatur in Ihrem Schlafzimmer (16 bis 17°C) sowie Wechselduschen 2-mal täglich (morgens und abends) unterstützen den Aufbau Ihrer Abwehrkräfte.

9. Essen Sie weniger! Essen Sie nach dem Motto: Essen, um zu leben, statt leben, um zu essen. Kauen Sie Ihre Mahlzeiten langsam und verlassen sie bereits dann den Tisch, wenn Sie noch immer ein leichtes Hungergefühl verspüren. Essen Sie mehr natürliche Nahrungsmittel, die nicht warm zubereitet wurden (insbesondere gebratene Speisen).

10. Lachen Sie mehr! Lachen regt mehr Muskeln an, als Sie vielleicht vermuten mögen. Es massiert unsere inneren Organe und regt das Verdauungssystem an. Es lindert Schmerzen und beseitigt Entzündungen. Wenn wir lachen, atmen wir tiefer und führen so unseren Lungen mehr Sauerstoff zu. Unser Gehirn produziert Serotonin (das „Glückshormon"). Und schließlich wirkt Lachen verbindend und ermöglicht es, Hindernisse in Beziehungen zu anderen Menschen zu überwinden.

11. Haben Sie Sex (nicht wahllos!). Schon die Medizin im Altertum betrachtete Unsterblichkeit als die Folge der Vereinigung männlicher und weiblicher Elemente. Sex stellt die Harmonie in Ihrem Körper am besten wieder her und stärkt zudem Ihr Immunsystem.

12. Entgiften Sie Ihren Körper. Denken Sie immer daran, dass der innere Zustand Ihres Körpers sich deutlich in Ihrem Aussehen zeigt.

13. Hören Sie darauf, was Ihr Körper Ihnen mitteilt; er weiß das zu schätzen. Wenn Sie gesund bleiben wollen, dann kümmern Sie sich um sich selbst, bevor eine Krankheit es tut.

Meinen Handflächen und meine Füße schwitzen sehr stark. Nichts von alldem, was ich versucht habe, hat gegen dieses Problem geholfen. Mittlerweile leide ich unter Phobien und versuche deshalb, nicht mehr auszugehen, weil es mich nervös macht und mein Schwitzen nur noch verstärkt.
    Jan N.

Zuerst einmal können Sie lernen, Ihr Nervensystem durch einige geistige Übungen zu kontrollieren und aufhören, ständig über Ihr „Schwitzproblem" nachzudenken. Zweitens: Reduzieren Sie in Ihrer Nahrung die Mengen an Fleisch, weil darin die Ursache Ihres Problems liegt. Beginnen Sie damit, Ihren Körper zu entgiften und gewöhnen Sie ihn an Temperaturschwankungen, indem Sie morgens und abends Wechselduschen machen oder regelmäßig eine Sauna besuchen. Hier sind einige praktische Tipps, um unangenehmen Fußgeruch zu beseitigen:

1. Nehmen Sie einige frische Birkenzweige, zerkleinern Sie sie, stecken Sie sie zwischen Ihre Zehen, ziehen Sie Socken darüber und tragen Sie sie mindestens 2 Stunden lang.
2. Füllen Sie ein wenig pulverisierte Eichenrinde in Ihre Socken, ziehen Sie sie an und tragen Sie sie über Nacht. Waschen Sie morgens Ihre Füße mit warmem Wasser und trocknen Sie sie dann ab. Wiederholen Sie diese Anwendung über einen Zeitraum von 2 Wochen jeden 2. Tag.
3. Füllen Sie etwas pulverisierte Borsäure in Ihre Socken, tragen Sie sie über Nacht, waschen Sie am Morgen Ihre Füße mit kaltem Wasser und trocknen Sie sie dann ab. Wiederholen Sie diese Anwendung 2 Wochen lang jeden 2. Tag.
4. Halten Sie über einen Zeitraum von 90 Tagen Ihre Füße jeden Morgen und jeden Abend für 5 bis 10 Sekunden unter fließendes, kaltes Wasser. Diese einfache Methode hilft nicht nur gegen Ihr starkes Schwitzen, sondern auch gegen Erkrankungen des Rachens.

In einem Ihrer Artikel haben Sie geschrieben, dass die Einnahme von synthetischem Vitamin C schädlich ist. Warum ist das so?
Maria K.

Nicht nur synthetisches Vitamin C, sondern alle synthetischen Vitamine sind schädlich!

Erstens: Die meisten Vitamine sind von Pflanzen gebildete Verbindungen, die während des Prozesses der Biosynthese unter dem Einfluss von Sonnenlicht entstehen. Vitamine in Pflanzen finden sich in Formen (Provitamine), die vom menschlichen Körper leicht aufgenommen werden. Pflanzen enthalten auch alle für unseren Körper notwendigen Mineralsalze sowie weitere Verbindungen (einige von ihnen sind noch immer unbekannt), die bei der vollständigen Aufnahme der Vitamine in unseren Körper helfen. Aus diesem Grund ist es auch nicht möglich, natürliche Vitamine übermäßig zu dosieren, ganz im Gegensatz zu synthetischen Vitaminen.

Zweitens: Künstliche Vitamine sind anorganische, kristalloide Stoffe, die von unserem Körper wie Fremdstoffe behandelt werden. Sie werden nur sehr schwer oder überhaupt nicht aufgenommen (insbesondere bei Menschen mit Stoffwechselstörungen). Daher nimmt auch der Urin ihre Farbe und ihren Geruch an. Außerdem führt die Einnahme von synthetischen Vitaminen häufig zu Gegenreaktionen in Form von Übelkeit, Schwächegefühlen oder Juckreiz.

Drittens: Eine der Nebenwirkungen bei der Einnahme synthetischer Vitamine ist ein gesteigerter Appetit. Die Ursache liegt darin, dass der Körper zusätzliche Mengen an Mineralsalzen, Kohlehydraten und Proteinen benötigt, um die Vitamine aufnehmen zu können. Im Gegensatz zu pflanzlichen Nahrungsmitteln besitzen synthetische Vitamine diese Inhaltsstoffe jedoch nicht. So verlangt der Körper instinktiv nach mehr Nahrung, was in der Folge zu Fettleibigkeit führt.

Die Auswirkungen der Einnahme von synthetischem Vitamin C
Für die meisten Menschen ist Vitamin C ein harmloses Nahrungsergänzungsmittel. Doch in den letzten Jahren stellten Ärzte immer mehr Nebenwirkungen fest, die durch die Überdosierung von Vitamin C verursacht werden. Für die meisten Menschen ist es ist üblich, Vitamin C in großzügigen Mengen zu sich zu nehmen (manchmal 4 bis 6 g pro

Tag), um grippale Infekte und Virusinfektionen zu bekämpfen. Doch die empfohlene Menge liegt bei nur etwa 100 mg täglich.

Wissenschaftler in vielen Ländern stimmen darin überein, dass die Einnahme von synthetischem Vitamin C die Abwehrkräfte des Körpers gegen Erkältungen nicht erhöht und große Mengen die Symptome einiger allergischer Infektionskrankheiten (insbesondere Rheuma) sogar noch verschlimmern.

Die gefährlichste Auswirkung hoher Dosen Vitamin C liegt jedoch in der verstärkten Neigung des Blutes, Gerinnsel zu bilden. Eine weitere Folge kann die Bildung von Steinen aus Oxalsäure und Harnsäure in den Nieren und der Blase sein.

Synthetisches Vitamin C zerstört andere Vitamine. Aufgrund dieser Tatsache wird Patienten, die Vitamin-B2-Injektionen erhalten, von ihren Ärzten geraten, Vitamin C während dieser Zeit nicht einzunehmen. Bei Diabetikern behindern hohe Dosen an Vitamin C die Produktion von Insulin in der Bauchspeicheldrüse und verursachen so einen Anstieg des Urin- und Blutzuckerspiegels. Jüngste Forschungen haben gezeigt, dass das Überdosieren von Vitamin C die Nerven-Muskel-Impulse verlangsamt, zu einer erhöhten Muskelermüdung führt und die Koordination zwischen Augen und Muskeln einschränkt.

Vitamin C wird nicht in unserem Körper eingelagert. Befragen Sie doch einmal Ihren Arzt zu den Auswirkungen von synthetischem Vitamin C. Natürliche Vitamine, die sich in großen Mengen in Obst und Gemüse finden, sind äußerst nützlich. Zudem ist eine Überdosierung vollkommen ausgeschlossen.

Ein Hellseher auf einem Jahrmarkt sagte mir, dass ich nicht viele Ringe an meinen Fingern tragen sollte.
Helene K.

Der Hellseher hatte völlig Recht. Es gibt wissenschaftliche Studien, die einen Zusammenhang zwischen den Beschwerden einiger Frauen und dem Schmuck erkennen lassen, den diese an den Fingern tragen.

Es ist bekannt, dass sich an den Händen viele Reflexzonen befinden, die mit inneren Organen in Verbindung stehen. Zum Beispiel verursacht ein Ring auf dem vierten Finger Beschwerden an den Brustwarzen und Funktionsstörungen der Fortpflanzungsorgane sowie der endokrinen Drüsen. Ein Ring auf dem Mittelfinger kann Arteriosklerose oder hohen Blutdruck verursachen, ein Ring auf dem Zeigefinger Rückenschmerzen, Verkalkung der Knochen und Entzündungen an den Nervenwurzeln des Rückenmarks (Radikulitis). Das häufige Tragen von Schmuck am kleinen Finger führt zu Störungen des Zwölffingerdarmes.

Mein Rat: Setzen Sie Ihre Hände keinen unnötigen Spannungen aus, indem Sie viel Schmuck tragen. Ziehen Sie sogar Ihren Hochzeitsring aus, wenn Sie schlafen gehen, denn Ihre Hände müssen zeitweise vollständig ruhen. Wenn Sie Zeit haben, zum Beispiel während Sie fernsehen, massieren Sie die Finger Ihrer rechten und linken Hand abwechselnd jeweils 1 Minute lang. Das Massieren der Finger beeinflusst die Augen. Wenn Sie täglich Ihre Finger massieren, brauchen Sie keine Brille, und Ihre Hände werden sich immer ausgeruht fühlen.

Kann Nahrung das Geschlecht unseres künftigen Kind beeinflussen?
Elisabeth und Michael P.

In den letzten Jahren hat man viele Beweise dafür erbringen können, dass zwischen der Ernährung der Eltern und dem Geschlecht ihres künftigen Kindes ein Zusammenhang besteht.
Auf einer der japanischen Inseln wurden im Verlauf vieler Jahre 4-mal so viele Jungen wie Mädchen geboren. Japanische Wissenschaftler glauben, dass dieses Phänomen durch das Wasser auf der Insel verursacht wird, das einen hohen alkalischen Gehalt hat. Französischen Forschern zufolge entscheidet die Nahrung zu 80% über das Geschlecht eines künftigen Kindes, wobei ein hoher Kalziumgehalt die Empfängnis von Mädchen fördert, ein hoher Kaliumgehalt die von Jungen.

Nahrungsmittel, die die Empfängnis von Mädchen fördern: Alkalisches Mineralwasser (reich an Kalzium), Schokolade, Kakao, Eier, Hüttenkäse, Kefir, Sahne, reifer Käse, hefefreie Backwaren, Auberginen, Karotten, Rüben, Gurken, Zwiebeln, Pfeffer, Äpfel, Erdbeeren, Himbeeren, Grapefruits, Nüsse, Zucker, Honig und Marmeladen.
Nahrungsmittel, die die Empfängnis von Jungen fördern: Alkalisches Mineralwasser, Obstsäfte, Feinkostprodukte, Eiweiß, Kartoffeln, Pilze, Erbsen, Bananen, Datteln, Aprikosen, Orangen, Kirschen und getrocknete Pflaumen.

Ich habe viele Jahre lang Prostataentzündung ohne Ergebnisse behandelt. Kennen Sie irgendwelche Heilmittel?

Roman B.

Statistiken zufolge leiden zwei von drei Männern über 45 unter diesen Beschwerden. Es ist sinnvoll, wenn man einige Einzelheiten darüber kennt. Um eine Prostataentzündung bereits im Anfangsstadium erkennen zu können, sollten Sie auf die folgenden Symptome achten:

1. Häufiges Wasserlassen
2. Schwacher und unterbrochener Harnfluss
3. Nächtliches Erwachen, um Wasser zu lassen
4. Unfähigkeit, die Blase vollkommen zu leeren

Wenn Sie diese Symptome ignorieren und sie nicht behandeln lassen, kann das zu Harnwegsinfektionen und ernsten Funktionsstörungen Ihrer Nieren sowie zu einer Schwächung Ihres Sexualtriebes führen. Daher sollten sich Männer nach dem 40. Lebensjahr 1-mal jährlich von einem Urologen untersuchen lassen, Männer über 55 2-mal jährlich.

Einige nützliche Ratschläge:
Nachfolgend zähle ich einige vorbeugende Maßnahmen auf, die Männer über 40 beachten und in die Praxis umsetzen sollten:

1. Vermeiden Sie einen sitzenden Lebensstil.
2. Verhindern Sie Verstopfungen.
3. Schützen Sie Ihren Körper (insbesondere Ihre Füße) vor Unterkühlung, tragen Sie wärmende Unterwäsche, und setzen Sie Ihren Körper nicht für lange Zeit kalten Temperaturen aus.
4. Trinken Sie nicht zu viel Alkohol.
5. Essen Sie mehr Gemüse, Obst, Naturjoghurt, Kefir, Hüttenkäse, Getreide, Rüben, Kohl und Vollkornbrot, und trinken Sie Gemüsecocktails aus frisch gepresstem Rüben-, Karotten- und Gurkensaft im Mischungsverhältnis 1 : 3 : 1.
6. Gehen Sie - unabhängig vom Wetter - mehr spazieren.
7. Vermeiden Sie Fettleibigkeit.
8. Schränken Sie auf jeden Fall den Verzehr von Zucker, zuckerhaltigen Produkten und Nahrungsmitteln ein, die aus weißem Mehl hergestellt werden.
9. Führen Sie ein aktives Leben. Bewegen Sie sich viel am Morgen oder machen Sie Körperübungen. Steigern Sie Ihre Abwehrkräfte gegen Temperaturschwankungen, indem Sie Wechselduschen nehmen, eine Sauna besuchen oder Ihre Füße kurz unter kaltes Wasser halten, sie anschließend massieren und dann barfuß durch Gras, über einen Strand usw. gehen.
10. Auch regelmäßiges, kurzes Fasten führt zu guten Ergebnissen (Trinken Sie 1-mal pro Woche für die Dauer von 24 bis 36 Stunden nur Wasser).

All denjenigen, die bereits an Prostatabeschwerden leiden, rate ich dringend, ihr Urogenitalsystem zu entgiften:

Die Entgiftung des Urogenitalsystems
Geben Sie 2 Esslöffel Naturreis in ein 500 ml-Glas, füllen Sie das Glas mit kaltem, abgekochtem Wasser auf, und lassen Sie es 24 Stunden

lang stehen. Bereiten Sie am 2. Tag erneut 1 Glas mit Reis und Wasser zu, spülen Sie den Reis in dem 1. Glas durch und wechseln Sie das Wasser. Wiederholen Sie diesen Vorgang 5 Tage lang, und wechseln Sie in den bereits vorhandenen Gläsern täglich das Wasser. Nun haben Sie 5 Gläser mit eingeweichtem Reis zubereitet. Kochen Sie am 6. Tag den Reis aus dem 1. Glas 15 Minuten lang und verzehren Sie ihn umgehend, ohne etwas anderes dazu zu essen (Sie können etwas Butter oder Pflanzenöl hinzugeben, jedoch kein Salz). Essen oder trinken Sie die nächsten 3 Stunden nichts. Verwenden Sie jetzt das 1. leere Glas als Glas Nr. 6, geben Sie Reis hinein und füllen Sie es wieder mit kaltem, abgekochtem Wasser auf. Kochen Sie am nächsten Tag den Reis aus dem 2. Glas und verwenden Sie es dann als Glas Nr. 7. Verfahren Sie nach diese Prinzip 2. Monate lang, indem Sie den oben beschriebenen Vorgang täglich wiederholen.

Die Therapie heilt Prostataentzündungen (bei Männern) sowie Entzündungen des Urogenitalsystems (bei Frauen).

Sie schreiben, dass Kaffee schädlich ist. Woanders habe ich gelesen, dass Kaffeetrinken viele Vorteile hat.
Brigitte T.

Wenn Sie gesund bleiben wollen, müssen Sie die Mengen an Kaffee genau dosieren. Kaffee besitzt keinen Nährwert. Er unterdrückt die Proteinaufnahme und verringert die Mengen der notwendigen Spurenelemente (Eisen, Kalzium) und B-Vitamine. Kaffee belastet die Leber. Menschen, die zu viel Kaffee trinken, verspüren nach exzessivem Kaffeekonsum meist ein Kältegefühl im Körper. Französische Forscher stellten fest, das Menschen, die mehr als 3 Tassen Kaffee täglich trinken, an einer versteckten Form von Anämie leiden. Bei denjenigen, die durchschnittlich 6 Tassen pro Tag tranken, zeigten sich Symptome von Paranoia. Außerdem besitzt Kaffee die Eigenschaft, Radionuklide im Körper zurückzuhalten.

Amerikanische Studien, die 25 Jahre lang an 85.000 Krankenhausangestellten durchgeführt wurden, führten zwar zu einer optimistischeren Betrachtungsweise dieses Problems, wiesen andererseits aber auch nach, dass Koffein einen sehr starken Einfluss auf den menschlichen Körper ausübt.

Die Schlussfolgerung: Kaffee, der in mäßige Mengen getrunken wird, besitzt durchaus Vorteile in Form seiner antistatischen Qualitäten (Aufhebung der elektrostatischen Aufladung des Körpers). Es gibt also weder absolut schädliche noch absolut nützliche Produkte. Eine Substanz kann - abhängig von der Menge - entweder ein Gift oder eine Arznei sein. Ich kann an dieser Stelle nur nochmals die altbekannte Wahrheit wiederholen: Alles hängt von Mäßigung ab. Eine oder zwei Tassen Kaffee pro Tag sollten genügen.

Zum Schluss noch einige interessante Forschungsergebnisse über die Getränke, die wir üblicherweise zu uns nehmen und in welchem Maße sie dazu geeignet sind, Steine aus den Nieren herauszupülen (auf einer Skala von 0 bis 100%).

1. Coca-Cola: 2%
2. Abgekochtes Wasser: 2 bis 4%
3. Tafelwasser: 6 bis 8%
4. Mineralwasser: 12 bis 18%
5. Schwarzer Tee: 12%
6. Kaffee: 16%
7. Bier: 20%
8. Grüner Tee: 46 bis 60%

Gelegentlich hat es Vorteile, Mineralwasser, schwarzen Tee, Kaffee oder sogar Bier zu trinken. Das beste Getränk jedoch, das Sie regelmäßig zu sich nehmen sollten, ist grüner Tee.

Kapitel 6

Die vollständige Entgiftung des Körpers

Die vollständige Entgiftung des Körpers besteht aus äußerer sowie innerer Körperhygiene. Das folgende Kapitel erklärt Ihnen ausführlich, welche Methoden erforderlich sind, um Ihren Körper vollständig zu entgiften, damit Sie Ihren gesamten Gesundheitszustand von Grund auf verbessern können. Eine ganze Reihe gesundheitsschädlicher Ablagerungen und Giftstoffe, die sich im Laufe vieler Jahre in Ihrem Körper angesammelt haben, sind die eigentliche Ursache sehr vieler Krankheiten. Um all diese Ablagerungen und Gifte aus Ihrem Körper zu entfernen, bedarf es zuallererst der inneren „Reinigung" aller Körpersysteme. Eine vollständige Körperentgiftung ist notwendig, um das harmonische Zusammenspiel aller Körperfunktionen überhaupt erst zu gewährleisten. Bereits jeder einzelne Schritt Ihrer Körperentgiftung wird nicht nur zu sicht-, sondern vor allem zu spürbaren Erfolgen führen, zu Erfolgen, die Sie bisher wahrscheinlich nicht für möglich gehalten hätten. So wird beispielsweise die Entgiftung Ihres Dickdarms dazu führen, dass Sie zukünftig nicht mehr unter Blähungen, Verstopfungen und Sodbrennen leiden werden. Die Entgiftung Ihrer Leber bewirkt in Ihrem Körper eine bessere Verdauung, ein besseres Gedächtnis, gesund aussehende, wache Augen, glänzende Haare, ein jüngeres Aussehen sowie mehr Energie, Kraft und Ausdauer. Die Entgiftung Ihrer Nieren lässt eventuell vorhandene Tränensäcke verschwinden, reinigt und stabilisiert den Blutdruck, beseitigt Bauchschmerzen, säubert die Gelenke von salzigen Ablagerungen, erhöht ihre Flexibilität, erlaubt Ihnen somit mehr Bewegungsfreiheit und macht Sie für Wetter- und Temperaturschwankungen unanfällig. Die Entgiftung Ihrer Lymphe und Blutgefäße verhindert schließlich Infektionen, Herzanfälle, Schlaganfälle, Krampfadern und viele weitere Störungen.

Wenn Sie Ihre Wohnung oder Ihr Haus renoviert haben, fühlen Sie sich darin mit Sicherheit wohler als zuvor. Auch ein sauberes Kleidungsstück fühlt sich gut an. Und Ihr Auto bereitet Ihnen mehr Freude, wenn es neu lackiert ist und sich in einem technisch einwandfreien Zustand befindet. Doch all diese Gefühle sind nicht im Geringsten mit dem Gefühl zu vergleichen, dass Sie

tief in Ihrem Innern verspüren werden, sobald Sie erst einmal Ihren Körper vollständig entgiftet haben. Wenn Sie sich zu diesem Schritt entschließen, dann werden Sie sich danach fühlen, als besäßen Sie einen neuen Körper.

ÄUSSERE KÖRPERHYGIENE

Die Reinigung der Zähne

Zweifellos wissen wir mehr über äußere als über innere Körperhygiene, doch dieses Wissen alleine zeigt nicht immer die erwarteten Wirkungen. Sich 2 bis 3-mal täglich die Zähne zu putzen, ist für viele Menschen zu einer festen Gewohnheit geworden. Wir putzen zwar sehr gründlich und benutzen nur Qualitätszahnpasta, doch trotzdem leiden viele von uns noch immer an Karies und Zahnfleischerkrankungen. Worin liegt die Ursache?
In erster Linie beschädigen die Zahnbürsten, die wir üblicherweise benutzen, unsere Zähne mehr als sie sie reinigen. Harte Zahnbürsten verletzen unser Zahnfleisch. Essensreste setzen sich zwischen den Zähnen fest, fangen an sich zu zersetzen und verursachen dadurch bakterielle Infektionen. Zudem verbessern sie nicht die Durchblutung des Zahnfleisches, weil die Massagewirkung nur sehr gering ist. Und schließlich sind die Zahnbürsten selbst mit Bakterien infiziert. Aus diesen Gründen kann sogar regelmäßiges und gründliches Zähneputzen bei den meisten Menschen weder Zahnfäule, (verursacht durch chemische Prozesse auf der Zahnoberfläche) noch Zahnfleischerkrankungen (bakterielle Infektionen unter dem Zahnfleischrand, die zu Schäden am Gewebe und dem Kieferknochen führen) verhindern. Diese Erkrankungen verursachen nicht nur Zahnschmerzen, sondern führen auch zu vielen weiteren Leiden wie beispielsweise Gelenkentzündungen, hohem Blutdruck, Störungen der Nieren, des Herzes und des Magens sowie zu einer Beeinträchtigung der Augen, Nase und Ohren. Doch was können wir tun, um all diese Schäden zu verhindern? Wir

können dem Beispiel der Yogameister folgen, die körperreinigende Entgiftungsmethoden erfanden. Die Verwendung herkömmlicher Zahnbürsten halten sie für völlig ungeeignet, um die Zähne zu reinigen. Stattdessen bedienen sie sich natürlich verfügbarer „Zahnbürsten" in Form von Pflanzenstielen oder Zweigen. Die Zweige eines Birnbaums, einer Linde, Kiefer oder Fichte, oder die Zweige eines Johannisbeer- oder Himbeerstrauches sind dazu bestens geeignet. Nehmen Sie einen etwa 15 cm langen Kiefern- oder Fichtenzweig und kauen Sie so lange auf einem Ende, bis es einer Bürste gleicht. Dank einiger Substanzen, die sich in Nadelhölzern finden, erreichen Sie alleine schon durch das Kauen auf dem Zweig eine desinfizierende Wirkung. Jetzt können Sie ganz normale Zahnpasta auf das zerkaute Ende des Zweiges auftragen, sich gründlich die Zähne putzen und anschließend Ihr Zahnfleisch damit massieren.

Nachfolgend einige warnende Worte zum Thema Zahnpasta. Vor einigen Jahren wurde ein namhafter Zahnpastahersteller wegen des zu hohen Fluoridanteils in einem seiner Produkte verklagt. Der zu hohe Fluoridanteil hatte für einige Kinder, die beim Zähneputzen die Zahnpasta herunterschluckten, tödliche Folgen. Um solche Tragödien von vornherein zu vermeiden, sollten Eltern gut auf ihre Kinder aufpassen und sie daran hindern, Zahnpasta herunterzuschlucken (viele Kinder haben diese Angewohnheit). Yogameister benutzen niemals Zahnpasta, sie verwenden stattdessen pulverisiertes Salz und vermischen es mit Öl.

Um beim Zähneputzen die beste Wirkung zu erzielen, sollten Sie sie 3 bis 5 Minuten lang putzen (die meisten Menschen putzen Ihre Zähne nur 30 bis 40 Sekunden lang). Die meisten Japaner beispielsweise besitzen starke und gesunde Zähne, obwohl sie kaum Zahnbürsten benutzen. Stattdessen tragen sie Zahnpasta auf ihren Zeigefinger auf und reinigen so ihre Zähne. Diese Art des Zähneputzens ist in der Tat eine sehr gute Methode, die Zähne zu reinigen, sie zu stärken und das Zahnfleisch zu massieren.

Meine Lieblingsmethode ist eine Kombination aus den beiden oben beschriebenen Methoden.

Die Zubereitung von Zahnpasta: Bereiten Sie sich eine Mischung aus 1 Teelöffel Zitronensaft, 1 Teelöffel Pflanzenöl, 2 Teelöffeln Ihrer üblichen Zahnpasta, ½ Teelöffel Backpulver, ½ Teelöffel Salz und ½ Teelöffel pulverisiertem Ingwer zu. Vermischen Sie alles gut miteinander und bewahren Sie die Mischung in einem kleinen, dunklen Gefäß auf. Tauchen Sie Ihren Zeigefinger in die Mischung und verwenden Sie sie, um damit 1 bis 2 Minuten lang Ihre Zähne auf jeder Seite zu reinigen und Ihr Zahnfleisch zu massieren. Putzen Sie danach Ihre Zähne 1 Minute lang wie gewohnt und spülen Sie dann Ihren Mund mit viel Wasser gründlich aus.

Trinken Sie anschließend ein Glas grünen Tee; er verhindert Zahnfäule und zerstört die Mikroorganismen, die Ihren Zahnschmelz angreifen.

Die Reinigung der Zunge

In den meisten Fällen ist unsere Zunge mit einem gräulichweißen oder gelblichen Plaquebelag bedeckt, der auf Störungen des Verdauungstraktes sowie auf gesundheitsschädliche Ablagerungen im Körper hinweist. Selbstverständlich sollten wir als Erstes unseren Verdauungstrakt in Ordnung bringen. Die Zunge sollte ebenso oft wie die Zähne gereinigt werden, denn schließlich möchte niemand, dass seine Zunge eine Brutstätte für gesundheitsschädliche Bakterien ist. Die Methode, Ihre Zunge zu reinigen, ist sehr einfach: Kratzen Sie mit Ihrem Zeigefinger einfach den Plaquebelag von Ihrer Zunge so lange ab (von hinten nach vorne), bis auf der gesamten Oberfläche wieder die normale Rosafärbung zum Vorschein kommt, und tragen Sie anschließend etwas Öl auf.

Die Reinigung der Nase

Leider ist für die meisten Menschen die Reinigung Ihrer Nase nicht so selbstverständlich wie das Zähneputzen. Viele von uns finden sich lieber mit den unangenehmen Folgen einer von Schleim verstopften Nase ab, als etwas dagegen zu unternehmen. Eine verstopfte Nase behindert nicht nur die korrekte Atmung und den Geruchssinn, sondern verursacht auch weitere Gesundheitsprobleme, indem sie das Energiegleichgewicht in unserem Körper stört. Über dieses Thema schrieb ich bereits an anderer Stelle; hier werde ich nun meine Ausführungen darüber vertiefen, wie wichtig eine korrekte Atmung durch beide Seiten der Nase ist.

Schon im Altertum betrachtete die chinesische Medizin die Atmung durch die rechte Seite der Nase als „solar" und positiv (das Erhöhen der positiven Ladung im Körper), während die Atmung durch die linke Seite der Nase als „lunar" oder negativ betrachtet wurde. Um das bioenergetische Gleichgewicht im Körper aufrechtzuerhalten, müssen wir in der Lage sein, durch beide Seiten unserer Nase frei atmen zu können.

Staub, der in unsere Nase gelangt, wird durch den feuchten und klebrigen Belag unserer Nasenschleimhaut abgefangen und durch die Bewegungen mikroskopisch kleiner Härchen, die man auch als Flimmerhärchen oder Zilien bezeichnet, hinausbefördert. Zudem besitzt die Nasenschleimhaut antiseptische (keimtötende) Eigenschaften und ist so in der Lage, viele Bakterien abzutöten. Die Luft, die wir einatmen, enthält jedoch derart viel Staub, dass der Verteidigungsmechanismus unserer Nasenschleimhaut nicht mehr in der Lage ist, die gesamte Atemluft von Fremdkörpern zu befreien. Zudem schlafen die meisten Menschen auf der Seite (die korrekte und somit gesunde Art zu schlafen ist auf dem Rücken), was dazu führt, dass sich auf einer Seite ihrer Nase mehr Staub ansammelt als auf der anderen. Diese Schlafposition macht eine normale Atmung unmöglich und beeinflusst so die Zusammensetzung und die Zirkulation des Blutes, was letztendlich zu Schlafstörungen, Störungen des Nervensystems und zu Verdauungsproblemen führt. Menschen, die unter chronischen Erkältungen leiden, leiden auch an Sehstörungen und dem ständigen Gefühl, dass ihnen der Kopf „brummt" und die Ohren „dröhnen". Zudem altern sie schneller. Die mangelnde Fähigkeit, gleichmäßig durch beide Seiten der Nase atmen zu können, führt auf Dauer zu einer Verschlechterung des allgemeinen Gesundheitszustandes. Deshalb sollten wir - egal wie alt wir sind - die Reinigung der Nasenhöhlen und ihrer Luftwege zum festen Bestandteil unserer täglichen Körperpflege machen, indem wir sie mit einer Lösung spülen. Wie Sie eine Nasenspülung anwenden können, das erkläre ich Ihnen jetzt.

Die Zubereitung und Anwendung einer Nasenspülung
Lösen Sie 2 Prisen Salz, 2 Prisen Backpulver und ½ Teelöffel Honig in ½ Glas warmem Wasser auf. Füllen Sie die Lösung in ein Pumpfläschchen (mit senkrechter Spritzdüse) und erweitern Sie die Öffnung, indem Sie den oberen Teil der Düse so weit abschneiden, dass Sie die Lösung leicht in Ihre Nase pumpen können. Halten Sie sich mit dem Daumen eine Seite Ihrer Nase zu und führen Sie die Düse des Pumpfläschchens in das andere Nasenloch ein. Pressen Sie nun die Lösung aus dem Pumpfläschchen vorsichtig in Ihre Nase, wobei Sie sie gleichzeitig so lange hochziehen, bis sie durch Ihren Mund wieder herausfließt. Wiederholen Sie die Anwendung auch auf der anderen Nasenseite und führen Sie die Spülungen im Wechsel so lange durch, bis Sie die Lösung aufgebraucht haben. Wenn Sie in der Anwendung erst einmal die nötige Routine haben, können Sie die Menge an Wasser, Salz, Backpulver und Honig ruhig verdoppeln. Führen Sie die Anwendung morgens oder abends 2 bis 3-mal pro Woche durch. Aufgrund ihrer antiseptischen und aromatischen Qualitäten können Sie zur Nasenspülung gelegentlich auch eine Kamille- oder Minzelösung verwenden.
Hinweis: Während einer Nasenspülung mit Salzwasser werden Sie zunächst ein brennendes und stechendes Gefühl in Ihrer Nase verspüren. Das liegt daran, weil Ihre Nasenschleimhaut bereits geschädigt ist und deshalb sehr empfindlich reagiert. Diese unangenehmen Begleiterscheinungen werden jedoch nach 3 bis 4 Spülungen abklingen.
Viele Fachärzte sind gegen Nasenspülungen und verschreiben daher lieber Nasentropfen. Doch Patienten, denen aufgrund der Verwendung dieser Tropfen die Nasen- und Mundschleimhäute austrocknen und die zudem noch keine Behandlungserfolge dadurch erzielen konnten,

sind oft dazu bereit, diese Methode auszuprobieren. Was sich in der Praxis als hilfreich erweist, weicht oft erheblich von dem ab, was die Theorie uns lehren will. Nach einigen Nasenspülungen wird Ihre Nasenschleimhaut wieder gesund und kräftig sein. Sie werden sich auch keine Sorgen um Erkältungen mehr machen müssen und endlich in der Lage sein, völlig frei durch Ihre Nase zu atmen.

Die Reinigung der Ohren

Die Reinigung der Ohren ist nicht sehr kompliziert, doch sehr wichtig für die gesamte Gesundheit. Die Natur hat auch hier bestens vorgesorgt, indem sich die Ohren durch Ohrenschmalz regelmäßig selbstständig reinigen. Verlässt das Ohrenschmalz den Ohrenkanal, führt es den Staub mit sich, der sich im Ohr angesammelt hat. Wenn sich das Ohrenschmalz jedoch nicht gut nach außen bewegen kann, übt es einen Druck auf das Mittelohr aus, was zu Kopfschmerzen, Schwindelgefühlen und sogar dem Verlust des Gehörsinnes führen kann. Das Prinzip der Ohrenreinigung ist ganz einfach: Durch das Ziehen, Drücken, Biegen und Verdrehen Ihrer Ohren in verschiedene Richtungen verhelfen Sie dem Ohrenschmalz und den darin enthaltenen Verunreinigungen dazu, sich zu lockern, damit sie schließlich ausgeschieden werden können. Die folgende Ohrenmassage ist dazu bestens geeignet und sollte jeden Morgen ein fester Bestandteil Ihrer Körperpflege sein. Wiederholen Sie jede der folgenden Bewegungen 8-mal:

1. Drücken Sie die Buckel hinter Ihren Ohren auf und ab.
2. Biegen Sie Ihre Ohren nach vorne und wieder zurück.
3. Verdrehen Sie Ihre Ohren im Uhrzeigersinn.
4. Ziehen Sie Ihre Ohrläppchen herunter.

Danach können Sie Ihre Zeigefinger in die Ohren stecken und sie seitlich in verschiedene Richtungen bewegen, um lockeres Ohrenschmalz (gemeinsam mit Staub und toten Zellen) zu entfernen.

Meine Erfahrungen haben mir immer wieder bestätigt, dass viele meiner Leser zwar den Ratschlägen folgen, die ich ihnen in meinen Büchern gebe, sie jedoch aufgrund der Vielzahl täglicher Verpflichtungen meistens wieder zu ihrem gewohnten Lebensstil zurückkehren. Da dieser Lebensstil in Bezug auf die Erhaltung ihrer Gesundheit nicht viele Bemühungen erfordert, behalten sie ihn daher auch meistens bei. An dieser Stelle möchte ich Ihnen ans Herz legen, dass Sie nur **1** Leben haben und Sie es sich wert sein sollten, gesund zu bleiben, um Ihr Leben mit Ihrem ganzen Potential voll ausschöpfen zu können. Alle Aspekte, die Ihre Gesundheit betreffen, sind wichtig und bedürfen daher Ihrer besonderen Aufmerksamkeit und Ihrer umfassenden Sorgfalt.

INNERE KÖRPERHYGIENE

Schon von Kindesbeinen an hören wir von (äußerer) Körperpflege, doch über „innere Körperhygiene" wissen wir nur sehr wenig. Obwohl der Zustand unserer inneren Organe ganz entscheidend unser Aussehen bestimmt, so hört sich „innere Körperhygiene" für viele doch eher wie ein Fremdwort an.

Bereits im ersten Kapitel dieses Buches haben Sie über den „Mangel an innerer Körperhygiene" gelesen. Hier wiederhole und vertiefe ich nun absichtlich dieses Thema, damit Sie die komplexen Zusammenhänge in Verbindung mit einer vollständigen Entgiftung Ihres Körpers besser verstehen.

Nur wenige wissen, dass der Dickdarm eines erwachsenen Menschen zwischen 8 und 15 kg an verhärteten fäkalen Ablagerungen enthält, die man ein ganzes Leben lang mit sich herumträgt.

Normalerweise ist unser Dickdarm nach dem 40. Lebensjahr mit fäkalen Ablagerungen derart überfüllt, dass diese sich auf andere Organe auswirken und die Funktionen unserer Leber, Nieren und Lungen beeinträchtigen. Diese fäkalen Ablagerungen sind eine der Hauptursachen vieler Krankheiten. Lassen Sie mich Ihnen nun erklären, weshalb es dazu kommt.

Der Dickdarm ist wie ein Blumentopf, der fruchtbare Erde in Form von verdautem Essen enthält. Unser Körper ist wie eine Pflanze. Die Wände des Dickdarms sind mit „Wurzeln" ausgekleidet, die - ähnlich den Wurzeln einer Pflanze - die nahrhaften Bestandteile in unser Blut befördern. Jede Gruppe von Wurzeln ernährt ein bestimmtes Organ. Unbrauchbare Abfallstoffe werden ausgeschieden. Doch was geschieht mit den unverdauten, verklumpten Teilen der Nahrung? Während der nächsten Mahlzeit klebt ein neuer Klumpen unverdauter Nahrung an dem alten fest, dann noch ein weiterer usw. Unverdautes Essen klebt an den Wänden des Dickdarms fest. Einige Pfund davon tragen wir ständig mit uns herum. Man kann sich leicht vorstellen, was mit unverdauten Nahrungsresten geschieht, die sich über viele Jahre hinweg bei Temperaturen von 36° - 37°C abgelagert haben. Unter dieser Schmutzschicht erfüllt der Darm zwar immer noch seine aufnehmende Funktion, er nimmt jedoch auch Gifte, krebserregende Stoffe und Fäulnissubstanzen auf und gibt sie anschließend an unseren Organismus wieder ab. Es ist offensichtlich, dass aus diesen Substanzen keine gesunden Zellen aufgebaut werden können. Die Gifte zirkulieren im Blut und schädigen nach und nach unsere Gesundheit, indem sie sich an den Wänden unserer Blutgefäße und in unseren Gelenken ablagern.

Die angestauten fäkalen Ablagerungen verformen sich zu verhärteten Schichten. Die riesigen Mengen an Abfallstoffen verdrängen die inneren Organe von ihrem ursprünglichen Platz, erzeugen Druck auf das Zwerchfell und schließen es vom Atmungsprozess aus, wodurch die Lungenkapazität bedeutend eingeschränkt wird. Die Leber wird aus ihrer ursprünglichen Position geschoben, die Nieren stehen unter Druck, der Dünndarm hat nicht genügend Platz für seine Bewegungen, und bei Männern ist das Urogenitalsystem überfüllt. Der untere Teil des Mastdarms steht unter der größten Beanspruchung; überlastete Adern weiten sich und bilden blutige Klumpen. Ein vergifteter Dickdarm kann unzählige Probleme verursachen, und eine Diagnose der daraus folgenden Krankheiten ist nicht vorhersehbar. Im schlimmsten Fall führt dies zu Krebs im Endstadium, der Durchlauf der Abfallstoffe im Dickdarm wird vollkommen blockiert und der Körper stirbt, vergiftet durch seine eigenen Gifte.

Aus all den zuvor geschilderten Tatsachen können wir schließen, dass wir niemals nur ein einzelnes, krankes Organ besitzen können. Der ganze Körper ist krank. Ein Organ gibt zuerst auf, doch es zu behandeln, löst das eigentliche Problem nicht. Wenn wir eine bestimmte Krankheit behandeln, behandeln wir lediglich das örtliche Symptom eines noch größeren, darunter liegenden Problems: Die Verunreinigung des gesamten Körpers. Während wir eine bestimmte Störung behandeln, bleibt der eigentliche Übeltäter unerkannt und somit unbehandelt und ist bereit, an einer anderen Stelle unseres Körpers zuzuschlagen.

Die Entgiftung des Dickdarms

Einige Symptome eines verunreinigten Dickdarms: Verstopfungen, Blähungen, Hautausschläge, Pickel, Allergien, dunkle oder schwarze Flecken auf den Zähnen, gräulichweißer oder gelblicher Plaquebelag auf der Zunge, unangenehmer Hautgeruch und Schwitzen.

Einige nützliche Ratschläge:

1. Schränken Sie Ihren Verbrauch von Fleisch, Schokolade, Süßigkeiten, Zucker, Milch, Eiern und hellem Brot ein.
2. Trinken Sie jeden Morgen und jeden Abend 1 Glas Kefir.
3. Kauen Sie Ihr Essen gründlich (jeden Bissen 35 bis 50-mal).
4. Trinken Sie nicht während der Mahlzeiten.
5. Trinken Sie weniger Kaffee und Tee.

Um die Funktionen Ihres Dickdarms zu überprüfen, können Sie einen ganz einfachen Test durchführen: Nehmen Sie 2 Esslöffel frisch gepressten Rübensaft ein. Wenn sich Ihr Urin nach 4 Stunden rot verfärbt, arbeitet Ihr Dickdarm nicht richtig.

Die Darmspülung

Nachfolgend gehe ich ausgiebig auf das Thema »Darmspülung« (auch Einlauf oder Klistier genannt) ein, da sie eine der effektivsten Methoden ist, die Sie zu Hause anwenden können, um Ihren Körper von Giftstoffen zu befreien. Einige Spezialisten warnen jedoch davor, dass eine Dickdarmspülung die gesunde Mikroflora zerstört. Dieser Meinung stimme ich nicht zu, denn aufgrund falscher Ernährung, mangelnder Bewegung und dem übermäßigen Konsum von Medikamenten (insbesondere Antibiotika) ist es so gut wie unmöglich, überhaupt noch einen Menschen zu finden, der eine gesunde Mikroflora besitzt. Nach meinen Schätzungen besitzen etwa 90% der Menschen einen degenerierten Verdauungstrakt und eine geschädigte Mikroflora.

Dr. Norman Walker, ein weltberühmter amerikanischer Arzt (er wurde 106 Jahre alt), wandte über einen Zeitraum von 50 Jahren Darmspülungen an, um verschiedene Krankheiten zu behandeln. Er vertrat die Ansicht, dass eine Darmspülung die einfachste und effektivste Methode ist, um den Körper von gesundheitsschädlichen Ablagerungen zu befreien. Oft betonte er, dass gerade die Menschen nicht an die Wirksamkeit einer Darmspülung glauben, die sie am meisten nötig haben.

So zeigt auch die Praxis, dass viele Menschen nur deshalb nicht bereit sind, Dickdarmspülungen anzuwenden, weil sie sie Ekel erregend und abstoßend finden. Sie sollten jedoch erkennen, dass Dickdarmspülungen der einzige Weg sind, um die Schichten verhärteter fäkaler Ablagerungen aus dem Körper zu entfernen. Wie Sie sich sicherlich vorstellen können, sehen diese verhärteten fäkalen Ablagerungen nicht nur abstoßend aus, auch ihr Geruch ist weitaus Ekel erregender als der Geruch der schlimmsten Kloake. Andere wiederum finden angeblich die Körperhaltung zu unbequem oder haben zu Hause nicht genügend Platz, um eine Darmspülung durchzuführen. Wie so oft, so finden sich auch hier immer wieder eine ganze Reihe von Ausreden, um eine Darmspülung von vornherein zu vermeiden. Doch erst die Angst vor einer bevorstehenden Operation oder gar dem Tod motiviert dann viele, es doch einmal mit einer Darmspülung zu versuchen, um ihren Dickdarm zu entgiften. Am vernünftigsten ist es, Darmspülungen bereits anzuwenden, bevor wir uns mit ernsten Gesundheitsproblemen auseinandersetzen müssen.

Bevor ich Ihnen nun den Vorgang einer Darmspülung ausführlich und im Detail beschreibe, möchte ich Sie noch an zwei Dinge erinnern. Erstens kann Ihre Motivation dem Wunsch entspringen, Ihren Körper von schädlichen Ablagerungen zu befreien, die sehr viele Gesundheitsprobleme verursachen. Zweitens müssen Sie dem vorgeschriebenen Ablauf bis ins Detail folgen, damit Sie sich einerseits nicht schaden und andererseits die maximalen Vorteile daraus ziehen.

Die Vorbereitung und Anwendung einer Dickdarmspülung

Bereiten Sie eine Lösung aus 1,5 bis 2 Litern abgekochtem Wasser (Körpertemperatur) und 1 bis 2 Esslöffeln Zitronensaft zu (filtern Sie das Fruchtfleisch und die Kerne heraus). Füllen Sie die Lösung in den Klistierbeutel (erhältlich in den meisten Apotheken).

Hängen Sie den Beutel ca. 1 bis 1,5 m über Kopfhöhe und verwenden Sie Pflanzenöl, um den Klistierschlauch leichter in den Anus einführen zu können. Da Pflanzenöl ein Naturprodukt ist, eignet es sich dazu besser als Vaseline, Creme oder Seife, die die Poren der Haut verstopfen. Nehmen Sie die „Tigerposition" ein: Stützen Sie Ihre Knie und Ellbogen auf, spreizen Sie leicht Ihre Beine und entspannen Sie Ihren Unterleib so gut wie möglich. Führen Sie das Ende des Klistierschlauches in Ihren Anus ein und lassen Sie die Lösung in Ihren Darm fließen. Atmen Sie dabei tief durch den offenen Mund. Der Klistierbeutel wird sich in 1 bis 2 Minuten geleert haben; danach können Sie wieder aufstehen. (Wenn die Lösung nicht frei aus dem Beutel fließt, drücken Sie den Klistierschlauch zusammen, um für einige Sekunden den Zufluss zu unterbrechen, und lassen Sie dann die Spüllösung erneut fließen.)

Nachdem Sie wieder aufgestanden sind, sollten Sie Ihren Darm ein wenig „durchschütteln". Machen Sie dazu ein paar Sprünge oder bewegen Sie Ihren Bauch mit Ihren Händen. Versuchen Sie so gut wie möglich den Spül- und Reinigungsvorgang in Ihrem Dickdarm zu unterstützen. Legen Sie sich anschließend auf Ihren Rücken und warten Sie. Nach 2 bis 10 Minuten werden Sie den ersten Stuhldrang empfinden. Sie können jedoch davon ausgehen, dass Sie voraussichtlich 15 bis 20 Minuten auf der Toilette verbringen werden. Schließlich werden Sie spüren, dass die gesamte Lösung Ihren Dickdarm wieder verlassen hat (Wasserlassen ist das abschließende Zeichen).

Die ersten Male, nachdem Sie die Darmspülung durchgeführt haben, sollten Sie einen Blick auf die Abfallstoffe werfen, die zusammen mit der Spüllösung ausgeschwemmt wurden. Obwohl der Anblick nicht gerade angenehm ist, ja sogar abstoßend sein kann, so sollte Ihnen eben dieser Anblick eine starke Motivation für die Zukunft geben.

Die Anwendung einer Darmspülung sollte in der 1. Woche täglich, in der 2. und 3. Woche jeden 2. Tag, und in der 4. Woche schließlich 2-mal wiederholt werden.

Nach der 4. Woche werden die meisten von Ihnen schon durch das bloße Aussehen und den Geruch der Ausscheidungen wissen, dass die Entgiftung erfolgreich war. Um Ihren Dickdarm auch in Zukunft in diesem sauberen Zustand zu halten, genügt es vollkommen, wenn Sie die Darmspülung für den Rest Ihres Lebens 1-mal pro Woche durchführen.

Durch die Spülung Ihres Darmes haben Sie quasi die verseuchte „Erde" um die „Wurzeln" Ihres Körpers entgiftet. Schichten verhärteter, fäkaler Ablagerungen, Schimmel, sowie gärende und verwesende Nahrungsreste existieren nun nicht mehr in Ihrem Darm. Erst jetzt ist Ihr Darm in der Lage, durch seine „Wurzeln" die nützlichen Bestandteile aus der verdauten Nahrung aufzunehmen, die zur Bildung neuer Zellen erforderlich sind. Ihr Körper wird keine schädlichen und krebserregenden Gifte mehr aufnehmen, Ihr Blut wird sauber und gesund sein, über die Entwicklung von Krankheiten brauchen Sie sich in Zukunft keine Sorgen mehr zu machen und ... Sie haben das alles alleine geschafft!

All Ihre Organe werden ab jetzt besser ernährt werden. Ihr sauberes Blut ist endlich dazu in der Lage, schädliche Ablagerungen an anderen Stellen Ihres Körpers aufzulösen. Ihre inneren Organe kehren nach und nach an ihren ursprünglichen Platz zurück, ihre Funktionen verbessern und Ihr Blutdruck normalisiert sich von Tag zu Tag mehr und mehr. Und - wie bereits erwähnt - werden Sie sich in Zukunft keine Sorgen mehr über Krankheiten machen müssen.

Ihr Dickdarm, der lange Zeit überdehnt, ausgetrocknet und unterernährt war, muss sich zuerst wieder in seine richtige Form bringen, um seine wichtigen Funktionen wirksam erfüllen zu können. Hat er aber erst einmal seine natürliche Form und Größe wieder angenommen, wird er auch in Lage sein, unverdaute Nahrungsreste und Abfallstoffe so schnell wie möglich auszuscheiden.

Um diesen Vorgang zu unterstützen, sollten Sie während der Dauer Ihrer Dickdarmentgiftung viele getreidehaltige Produkte zu sich nehmen; vergewissern Sie sich aber, dass es sich um Vollkornprodukte handelt und verwenden Sie ausschließlich Wasser, um sie zuzubereiten. Wenn eine Vollkornmahlzeit den Magen und den Dünndarm passiert und schließlich in den Dickdarm gelangt, so hilft es ihm dabei, wieder seine natürliche Form anzunehmen.

Hinweis: Denken Sie daran, bei der Zubereitung Ihrer Vollkornspeisen **keine** Milch zu verwenden.

Erinnern Sie sich noch daran, was ich Ihnen über Dr. Norman Walker erzählt habe? Gut, denn ich erkläre Ihnen jetzt, wie er eine Darmspülung vorgenommen hat; es ist die einfachste und effektivste Methode, um schädliche Ablagerungen - bestehend aus verhärtetem Kot - aus Ihrem Dickdarm zu entfernen. Ich möchte dem aber noch einiges hinzufügen:

1. Viele Menschen sind zunächst über die Menge an Wasser besorgt, die für eine Darmspülung benötigt wird (1,5 bis 2 Liter). Das Fassungsvermögen eines sauberen und gesunden Dickdarmes beträgt jedoch ca. 3,5 Liter (bei Erwachsenen). So bleibt immer noch genügend Platz übrig. Die unangenehmen Gefühle bei einer Darmspülung sind zunächst nicht zu vermeiden, lassen aber schließlich ganz nach. In Zukunft, benötigt man zur Reinigung des Dickdarms nur noch 1 Liter Spüllösung zur Vorbeugung.

2. Warum geben wir der Spüllösung Zitronensaft hinzu? Eine alkalisches Milieu fördert Gärungs- und Verwesungsprozesse. Indem Sie der Spüllösung eine schwache Säure (Zitronensaft) hinzufügen, verlangsamen Sie diese Reaktionen, zerstören krankheitserregende Bakterien und regen so die Entwicklung einer freundlichen und gesunden Mikroflora im Dickdarm an. Zitronensaft zerstört Gifte und gefährlichen Schimmel (Schimmel wird zusammen mit Wasser in Form dunkler Fäden ausgeschieden).

Wenn Sie eine Darmspülung aufgrund ihres Ablaufes als zu unangenehm oder gar zu abstoßend empfinden, empfehle ich Ihnen nachfolgend einige alternative Methoden der Dickdarmentgiftung, weise Sie allerdings schon jetzt darauf hin, dass sie nicht so effektiv sind.

Die Verwendung von Kefir, Apfelsaft und Gemüsesalaten zur Reinigung des Dickdarms

1. Tag: Trinken Sie 2,5 Liter Kefir (in 6 Dosen) und essen Sie dunkle Vollkornbrötchen (essen Sie sonst nichts an diesem Tag).

2. Tag: Trinken Sie 1,5 bis 2 Liter frisch gepressten Apfelsaft (in 6 Dosen) und essen Sie den ganzen Tag nur dunkle Vollkornbrötchen.

3. Tag: Essen Sie nur Gemüsesalate (gekochte Rüben, Karotten und Kartoffeln mit eingelegten Gurken, Sauerkraut, Zwiebeln oder Pflanzenöl) und dunkle Vollkornbrötchen.
Wenden Sie diese Therapie 2-mal im Monat an.

Die Verwendung von Obst, um den Dickdarm zu entgiften

1. Zermahlen Sie 400 g getrocknete Pflaumen, 200 g Datteln, 200 g Aprikosen und 200 g Feigen. Geben Sie 200 g Honig hinzu und vermischen Sie alles gut miteinander. Bewahren Sie die Mischung in einem Glasgefäß an einem kühlen Ort auf. Nehmen Sie täglich vor dem Schlafengehen 1 Esslöffel davon ein, so lange, bis die Mischung aufgebraucht ist. Wenden Sie die Therapie alle 3 Monate 1-mal an.

2. Schälen Sie 2 Orangen, entfernen Sie die helle Haut auf den Früchten, und essen Sie sie 14 Tage in Folge 2 Stunden nach Ihrer letzten Mahlzeit.

3. Legen Sie 10 getrocknete Pflaumen in 250 ml Buttermilch, und lassen Sie sie über Nacht einweichen. Trinken Sie am nächsten Morgen die Buttermilch auf nüchternen Magen und essen Sie die Pflaumen dazu. Auf die gleiche Weise verfahren Sie am Tag. Weichen Sie die Pflaumen tagsüber in Buttermilch ein. Trinken Sie die Buttermilch und essen Sie die Pflaumen dazu, bevor Sie zu Bett gehen. Wiederholen Sie diese Therapie mindestens 10 Tage lang. Wenden Sie die Therapie alle 3 Monate 1-mal an.

Viele kranke Mensche fürchten sich noch immer vor Darmspülungen und benutzen zur Reinigung ihres Darmes lieber Abführmittel. Von der Verwendung von Abführmitteln rate ich jedoch ausdrücklich ab, denn sie führen zum Austrocknen der Därme und somit zur Dehydration (Flüssigkeitsentzug) des gesamten Körpers. Normalerweise übernehmen die Dickdarmmuskeln die Entleerung des Darmes. Abführmittel hingegen führen zur Entleerung des Darmes, ohne das Muskelgewebe mit einzubeziehen, was in der Folge zu ihrer Entkräftung führt. Schwache Darmmuskeln wiederum verursachen dann chronische Verstopfungen. Im Gegensatz dazu regt ein Einlauf den Dickdarm an und normalisiert seine Funktion. Menschen, die regelmäßig Darmspülungen anwenden, leiden nicht an Verstopfungen.
Damit eine Darmspülung auch die erwartete Wirkung erzielt, müssen alle Abläufe bei der Reinigung in einer entsprechenden Reihenfolge durchgeführt werden. Sie haben soeben einiges über die erste Stufe der Dickdarmreinigung gelernt, und es gibt keinen Weg, der besser

geeignet wäre, um mit der vollständigen Entgiftung Ihres gesamten Körpers zu beginnen. Sollten Sie jedoch mit dem konkreten Gedanken spielen, diesen Schritt zu überspringen und sich stattdessen anderer Methoden zu bedienen, so kann ich Ihnen jetzt schon versichern, dass Sie keine Ergebnisse erzielen werden.

In Verbindung mit einem weiteren „Geheimnis", wie Sie einen guten Gesundheitszustand aufrechterhalten, ist dieser Zusammenhang besser zu verstehen: Um die besten Ergebnisse zu erzielen, müssen innere Körperhygiene und eine kluge Ernährung Hand in Hand gehen. Wenn Sie dieses Prinzip anwenden, werden Sie in der Lage sein, sich vor allen Krankheiten vollständig zu schützen. Eine Darmreinigung alleine ist nicht in der Lage, Sie vor den enormen Energieverlusten zu schützen, wie sie durch die Verdauung falsch kombinierter Nahrungsmittel verursacht werden. Auch eine richtige Ernährung alleine ist nicht in der Lage, Ihren Körper vor Giften zu schützen, die sich im Dickdarm angesammelt haben und anschließend in Ihr Blut abgegeben werden. Ganz im Gegenteil, sie regt diese Funktion sogar noch an. Es gibt eben nur einen Weg, die Darmspülung, und zwar so, wie ich Sie Ihnen zuvor Schritt für Schritt beschrieben habe.

Lassen Sie uns nun über die richtige Kombination von Nahrungsmitteln reden (siehe Tabelle 2, „Richtig kombinierte Nahrungsmittel", Seite 132) und mich Ihnen erklären, wie Sie Ihren Dickdarm dabei unterstützen können, eine gesunde Mikroflora aufzubauen.

Der Aufbau einer gesunden Darmflora

Durch den häufigen Gebrauch von Medikamenten (insbesondere Antibiotika), den Verzehr von Süßigkeiten, hefehaltigen Backwaren und Milch sowie durch das falsche Kombinieren von Nahrungsmitteln, gestatten wir es schädlichen Mikroorganismen (Bakterien, Pilze und Hefe), sich in unserem Verdauungstrakt zu vermehren. Diese Parasiten leben in unserer Darmschleimhaut, ernähren sich von unserem Blut und scheiden giftige Substanzen aus. Diese Giftstoffe führen zu Kopf- und Halsschmerzen, Erschöpfungszuständen, Erkältungen, häufigen

Augen-, Blasen- und Nierenentzündungen sowie zu starken Schmerzen im Magen und in der Leber. Die Folgen der durch diese schädlichen Mikroorganismen verursachten Beschwerden sind vollkommen unberechenbar; beispielsweise verursachen sie Dysbakteriose, eine Rückbildung der Mikroflora im Darm. Das beste Arzneimittel gegen diese krankheitserregenden Parasiten ist Knoblauch.

Nicht zu viel der guten Dinge
Knoblauch ist ein natürliches Antibiotikum. Wie jedes andere Arzneimittel auch, muss es in genau vorgeschriebenen Dosen eingenommen werden. Aus diesem Grund werden bei der bereits erwähnten (siehe Seite 115) sowie der nachfolgend beschriebenen Therapie nur kleine Mengen Knoblauch verwandt.

Ich bin der Ansicht, dass normalerweise 2 bis 3 Knoblauchzehen pro Woche (zusätzlich zu der Menge an Knoblauch in unseren Speisen), völlig ausreichen. Die Therapie, um eine gesunde Mikroflora im Darm aufzubauen, bedarf jedoch größerer Mengen Knoblauch.

Zur Therapie essen Sie 2 Wochen lang jeden Abend 2 Stunden nach dem Abendessen eine Knoblauchzehe. Denken Sie daran, den Knoblauch gut zu kauen und ihn ohne Brot zu verzehren. Wenn Sie eine Knoblauchzehe essen, kann es sein, dass Sie ein starkes, brennendes Gefühl in Ihrem Mund, Hals und Magen verspüren. Dieses kleine Übel sollten Sie jedoch in Kauf nehmen, da Knoblauchsaft krankheitserregende Bakterien abtötet und kleine Hautabschürfungen durchdringt, in denen sich Krankheitserreger vermehren. Bei Menschen mit Kreislaufstörungen kann der Verzehr von Knoblauch zu erhöhtem Herzschlag führen; das ist völlig normal, weil Knoblauch das einzige Naturheilmittel ist, das gelöstes Germanium enthält, ein Element, das die Blutgefäße hervorragend reinigt und sie regeneriert. Im Hinblick auf Ihre gute Gesundheit sollten Sie also diese kleinen Beschwerden ruhig ertragen. Nachdem Sie eine Knoblauchzehe gegessen haben, können Sie Ihren Mund ausspülen, Ihre Zähne putzen, ein Glas Tee mit Zitrone und Honig trinken oder vor dem Schlafengehen einen Apfel essen, um sich von dem Knoblauchgeruch zu befreien. Sie können aber auch eine

Zitronen- oder Orangenschale oder Petersilie kauen. Wenn Sie sich nicht dazu überwinden können, eine Knoblauchzehe zu kauen, können Sie sie in zwei Hälften schneiden und sie wie Tabletten herunterschlucken. Um das brennende Gefühl etwas abzuschwächen, essen Sie die Knoblauchzehe zusammen mit etwas Brot.

Nachdem Sie nun Ihren Darm gereinigt haben, können Sie Ihre Aufmerksamkeit dem „chemischen Labor" Ihres Körpers widmen, Ihrer Leber. Hinsichtlich der schnellen Regeneration Ihrer Gesundheit spielt Ihre Leber eine wichtige Rolle.

Die Entgiftung der Leber

Einige äußere Anzeichen für eine verunreinigte Leber:

1. Sommersprossen, Leberflecke und Warzen auf der Haut
2. Braune Flecke um die Haarwurzeln
3. Kalte und feuchte Haut am Körper und an den Händen
4. Gelbe Flecke auf der Unterseite der Zunge
5. Ungleichmäßiger Gang (unterschiedlich große Schritte)

Die Ursachen einer schlecht funktionierenden Leber:

- Übermäßiger Konsum von Speisen und Getränken,
- Übermäßiger Konsum von Zucker, Süßigkeiten, Obst und Alkohol,
- Übermäßiger Konsum von tierischen Fetten, fettigem Fleisch und Pflanzenöl (in der Nahrung),
- Mahlzeiten, die hauptsächlich aus gekochten und künstlich verfeinerten Nahrungsmitteln bestehen,
- Übermäßiger Konsum von frischem Brot und anderen mehlhaltigen Nahrungsmitteln,
- Die Angewohnheit, vor dem Schlafengehen oder während der Nacht zu essen.

Einige nützliche Ratschläge:

1. Schränken Sie die Anzahl Ihrer Mahlzeiten und Zwischenmahlzeiten ein.
2. Nehmen Sie kein Frühstück zu sich.
3. Essen Sie viel gedünstetes Gemüse (30 bis 40% Ihrer Nahrung).
4. Essen Sie im Winter mehr Sauerkraut.
5. Essen Sie mehr Hüttenkäse und trinken Sie mehr Kefir und Buttermilch.
6. Nehmen Sie nur frisch zubereitete Speisen zu sich (bewahren Sie sie nicht auf und erwärmen Sie sie auch nicht).
7. Versuchen Sie nach Möglichkeit, ausschließlich strukturiertes Wasser (aus geschmolzenem Eis - siehe Teil 4, „Zubereitung von strukturiertem Wasser aus geschmolzenem Eis", Seite 101) zum Kochen und Trinken zu verwenden.

Der Entgiftung der Leber sollte die Entgiftung der Gallenblase und der Bauchspeicheldrüse folgen.
Die Leber ist eines der wichtigsten inneren Organe. Sie ist das „chemische Labor" des Körpers. Ihre Funktionen beeinflussen den Zustand des Herzes, des Blutkreislaufes, der Verdauungsorgane, der Nieren, des Gehirns und des Lymphsystems. Zudem wirken sich die Leberfunktionen auch auf das psychische Wohlbefinden aus. Bei den meisten Menschen, die falsch zusammengestellte Mahlzeiten zu sich nehmen, bilden sich Gallensteine aus Cholesterin- und Bilirubinteilchen (Abfallstoffe, die durch den Zusammenbruch roter Blutkörperchen entstehen und die vom Körper aus verschiedenen Gründen nicht mehr ausgeschieden werden können).
Es gibt zwar viele Heilmittel, die die Funktionen der Leber verbessern können, doch keines von ihnen führt zu solch eindeutig guten Ergebnissen wie die vollständige Entgiftung der Leber. Menschen, die zehn

Jahre und länger unter Gallensteinen leiden und glauben, sich durch einen chirurgischen Eingriff von ihrem Problem befreien zu können, müssen Ihre Leber nur entgiften, um sich ihres Problems ein für alle Mal zu entledigen; eine Operation ist nicht mehr notwendig.

Es gibt auch viele Fälle, in denen ein schlechter Zustand der Leber die Herzfunktionen stört.

Von einem solchen Fall, wie ich ihn in meiner Naturheilpraxis erlebte, werde ich Ihnen nun erzählen. Eine 36jährige Patientin, die an einer Herzkrankheit litt, sah blass und mager aus, litt unter Atembeschwerden und konnte nicht gehen. Ihre Ärzte hatten ihr eine Operation vorgeschlagen, bei der ihre Aorta teilweise entfernt und durch ein Teil ihrer Leistenarterie ersetzt werden sollte. Man hatte sie jedoch gewarnt, dass solch eine Operation eine Erfolgsquote von nur 30 bis 40% habe. Hilfesuchend kam Sie in unser Therapiezentrum. Als wir sie untersuchten, diagnostizierten wir eine ziemlich schwere Funktionsstörung ihrer Leber. Worin läge der Sinn einer Operation, wenn ihr Blut danach noch immer vergiftet, dickflüssig und sauer wäre? Selbst wenn die Operation erfolgreich verlaufen würde, ihre Gesundheit würde schon nach fünf bis sieben Jahren wieder zu dem alten Zustand zurückkehren. Eine Transplantation würde zwar die Symptome entfernen, nicht aber die eigentliche Ursache, die schlechte Qualität ihres Blutes. Sobald ihr Blut wieder sauber wäre, würde auch das System, das es liefert, wieder heilen.

Ich verordnete der Frau eine Dickdarmspülung und eine dreifache Leberentgiftung. Schon drei Monate später schien sie ein total anderer Mensch zu sein, gesund, froh und optimistisch.

Viele Menschen sind naiv, wenn sie glauben, dass mit ihrer Leber alles in Ordnung ist. Aus meiner eigenen Erfahrung und der meiner Patienten weiß ich, dass solch eine Annahme ein großer Fehler ist.

Gallensteine sind sehr hartnäckig. Auch bei besagter Patientin lösten sich die Gallensteine weder bei der ersten noch bei der zweiten Leberentgiftung. Was jedoch zum Vorschein kam, waren dunklegrüne Cholesterinteilchen und Schimmelfäden, die an Teile eines Spinnennetzes erinnerten. Bei der dritten Leberentgiftung schließlich wurden etwa ein halbes Glas Gallensteine, eine große Menge alte Galle, dunkle Flocken und anderer Schmutz ausgeschieden. Die Leber eines jeden Menschen enthält diese Art von Schmutz, und die Menge nimmt zu, wenn wir älter werden. Wenn Sie diesen Schmutz beseitigen, fühlen Sie sich leichter und werden bemerken, wie Ihr gesamter Körper sich verjüngt. Die Reinigung Ihrer Leber ist so natürlich und notwendig wie die regelmäßige Reinigung Ihrer Wohnung.

Basierend auf meinen eigenen Erfahrungen und der anderer Naturheilspezialisten bin ich felsenfest davon überzeugt, dass eine Leberentgiftung keine Nebenwirkungen hat, solange alle Anweisungen detailgenau befolgt werden.

Anweisungen zur Leberentgiftung

Hinweis: Die Wirkung der Leberentgiftung hängt vom detailgenauen Befolgen aller Anweisungen sowie von der vollständigen Durchführung jeder einzelnen Therapiestufe ab.

Therapiestufe 1
Vorbereitung der Entgiftung und Entspannung des Körpers.
Die entspannende Wirkung erreichen Sie am besten, wenn Sie eine Sauna oder ein Dampfbad aufsuchen oder heiße Duschen nehmen. In der Sauna oder dem Dampfbad sollten Sie mindestens 2 entspannende Sitzungen (5 bis 7 Tage vor der Entgiftung) durchführen. Das Ziel ist es, den Körper zu erwärmen, ihn zu lockern und ihn vollständig zu entspannen. Die letzte Sitzung sollte 1 Tag vor der eigentlichen Entgiftung erfolgen.

Therapiestufe 2
Nehmen Sie 2 bis 3 Tage vor der Entgiftung überwiegend pflanzliche Nahrung zu sich. Schließen Sie alle Arten von Fleisch und Fisch von Ihrer Nahrung aus. Die einzigen tierischen Nahrungsmittel, die erlaubt sind, sind Eier, Kefir, Naturjoghurt, Buttermilch und Hüttenkäse.

Therapiestufe 3

Am besten führen Sie die Entgiftung am Wochenende durch (Freitagnacht bis Samstagmorgen oder Samstagnacht bis Sonntagmorgen).

Benötigte Zutaten und erforderliches Zubehör:
- 225 ml Pflanzenöl (ich empfehle Traubenkernöl) in 5 trinkfertige Portionen vorbereiten
- 6 mittelgroße Zitronen (etwa 1 kg)
- 1 Knoblauchzehe
- 2 kleine Bechergläser oder Plastikgefäße zu je 50 ml (eins für Öl und eins für Zitronensaft)
- Ein elektrisches Heizkissen
- Ein Glas mit Deckel

Die Entgiftung dauert 2 Tage.

1. Tag
- Essen Sie vor 14 Uhr Ihre letzte Mahlzeit an diesem Tag.
- Essen Sie nach 14 Uhr keine Zwischenmahlzeiten mehr.
- Wenn Sie sich hungrig fühlen, nehmen Sie Getränke zu sich (frisch gepresster Karottensaft, Apfelsaft und strukturiertes oder abgekochtes Wasser sind am besten).
- **Am wichtigsten:** Bemühen Sie sich, entspannt zu sein. Bei der Entgiftung werden Sie ein Schwächegefühl verspüren, weil Ihnen Nahrung fehlt und Ihr Körper in diesem Zustand einige seiner in ihm abgelagerten Gifte aufnimmt. Diesem Schwächegefühl können Sie entgehen, indem Sie so viel wie möglich spazieren gehen oder andere körperliche Tätigkeiten verrichten. Tragen Sie warme Kleidung, um einem unnötigen Energieverlust vorzubeugen. Wenn am Abend Kopfschmerzen einsetzen oder Sie ein Schwächegefühl verspüren, sollten Sie sofort eine Darmspülung machen. Sollten die Kopfschmerzen oder das Schwächegefühl nicht nachlassen, trinken Sie ein Glas heißes, abgekochtes Wasser mit 1 Teelöffel Honig und 1 Teelöffel Apfelessig.

- Machen Sie auf jeden Fall einen Einlauf, bevor Sie zu Bett gehen. Verwenden Sie dazu eine Mischung aus 1,5 Litern Wasser und ½ Esslöffel frisch gepresstem Zitronensaft.

2. Tag:

- Sobald Sie aufgewacht sind, können Sie ein Glas heißes, abgekochtes Wasser trinken (in kleinen Schlucken).
- Machen Sie einen Einlauf mit einer Spüllösung, die aus 1,5 Litern Wasser und ½ Esslöffel Zitronensaft besteht. Gehen Sie anschließend spazieren.
- Vor 14 Uhr können Sie Karottensaft, Apfelsaft oder gemischte Säfte trinken (frisch gepresst).
- Schalten Sie nach 14 Uhr Ihr Telefon aus (oder hängen Sie den Hörer ab) und verrichten Sie keine Hausarbeit oder sonstigen Tätigkeiten. Vermeiden Sie alle Arten von unangenehmen Gesprächen oder stressigen Situationen und versuchen Sie, einfach nichts zu tun.
- Legen Sie sich zwischen 15 und 18 Uhr einige Male hin (20 bis 30 Minuten lang). Versuchen Sie, sich zu entspannen, und denken Sie an die angenehmsten Momente in Ihrem Leben. Erwärmen Sie den Bereich Ihrer Leber mit einem elektrischen Heizkissen (Ihre Leber liegt auf der rechten Körperseite, etwa 3 cm unter Ihrem Brustkorb).
- Legen Sie um 18 Uhr die Flasche mit dem Öl in heißes Wasser, um das Öl langsam zu erwärmen.
- Legen Sie 6 Zitronen 10 bis 15 Minuten lang in kochendes Wasser, um sie saftiger zu machen.
- Pressen Sie in der Zwischenzeit den Saft aus einer Knoblauchzehe in ein Glas, verschließen Sie es mit einem Deckel und stellen Sie es beiseite.
- Schneiden Sie die Zitronen in Hälften, pressen Sie den Saft heraus und sieben Sie ihn anschließend durch.
- Bereiten Sie die Bettlaken vor, die Sie während der Entgiftung benutzen werden.

Um 18:30 Uhr sollten Sie die folgenden Dinge vorbereitet haben:

- 2 kleine Bechergläser oder Plastikgefäße zu je 50 ml (eins für Öl und eins für Zitronensaft)
- Ein elektrisches Heizkissen
- 225 ml Pflanzenöl
- 150 ml Zitronensaft

Nehmen Sie um 18:30 Uhr eine 10-minütige, heiße Dusche, wärmen Sie Ihren gesamten Körper gut auf und legen Sie sich dann hin.

Achten Sie von jetzt an darauf, dass Sie <u>alle Schritte</u> des folgenden Plans <u>detailgenau befolgen</u>:

1. Stehen Sie um 19 Uhr auf, gießen Sie 45 ml Öl in das erste der beiden kleinen Gefäße und 30 ml Zitronensaft in das zweite Gefäß.
2. Trinken Sie das Öl und unmittelbar danach den Zitronensaft.
3. Legen Sie sich wieder hin und erwärmen Sie Ihre Leber mit dem Heizkissen.
4. Um 19:15 Uhr stehen Sie wieder auf und trinken erneut 45 ml Öl und 30 ml Zitronensaft. Legen Sie sich dann wieder hin und erwärmen Sie Ihre Leber erneut mit dem Heizkissen.
5. Wiederholen Sie den Vorgang alle 15 Minuten, so lange, bis das Öl und der Zitronensaft aufgebraucht sind. Wenn Sie Übelkeit verspüren (normalerweise nach dem 4. Durchgang), öffnen Sie das Glas mit dem Knoblauchsaft und riechen Sie daran. Wenn die Übelkeit weiter anhält, hören Sie an dieser Stelle auf, Öl und Zitronensaft zu trinken. Legen Sie sich auf Ihre rechte Seite, legen Sie das Heizkissen auf Ihre Leber und lesen Sie ein wenig oder sehen sie fern.
6. Die unbequemste Zeit für Sie wird zwischen 21 und 23 Uhr sein. Es ist möglich, dass Sodbrennen einsetzt, Sie ein Schwächegefühl verspüren oder zu schwitzen beginnen. Machen Sie sich bewusst, dass Sie nur wegen Ihrer Gesundheit diese Beschwerden ertragen.

Menschen mit einer schlecht funktionierenden Leber fühlen eventuell, wie ihre Leber „atmet" (ein sanftes perlendes Gefühl im Bereich der rechten Seite des Brustkorbes).

7. Haben Sie keine Angst. Stellen Sie sich vor, dass Sie mit Ihrer Leber sprechen können. Entschuldigen Sie sich bei Ihrer Leber für die Unannehmlichkeiten, die Sie ihr bereiten. Glauben Sie fest daran, dass Sie verstanden worden sind und dass Ihnen vergeben wurde. Diese Vorgehensweise mag Ihnen womöglich etwas sonderbar erscheinen, doch glauben Sie mir, Sie helfen Ihrem Körper dabei, sich zu beruhigen.
8. Gehen oder stehen Sie zwischen 21 und 24 Uhr so wenig wie möglich. Verbringen Sie die meiste Zeit im Liegen.
9. Wenn Sie nachts (etwa um 1 Uhr) Stuhldrang verspüren, gehen Sie zur Toilette. Machen Sie anschließend eine Darmspülung und gehen Sie dann schlafen. Es kann jedoch vorkommen, dass Sie bis zum Morgen keinen Stuhldrang empfinden werden. Wenn Sie bis 3 Uhr keinen Stuhldrang verspüren, gehen Sie schlafen. Wenn Sie aufwachen, wird die Entgiftung Ihrer Leber abgeschlossen sein.

Jeder Körper besitzt seine eigenen, individuellen Eigenschaften. Befolgen Sie immer alle Anweisungen detailgenau, nehmen Sie gleichzeitig jede einzelne Reaktion Ihres Körpers wahr, und bilden Sie sich dann Ihre eigene Meinung.

Einige weitere Bemerkungen über die Entgiftung der Leber

1. Einige Menschen übergeben sich nach dem 3. oder 4. Durchgang (mit Öl und Zitronensaft), ein eindeutiges Zeichen, dass ihr Magen zuerst gesäubert sein muss, was normalerweise während der ersten Reinigungsphase geschieht. Seien Sie nicht gleich entmutigt, nur weil Ihnen das passiert. Schließen Sie die Anwendung ab und warten Sie auf Ergebnisse.
2. Bemühen Sie sich, während der ganzen Anwendung ruhig zu blei-

ben und sich zu entspannen. Wenn sich in Ihrer Leber viele Verunreinigungen befinden, die es zu beseitigen gilt, können Sie möglicherweise fühlen, wie Ihre Leber sich bewegt, so als ob sie atmen würde. Erschrecken Sie dann nicht, denn wenn Sie ängstlich sind, kann das Krämpfe in den Gallengängen auslösen und dazu führen, dass Sie sich übergeben müssen.

3. Am Morgen nach der Anwendung kann es sein, dass Sie sich eventuell noch müde fühlen; die Müdigkeit sollte jedoch bis zum Abend verschwunden sein. Im Normalfall verspüren Sie nach dem Aufstehen mehr Energie, Kraft, Lebensfreude und Tatendrang.
4. Wenn Sie am nächsten Morgen im Bereich Ihrer Leber ein Schweregefühl verspüren, sollten Sie die Anwendung 2 Wochen später nochmals wiederholen.
5. Menschen, denen die Gallenblase operativ entfernt wurde, fragen mich oft, ob sie die Anwendung problemlos durchführen können. Ja, sie können, und sie benötigen sie dringender als andere Menschen.
6. Bei der Beschreibung der Anwendung habe ich mich bemüht, Ihnen so viele Details wie möglich zu erklären, denn die Entgiftung Ihrer Leber ist einem kleinen chirurgischen Eingriff ohne Skalpell durchaus vergleichbar. Sie müssen die Anwendung gut planen und sich innerlich darauf einstellen.
7. Wenn Sie während der Anwendung ein Gefühl der Schwäche oder Übelkeit verspüren, weil Sie Öl und Zitronensaft getrunken haben, dann riechen Sie hin und wieder am Knoblauchsaft, den Sie vorbereitet haben.

Hier noch einmal eine kurze Übersicht der wichtigsten Schritte:

1. Tag:
- Essen Sie nach 14 Uhr nichts mehr. Trinken Sie frisch gepressten Karotten- oder Apfelsaft. Trinken Sie nicht mehr als ½ Glas auf einmal.
- Führen Sie am Abend eine Darmspülung durch.

2. Tag:
- Führen Sie am Morgen eine Darmspülung durch.
- Vor 14 Uhr können Sie frisch gepresste Säfte trinken.
- Erwärmen Sie zwischen 15 und 17 Uhr Ihre Leber.
- Nehmen Sie um 18:30 Uhr eine heiße Dusche.
- Trinken Sie um 19:00, 19:15, 19:30, 19:45 und 20:00 Uhr jeweils 45 ml Öl und unmittelbar danach 30 ml Zitronensaft.
- Erwärmen Sie zwischen 18 und 23 Uhr Ihre Leber. Gehen oder stehen Sie so wenig wie möglich.
- Führen Sie nach dem Stuhlgang zwischen 1 und 3 Uhr eine Darmspülung durch.
- Führen Sie, nachdem Sie am Morgen aufgestanden sind, erneut eine Darmspülung durch.
- Nehmen Sie ein leichtes Frühstück (Obst und Gemüse, pflanzliche Nahrungsmittel, Getreide) zu sich; zum Abendessen eine Gemüsesuppe, im Ofen gebackene oder gekochte Kartoffeln mit grünem Gemüsesalat oder gekochter Reis und gedünstetes Gemüse usw. Ab dem nächsten Tag können Sie die Menge an Nahrung stufenweise erhöhen.

Wie oft können Sie Ihre Leber entgiften?

Die erste Entgiftung ist die schwierigste und benötigt die meiste Energie. Normalerweise werden dabei viel alte Galle, Schimmel, weiße Fäden und grüne Pfropfen ausgeschieden. Gallensteine werden bei der ersten Entgiftung nicht immer mit ausgeschieden, was jedoch nicht bedeutet, dass die Entgiftung erfolglos war. Das Fehlen von Gallensteinen ist ein deutlicher Hinweis, dass sich in der Leber viele Verunreinigungen befinden; die Steine werden jedoch während der nächsten Anwendungen ausgeschieden werden. Die 2. Entgiftung ist schon wesentlich leichter und sollte 3 bis 4 Wochen später durchgeführt werden. Die 3. und alle weiteren Leberentgiftungen sollten alle 3 Monate erfolgen, sodass Sie im 1. Jahr auf 4 bis 7 Anwendungen kommen. Ab dem 2. Jahr führen Sie die Entgiftung Ihrer Leber nur 1-mal pro Jahr durch. Vielleicht fragen Sie sich jetzt, warum die ersten vier Anwendungen in solch kurzen Abständen erfolgen? Die Leber besteht aus 4 Segmenten. Die 1. Entgiftung reinigt das 1. Segment, die 2. Entgiftung das 2. Segment usw. Wenn Sie Ihre Ernährung umstellen, werden die nachfolgenden Anwendungen immer mehr Steine entfernen. Die Gallensteine haben sich im Laufe vieler Jahre angesammelt. Da sie sich der Form der Gallengänge angepasst haben, besitzen sie eine runde Form (wie Kieselsteine). Aufgrund ihrer Form verursachen sie nicht immer Schmerzen, beeinträchtigen jedoch die normale Funktion der Leber. Der Entgiftungsvorgang lässt die Steine zunächst auseinander brechen und bewegt sie, bis sie schließlich ihre Form verändern. Bei nachfolgenden Anwendungen werden die Steine aus der Gallenblase entfernt und anschließend ausgeschieden.

Das Wort „Steine" beschreibt nur unzulänglich den Stoff, aus dem Gallensteine tatsächlich bestehen. Gallensteine sind weiche, lehmartige Brocken in der Größe einer Erbse, einer Bohne oder sogar einer Walnuss.

Die Ernährung nach der Leberentgiftung
Nach der Leberentgiftung sollten Sie den Verzehr der Nahrungsmittel einschränken, die Ihre Leber schädigen können: Gebratenes Fleisch, stark gewürzte, fettige Zwischenmahlzeiten (insbesondere kalte) und stärkehaltige Nahrungsmittel wie weißes Mehl, Kuchen und helle Brötchen. Wenn Ihre Leber krank ist, schränken Sie auch den Verzehr der folgenden Produkte ein: Essig, Pfeffer, Senf, Rüben, Rettich, Radieschen, gebratene Zwiebeln, Kaffee und Tee. Um Ihre kranke Leber zu stärken, können Sie eine Mischung aus 1 Teil frisch gepresstem Rübensaft und 4 Teilen frisch gepresstem Karottensaft trinken (0,5 Liter pro Tag). Vitamine, die für Ihre Leber lebenswichtig sind (A, C, B, K), sind in großen Mengen in Eigelb, Butter, Hüttenkäse, Tomaten, Rüben, Karotten, Kürbissen, Blumenkohl, Trauben, Wassermelonen, Erdbeeren, Äpfeln, getrockneten Pflaumen, Weizenkeimen, Hagebutten und Johannisbeeren enthalten.

Ein nützlicher Ratschlag:
Gegen Entzündungen der Leber und der Gallenblase gibt es ein sehr wirksames Heilmittel: Mahlen Sie 100 g Weizensprossen, 100 g gekochte Rüben, 100 g gekochte Möhren und 100 g getrocknete Aprikosen. Geben Sie 2 Esslöffel Zitronensaft und etwas Honig hinzu. Die Mischung sollte einen angenehm sauren Geschmack haben. Sie können Butter oder Pflanzenöl hinzugeben (geben Sie sie immer Ihren fertigen Mahlzeiten hinzu und verwenden Sie sie nicht zum Kochen oder Braten).

Die Entgiftung der Leber durch Gemüsesäfte

Die Therapie, die ich Ihnen vorgestellt habe, ist aufgrund der Verwendung von Öl und Zitronensaft die effektivste Methode zur Entgiftung Ihrer Leber. Da einige Menschen jedoch nicht gewillt sind, Öl zu trinken (weil ihnen bereits durch den Geruch von Öl übel wird), können sie ihre Leber auch durch die Anwendung von gemischten Gemüsesäften entgiften. Diese Methode dauert allerdings länger und ist zudem nicht so effektiv.

Trinken Sie 2 Wochen lang 3 bis 4-mal täglich eine Mischung aus Karottensaft (250 ml), Rübensaft (75 ml) und Gurkensaft (75 ml); Mischungsverhältnis 10 : 3 : 3. Wenden Sie diese Safttherapie im 1. Jahr alle 3 Monate 14 Tage lang und ab dem 2. Jahr nur 1-mal pro Jahr an.

Die Entgiftung der Leber durch Apfelsaft

Bei der Entgiftung Ihres Körpers wirkt Apfelsaft wahre Wunder, insbesondere bei der Entgiftung Ihrer Leber, Nieren und Gallenblase.
Verwenden Sie nur frisch gepressten Saft (gekaufte Säfte führen nicht zu dem gewünschten Ergebnis). Um den Geschmack zu verbessern, sollten Sie hauptsächlich süße Äpfel und nur einige einer sauren Sorte verwenden. Trinken Sie immer nur in kleinen Schlucken und behalten Sie jeden Schluck eine Zeit lang im Mund, damit sich Ihr Speichel mit dem Apfelsaft gut vermischen kann. Bei Menschen, deren Mikroflora

im Verdauungstrakt geschädigt ist, kann frisch gepresster Saft zu Magenbeschwerden und Blähungen führen. Um das zu verhindern, sollten sie den Saft filtern. Sie können Ihr Verdauungssystem aber schon früher darauf vorbereiten, indem Sie während der Woche der Entgiftung ½ Glas Apfelsaft 15 Minuten vor jeder Mahlzeit trinken. Die Entgiftung dauert insgesamt 3 Tage; während dieser Zeit dürfen Sie nichts essen. Zudem sollten Sie sich körperlich im Freien betätigen.

Trinken Sie während dieser Entgiftungstherapie ausschließlich Apfelsaft und nur in den folgenden Mengen:

8 Uhr: 1 Glas
10 Uhr: 1 Glas
12 Uhr: 2 Gläser
14 Uhr: 2 Gläser

16 Uhr: 2 Gläser
18 Uhr: 1 Glas
20 Uhr: 1 Glas

Wenn Sie während der Therapie keinen Stuhlgang haben, können Sie stuhltreibende Kräutergetränke zu sich nehmen oder besser noch, eine Darmspülung durchführen.

Die Entgiftung der Knochen und Gelenke

Es ist schwer, überhaupt einen Menschen zu treffen, der nicht an irgendeiner Art von Knochen- oder Gelenkschmerzen leidet. Denjenigen, die darunter leiden, ist es gleich, als was die Krankheit bezeichnet wird: Als Rheuma, Arthritis oder Osteoporose. Die Bezeichnung verändert sich, der Schmerz aber bleibt. In meiner Praxis bin ich vielen leidenden Menschen begegnet, unter ihnen Kinder, Jugendliche und Alte. Das meiste Mitgefühl empfinde ich jedoch für ältere Menschen, weil sie so unglücklich und hilflos sind. Sie fallen uns nicht auf, weil wir ihnen auf der Straße nur selten begegnen. Geplagt von ihren Schmerzen verbringen sie den Großteil ihrer Zeit alleine zu Hause. Die meisten von ihnen sind Ihres Lebens bereits überdrüssig. Schlaflose Nächte und stark eingeschränkte Bewegungsfreiheit spiegeln sich in ihrer traurigen Stimme und den müde aussehenden Augen wider. Die landläufige Meinung: Menschen sollten sich glücklich schätzen, wenn sie im Alter von 70 Jahren überhaupt noch leben. Es ist nicht sehr tröstlich, Worte zu hören wie: „Es ist schwer, alt zu sein, aber mach' dir darum keine Sorgen, du kannst nichts dagegen tun." Vor allem jüngere Menschen gebrauchen solche Phrasen, ohne darüber nachzudenken, dass sie selbst eines Tages in der gleichen Lage sein werden.

Eine alte tibetische Weisheit besagt: „Starke Knochen und bewegliche Gelenke sichern ein langes und gesundes Leben."

Es gibt viele Faktoren, die den Zustand unserer Knochen und Gelenke beeinflussen. Ernährung und das Maß an körperlicher Betätigung sind nur zwei Beispiele. Auf diese zwei Faktoren haben wir einen großen Einfluss. Deshalb sollten wir uns dieser Tatsache immer bewusst sein und dementsprechend handeln. Es existiert aber noch immer ein Faktor, den niemand vollständig kontrollieren kann: Das Altern.

Ganz gleich wie oft wir uns auch um unsere innere Hygiene kümmern, giftige, salzige Ablagerungen werden sich immer auf unseren Knochen und in unseren Gelenken bilden. Diese Ablagerungen schränken die Bewegungsfreiheit unserer Gelenke ein und verursachen schmerzhafte Entzündungen (Rheuma, Arthritis usw.). Die regelmäßige Entgiftung und Reinigung unserer Knochen und Gelenke ist die einzige Möglichkeit, um solche Krankheiten zu vermeiden.

Die Therapie zur Reinigung und Entgiftung der Knochen und Gelenke dauert 3 Tage. Sie benötigen dazu 15 g Lorbeerblätter.

1. Tag: Zerkleinern Sie 5 g Lorbeerblätter, legen Sie sie in 300 ml kochendes Wasser und kochen Sie sie für weitere 5 Minuten. Gießen Sie die Mischung in eine Thermoskanne und lassen Sie sie 5 Stunden lang ziehen. Sieben Sie die Mischung anschließend durch und füllen Sie den Aufguss in ein anderes Gefäß. Trinken Sie die Füssigkeit im Verlauf der nächsten 12 Stunden alle 15 bis 20 Minuten in kleinen Schlucken.

Vorsicht: Trinken Sie den ganzen Aufguss **nicht auf einmal**, da es sonst zu inneren Blutungen kommen kann.

2. und 3. Tag: Verfahren Sie wie am ersten Tag. Essen Sie während der gesamten Therapie kein Fleisch, keine Eier, keinen Käse, Hüttenkäse usw. Wenn während der Therapie Salze und Grieß ausgeschieden werden, kann sich die Farbe Ihres Urins von einem Grünton bis zu einem hellen Rot verändern. Sorgen Sie sich deshalb nicht, es ist ein ganz normales Phänomen. **Im Abstand von 7 Tagen wird diese Therapie in 2 Stufen durchgeführt und sollte 1-mal pro Jahr angewendet werden.** Sommer bis Herbst sind die beste Zeit für die Therapie.

Die Entgiftung der Nieren

Einige äußere Anzeichen für eine Verunreinigung der Nieren:

1. Tränensäcke unter den Augen
2. Weiße Flecke auf den Nägeln
3. Feuchte Handflächen

Einige Ursachen für eine schlechte Nierenfunktion:

- Ansammlung von Schleim und Bildung von Nierensteinen
- Die Erweiterung der Nieren infolge zu hoher Flüssigkeitsaufnahme
- Das Schrumpfen der Nieren infolge des übermäßigen Konsums von Salz, Fleisch, Fisch, Brot, Süßigkeiten sowie mehlhaltigen und künstlich verfeinerten Nahrungsmitteln

Tränensäcke unter den Augen sind ein typisches Anzeichen für einen Flüssigkeitsüberschuss im Körper oder für Fettablagerungen in den Nieren. Sind die Tränensäcke weich, ist die Flüssigkeitsaufnahme zu hoch. Harte Tränensäcke unter der Augenmitte zeugen von einem zu hohen Verbrauch an fettigen Molkereiprodukten, tierischen Fetten, fettigem Fleisch und Süßigkeiten. Rote Augenlider sind ein Hinweis auf die Bildung von Nierensteinen.

Ein Mensch mit gut funktionierenden Nieren muss - bei entsprechender Flüssigkeitsaufnahme - 3 bis 4-mal pro Tag Wasser lassen. Verspürt man häufigeren Harndrang, sollte die Flüssigkeitsaufnahme reduziert werden. Die Farbe des Urins sollte hellem Bier ähneln. Ist die Farbe heller, benötigt der Körper mehr Salz, ist die Farbe zu dunkel, sollte der Salzkonsum eingeschränkt werden.

Ein weiteres deutliches Zeichen für einen zu hohen Salzkonsum sind dunkle, braune Ringe um die Augen. In solch einem Fall muss man auf das Salzen von Speisen verzichten und andere Arten von Gewürzen verwenden (z.b. getrockneter Knoblauch, Petersilie, Ingwer usw.).

Es gibt viele Arten, die Nieren zu entgiften. Nachfolgend werde ich Ihnen die vier effektivsten Methoden beschreiben. Wählen Sie bitte diejenige aus, die Ihnen am meisten zusagt. Für welche Methode Sie sich auch entscheiden, Sie sollten auf jeden Fall auf eiweißreiche Nahrung verzichten, z.b. auf gebratene Leber, geräucherte Fleischwaren, gesalzenen Fisch, Fleischsuppen usw. Essen Sie mehr Salate, Obst und Weizensprossen. Ihre Salate können Sie mit etwas Salz würzen, um die Funktion Ihrer Nieren anzuregen. Vermeiden Sie Süßigkeiten, sie beeinträchtigen die Funktion Ihrer Nieren.

Methode 1
Diese Methode der Nierenentgiftung entspricht der zuvor beschriebenen Therapie der Leberentgiftung mit Hilfe von frisch gepresstem Gemüse- oder Apfelsaft (siehe Seite 260).

Methode 2
Um bei dieser Methode der Nierenentgiftung gute Ergebnisse zu erzielen, trinken Sie 2 Wochen lang 3 bis 4-mal täglich ½ Glas (125 ml) einer Saftmischung aus Karottensaft (70 ml), Selleriesaft (40 ml) und Petersiliensaft (15 ml). Wenden Sie diese Methode 1-mal jährlich während der Sommer- und Herbstmonate an.

Methode 3
Eine Hagebuttenlösung entfernt alle Steine aus dem Körper; sie zerfallen zu Grieß. Kochen Sie 2 Esslöffel Hagebutten 15 Minuten lang in 200 ml Wasser, lassen Sie die Mischung dann abkühlen und sieben Sie sie anschließend durch. Trinken Sie jeweils 80 ml dieser Lösung 2 Wochen lang 3-mal täglich. Wenden Sie diese Methode alle 3 Monate an.

Methode 4
Pastinakensaft ist bei Funktionsstörungen des Urogenitalsystems und bei Nierensteinen (insbesondere bei einer Niereninfektion oder wenn sich Eiweiß im Urin befindet) ein sehr effektives Heilmittel. Da er eine starke Wirkung besitzt, sollte er getrennt von anderen Nahrungsmitteln (am besten auf nüchternen Magen) eingenommen werden. Nehmen Sie von Oktober bis Januar 1-mal täglich 30 bis 50 ml Pastinakensaft frisch und unverdünnt ein.
Nachdem die Nierensteine entfernt sind, sollten man zuerst seine Ernährung ändern. Die Steine sind nur ein Symptom. Die Hauptursachen ihrer Bildung sind - neben einem Überschuss an Harnsäure und Salzen in unserem Körper - eine hoch eiweißreiche Ernährung und ein inaktiver Lebensstil.

Die Entgiftung der Lymphe und des Blutes (Reinigung von radioaktiven und giftigen Substanzen)
- besonders zu empfehlen nach einer Chemotherapie -

Diese Therapie sollte immer zu Beginn der kalten Jahreszeit durchgeführt werden, wenn Grippe und andere ansteckende Krankheiten kursieren. Infektionskrankheiten können Sie auch ohne Antibiotika schnell und effektiv vorbeugen. Trinken Sie dazu täglich 2,2 Liter einer Saftmischung und bereiten Sie diese jeden Tag frisch zu.
Der Inhalt der Mischung für 1 Tag: Frisch gepresster Grapefruitsaft (900 ml), Orangensaft (900 ml), Zitronensaft (200 ml) und destiliertes

Wasser (200 ml). Die Therapie dauert 3 Tage (essen Sie nichts außer Orangen oder Grapefruits).

Lösen Sie 1 Teelöffel Bittersalz in 1 Glas warmem Wasser auf und trinken Sie die Lösung morgens auf nüchternen Magen. Ziehen Sie sich warm an und trinken alle 30 Minuten ½ Glas gemischten Obstsaft, so lange, bis die ganze Mischung aufgebraucht ist. Diese Anwendung beseitigt giftige Ablagerungen aus allen Teilen Ihres Körpers. Dabei zieht die Bittersalzlösung die Gifte aus der Lymphe; sie sammeln sich im Darm und werden anschließend ausgeschieden. Da der Körper bei diesem Prozess ausgetrocknet wird, müssen Sie den Saft trinken, um Ihren Flüssigkeitshaushalt wieder auszugleichen. (Der Saft wird vom Körper sehr schnell aufgenommen.)

Wenn Sie hungrig sind, essen Sie - wie bereits erwähnt - nichts außer Orangen oder Grapefruits. Es kann gut möglich sein, dass Sie während dieser Anwendung stark zu schwitzen beginnen; das ist vollkommen normal, weil sich Ihr Körper auch auf diese Weise von Verunreinigungen befreit.

Am 2. und 3. Tag verfahren Sie so wie am ersten. Die Therapie sollten Sie 1-mal jährlich anwenden, im frühen Frühling oder im Spätherbst.

Die Entgiftung des Blutkreislaufes
(Venen und Arterien)

Geben Sie 250 cm³ Fenchelsamen, 2 Esslöffel Baldrianwurzeln und 500 g Naturhonig in einen 2 Liter-Topf. Gießen Sie 1 Liter kochendes Wasser darüber, erhitzen Sie die Mischung bei geringer Wärmezufuhr und kochen Sie sie weitere 2 Minuten lang. Stellen Sie den Topf beiseite und lassen Sie ihn bei Zimmertemperatur 10 Stunden lang stehen. Damit sich die Hitze etwas länger hält, können Sie den Topf auch mit einem Handtuch abdecken. Sieben Sie die Flüssigkeit durch und bewahren Sie sie anschließend im Kühlschrank auf. Nehmen Sie 3-mal täglich 1 Esslöffel 30 Minuten vor den Mahlzeiten ein, so lange, bis alles aufgebraucht ist. Wenden Sie diese Therapie 1-mal pro Jahr an.

Zusätzliche Methoden, den Organismus zu entgiften

Bis jetzt habe ich Ihnen die wichtigsten Methoden und Therapien zur Körperentgiftung vorgestellt. Zusätzlich gibt es aber noch weitere Methoden, die in der Lage sind, Ihren Körper bis in den kleinsten Winkel zu entgiften.

Der Honig-Einlauf

Lösen Sie (bei Zimmertemperatur) 1 Esslöffel Honig in 1 Glas Wasser (250 ml) auf und geben Sie 1 Esslöffel Zitronensaft hinzu. Verwenden Sie diese Lösung 1 bis 2-mal pro Monat zur Darmspülung.

Der Kaffee-Einlauf

Geben Sie 3 Esslöffel Kaffeepulver in 200 ml Wasser und kochen Sie die Mischung 3 Minuten lang. Verringern Sie die Wärmezufuhr, lassen Sie die Mischung weitere 12 Minuten lang bei geringer Wärmezufuhr weiterkochen, sieben Sie sie durch und lassen Sie sie anschließend auf Zimmertemperatur abkühlen. Ein Kaffee-Einlauf hat enorme Vorteile: Er regt die Schleimhaut des Dickdarms an und entfernt Gifte aus ihr. In hervorragender Weise regt er auch die Funktionen der Leber und der Gallenblase an. Anders als der Kaffee, den wir trinken, schädigt er nicht das Nervensystem, spült kein Kalzium aus dem Körper und zerstört auch nicht die Vitamine der B-Gruppe. Diese Therapie können Sie 1-mal im Monat anwenden.

Die Entgiftung der Leber

Menschen stellen mir oft Fragen darüber, ob es - alternativ zu den Methoden, wie ich sie zuvor beschrieben habe - für ältere Menschen oder Kinder spezielle Methoden zur Entgiftung der Leber gibt.
Die Methoden und Therapien, die ich Ihnen bisher vorgestellt habe, passen zu einigen Menschen vielleicht nicht, da sie sich nicht vorstel-

len können, beispielsweise 2 Tage lang von Saft oder 200 ml Öl zu trinken (vor allem Kinder). Auf den folgenden Seiten beschreibe ich einige alternative Methoden. Sie sind allerdings etwas kompliziert. Folgen Sie daher bitte ganz genau den Anweisungen und beachten Sie vor allem die Mengen der Zutaten, die benötigt werden.

**Die Entgiftung der Leber
bei älteren Menschen und Kindern (ohne Öl)**

Die Zubereitung der Mischungen 1 und 2 sollte unmittelbar hintereinander (innerhalb 1 Stunde) erfolgen.

Mischung 1
Mahlen Sie 750 cm³ Hafer und geben Sie ihn in einen 5 Liter-Emailletopf. Gießen Sie 4 Liter kaltes Wasser darüber, verschließen Sie den Topf mit einem Deckel und stellen Sie ihn 24 Stunden lang beiseite.

Mischung 2
Hacken Sie 250 cm³ Hagebutten in kleine Stücke, geben Sie sie in einen 2 Liter-Topf und gießen Sie 1 Liter kochendes Wasser darüber. Wickeln Sie den Topf mit einem Handtuch ein und stellen Sie ihn 24 Stunden lang beiseite.
Nehmen Sie 24 Stunden später den Topf mit dem Hafer, geben Sie 2 Esslöffel Birkenknospen und 3 Esslöffel Himbeerblätter hinzu, und kochen Sie die Mischung 15 Minuten lang. Geben Sie 2 Esslöffel Maisfasern (finden Sie unter den Maisblättern) hinzu und kochen Sie die Mischung für weitere 15 Minuten bei geringer Wärmezufuhr. Stellen Sie den Topf 45 Minuten lang beiseite, damit sich die Mischung setzen kann und sieben Sie sie anschließend vorsichtig durch.
Sieben Sie die 2. Mischung ebenfalls durch und füllen Sie dann **beide** Mischungen zusammen in einen Topf. Die fertige Mischung (Mischung 1 und 2) ist ein Heilmittel zur Entgiftung der Leber eines Erwachsenen. Wenn Sie die Mischung für ein Kind zubereiten wollen, dann reduzie-

ren Sie die Mengen der Zutaten entsprechend dem Alter des Kindes, und zwar:

- **1 bis 3 Jahre:** 1/10 der Zutaten
- **4 bis 6 Jahre:** 1/8 der Zutaten
- **7 bis 10 Jahre:** 1/6 der Zutaten
- **11 bis 15 Jahre:** 1/4 der Zutaten

Füllen Sie die Mischung in Flaschen und bewahren Sie sie im Kühlschrank oder an einem anderen trockenen, dunklen und kühlen Ort auf. Nehmen Sie 4-mal täglich ½ Stunde vor den Mahlzeiten 150 ml davon ein. (Versuchen Sie, sich auf 4 kleine Mahlzeiten pro Tag zu beschränken). Die letzte Einnahme sollte nicht später als 19 Uhr erfolgen.

Führen Sie die Therapie 1-mal im Jahr durch. Benutzen Sie für Kinder und Jugendliche die folgenden Mengen (4-mal täglich):

- **1 bis 3 Jahre:** 1 Teelöffel, 2 Wochen lang
- **3 bis 5 Jahre:** 2 Teelöffel, 2 Wochen lang
- **5 bis 7 Jahre:** 1 Esslöffel, 2 Wochen lang
- **7 bis 10 Jahre:** 2 Esslöffel, 2 Wochen lang
- **10 bis 15 Jahre:** 4 Esslöffel, 2 Wochen lang
- **über 15 Jahre:** 150 ml, bis die Mischung aufgebraucht ist.

Die Entgiftung der Nieren

Methode A: Die Verwendung von Pastinaken und Sellerie.
Nehmen Sie 1 kg Pastinaken und 0,5 kg Sellerie, waschen Sie sie gründlich ab, zermahlen Sie sie und geben Sie sie anschließend in einen 4 bis 5 Liter-Topf. Geben Sie 1 kg Honig und 1 Liter kaltes, abgekochtes Wasser hinzu. Rühren Sie die Mischung mit einem hölzernen

Kochlöffel um, während Sie sie bei geringer Wärmezufuhr kurz aufkochen lassen. Verschließen Sie den Topf mit einem Deckel und stellen Sie ihn 3 Tage lang in den Kühlschrank. Geben Sie am 4. Tag 1 Liter kochendes Wassers hinzu, erhitzen Sie die Mischung bei geringer Wärmezufuhr bis zum Siedepunkt, lassen Sie sie dann abkühlen und sieben Sie sie anschließend durch. Füllen Sie den so entstandenen Sirup in Flaschen und bewahren Sie ihn an einem dunklen Ort auf. Nehmen Sie 2-mal täglich 15 Minuten vor den Mahlzeiten jeweils 3 Esslöffel davon ein, so lange, bis der Sirup aufgebraucht ist.

Methode B: Die Verwendung von Johannisbeeren
Geben Sie 3 Esslöffel junge Johannisbeerblätter in einen Kochtopf, gießen Sie ½ Liter kochendes Wasser darüber, stellen Sie den Topf 20 Minuten lang beiseite, pressen Sie den Saft aus den Blättern heraus und entsorgen Sie sie dann. Erhitzen Sie die Lösung bei geringer Wärmezufuhr bis zum Siedepunkt, geben Sie 2 Esslöffel frische, gefrorene oder getrocknete Johannisbeeren hinzu, und stellen Sie den Topf 3 Stunden lang beiseite. Trinken Sie die Lösung im Verlauf eines halben Tages in kleinen Schlucken (nicht mehr als ½ Glas auf einmal) und essen Sie die Johannisbeeren dazu. Die Lösung entgiftet nicht nur die Nieren, sie ist auch reich an Vitaminen und kann daher das ganze Jahr über eingenommen werden.

Die Entgiftung des Blutkreislaufes
Die nachfolgend beschriebenen Heilmittel sind sehr hilfreich bei Störungen des Blutkreislaufes, denn sie senken den Cholesterinspiegel und reduzieren zu hohen Blutdruck. Zudem beseitigen das Gefühl von „Kopfbrummen" und Ohrensausen und verbessern das Sehvermögen.

Zubereitung und Anwendung: Schälen Sie 350 g Knoblauch, 24 Zitronen, und pressen Sie den Saft aus. Vermischen Sie die Säfte miteinander und stellen Sie die Mischung 24 Stunden lang in den Kühlschrank. Nehmen Sie jeden Tag vor dem Schlafengehen 1 Teelöffel der Mischung ein und trinken Sie danach ½ Glas Kefir, Buttermilch oder Naturjoghurt, so lange, bis die Mischung aufgebraucht ist.

Die Entgiftung des Blutes (1)
Geben Sie 1 Esslöffel grüne Teeblätter in ein Glas (250 ml), gießen Sie 125 ml kochendes Wasser darüber, lassen Sie die Mischung 10 Minuten lang ziehen, geben Sie Vollmilch (keine pasteurisierte, sondern frische Milch, am besten vom Bauernhof) hinzu, um das Glas aufzufüllen, geben Sie eine Prise Salz hinzu und rühren Sie das Ganze um. Trinken Sie die Mischung morgens auf nüchternen Magen. Verwenden Sie am Abend die gleiche Rezeptur, geben Sie jedoch anstatt Salz einen Teelöffel Honig hinzu. Trinken Sie die Mischung, bevor Sie zu Bett gehen, mindestens 2 Stunden nach Ihrer letzten Mahlzeit. Wiederholen Sie diese Anwendung 6 Tage lang. Führen Sie jeden 2. Abend eine Darmspülung durch, bevor Sie zu Bett gehen. Nehmen Sie während dieser Therapie nur pflanzliche Nahrungsmittel zu sich (Gemüse, Getreide, Brot, Öl).

Die Entgiftung des Blutes (2)
Mischen Sie 100 ml frisch gepressten Brennnesselsaft (Mai und Juni) mit 100 ml zuckerfreiem Apfelsaft (kann gekaufter Saft sein) und trinken Sie diese Mischung täglich 30 Minuten vor dem Frühstück auf nüchternen Magen. Wenden Sie diese Therapie 20 Tage lang an, legen Sie dann eine Pause von 10 Tagen ein und setzen Sie die Therapie weitere 20 Tage fort.

Die Entgiftung der Schilddrüse
Zerkleinern Sie 40 Apfelkerne und gießen Sie 100 ml Wodka (Alkoholgehalt: 40% oder höher) darüber. Bewahren Sie die Mischung 7 Tage lang an einem dunklen Ort auf. Verdünnen Sie 7 Tropfen der Mischung mit 20 ml Wasser, und nehmen Sie die Lösung 15 Minuten vor den Mahlzeiten ein. Wenden Sie diese Therapie alle 3 Monate 1-mal an. Statt 40 Apfelkernen können Sie auch 21 Grapefruitkerne verwenden.

Die Entgiftung der Atmungsorgane
Raucher und Menschen, die an Störungen der Atemwege leiden, können die folgenden Therapien anwenden.

Methode A: Die Rettichkompresse (aus schwarzem Rettich)
Waschen und schälen Sie eine Rübe schwarzen Rettich, zerschneiden Sie sie und geben Sie sie in eine Saftpresse. Geben Sie dem Saft 1 Esslöffel Honig hinzu und trinken Sie ihn, bevor Sie zu Bett gehen. Legen Sie das Fruchtfleisch auf ein Baumwolltuch und verwenden Sie es als Kompresse auf Ihrer Brust (außer dem Herzbereich). Bedecken Sie die Kompresse mit einem Handtuch oder einer Decke. Sollte die Kompresse auf der Ihrer Haut ein starkes, brennendes Gefühl verursachen, entfernen Sie sie umgehend, um Hautschäden zu vermeiden. Reiben Sie sich Ihre Brust anschließend mit etwas Pflanzenöl ein.

Methode B: Die Kohlkompresse
Nehmen Sie 4 weiße Kohlblätter (groß genug, um den Bereich Ihrer Lungen zu bedecken), legen Sie sie in einen Topf mit Wasser und kochen Sie sie genau 3 Minuten lang. Reiben Sie sich etwas Schweineschmalz auf Brust und Rücken (im Lungenbereich), und nehmen Sie jeweils 2 Blätter, um Ihre Brust und Ihren Rücken zu bedecken. Wickeln Sie ein Handtuch darum, ziehen Sie sich ein warmes Hemd an und decken Sie sich mit einer warmen Decke zu. Wiederholen Sie diese Anwendung 3 Tage lang vor dem Schlafengehen. Nach dem 2. Tag werden Ihre Lungen anfangen, Schleim abzusondern; Sie werden husten und stark schwitzen (ein völlig normales Phänomen).

Methode C: Die Verwendung von Kiefernharz
Erwärmen Sie 250 ml Ziegenmilch (nicht kochen) und legen Sie ein Stück Kiefernharz hinein. Rühren Sie die Mischung um, bis sich das Harz vollständig aufgelöst hat. Lassen Sie die Mischung etwas abkühlen. Trinken Sie die aufgewärmte Ziegenmilch vor dem Schlafengehen, reiben Sie sich ein wenig wärmendes Kräuterbalsam auf Brust und Rücken, und ziehen Sie sich anschließend ein warmes Hemd an.

Die Reinigung der Augen (Linsen)
Die unten beschriebenen Methoden sind geeignet, um eine Linsentrübung (infolge von grauem Star) zu beseitigen.

Methode A
Gießen Sie 500 ml kochendes Wasser über 2 Teelöffel Ringelblumen, lassen Sie den Aufguss 30 Minuten lang ziehen und sieben Sie ihn anschließend durch. Trinken Sie davon täglich 3-mal ½ Glas 15 bis 20 Minuten vor den Mahlzeiten. Verwenden Sie den Rest zur Vorbereitung von Augenkompressen, um sie sich morgens und abends jeweils 5 bis 10 Minuten lang auf die Augen zu legen. Wiederholen Sie diese Anwendung 1 Monat lang täglich.

Methode B:
Die Anwendung mit Sonnenlicht, um die Augen zu reinigen
Um Ihre Sehkraft zu verbessern und Sehstörungen vorzubeugen, können Sie vor 8 und nach 18 Uhr mit weit geöffneten Augen in die Sonne sehen (vor allem im April und im Mai). Die Dauer jeder Therapiesitzung sollte wie folgt sein:

- **1. Woche:** 1 Minute
- **2. Woche:** 2 Minuten
- **3. Woche:** 3 Minuten
- **4. Woche:** 5 Minuten

Wenn Ihre Augen zu schmerzen beginnen, sehen sie nur in Richtung Sonne und nicht direkt in sie hinein.

Verwendung von schwarzem Rettich zur Körperentgiftung
(Gelenke, Lymphsystem, Blutkreislauf und andere innere Organe)
Nehmen Sie 10 kg schwarzen Rettich, waschen Sie ihn gut ab, entfernen Sie alle Fasern und schlechten Stellen (ohne ihn zu schälen) und zerkleinern sie ihn dann. Geben Sie die zerkleinerten Stücke in einen Entsafter (Sie dürften in etwa 3 Liter Saft erhalten). Füllen Sie den Saft in Glasflaschen, verschließen Sie sie und bewahren Sie sie anschlie-

ßend im Kühlschrank auf. (**Wichtiger Hinweis:** Bewahren Sie die Flaschen **ausschließlich im Kühlschrank** auf!) Nehmen Sie **3-mal täglich 1 Teelöffel 1 Stunde nach den Mahlzeiten ein.** Nehmen Sie **auf gar keinen Fall mehr davon ein,** da es ansonsten gefährliche Folgen für Sie haben kann. Um die erwarteten Ergebnisse zu erzielen, setzen Sie die Therapie so lange fort, bis der ganze Saft aufgebraucht ist.

Vorsicht: Menschen, auf deren Knochen und in deren Gelenken sich viele schädliche Ablagerungen befinden, muss ich an dieser Stelle warnen: Bei der Durchführung dieser Therapie kann es zu teilweise sehr starken Knochenschmerzen kommen. Machen Sie sich deshalb keine Sorgen und nehmen Sie auch keine Schmerzmittel ein. Ertragen Sie die Schmerzen und setzen Sie die Therapie fort. Die Schmerzen während der Entgiftung sind vollkommen normal und eine erfolgreiche Entgiftungstherapie kann Sie vor sehr vielen zukünftigen Schmerzen bewahren.

Wenn es während der Therapie zu Leberschmerzen kommen sollte, (das kann passieren, wenn die Gallenblase von Steinen und Salzen gereinigt wird), dann legen Sie 40 bis 60 Minuten lang ein Heizkissen auf Ihre Leber. Wenn keine Leberschmerzen einsetzen, dann steigern Sie die Menge nach 7 Tagen auf 2 bis 3 Teelöffel, 3-mal täglich. Vermeiden Sie während der Therapie vor allem heißes und saures Essen, und schränken Sie den Verzehr von Brot, Fisch, Eiern, Milch und Molkereiprodukten ein; nehmen Sie stattdessen mehr natürliche, pflanzliche Nahrung zu sich.

Werfen Sie das Fruchtfleisch, das im Entsafter zurückgeblieben ist, nicht einfach weg. Füllen Sie es in einen Kochtopf, geben Sie 300 g Honig hinzu, verrühren Sie alles gut miteinander und verschließen Sie den Topf fest mit einem Deckel, indem Sie ihn mit einem zusätzlichen Gewicht beschweren. Bewahren Sie ihn anschließend an einem trockenen und warmen Ort auf, und rühren Sie die Mischung mit einem hölzernen Kochlöffel gelegentlich um. Wenn der Saft aufgebraucht ist, können Sie das Fruchtfleisch essen (es sollte bis dahin sauer sein). Nehmen Sie zu Ihren Mahlzeiten 1 bis 2 Esslöffel davon zu sich. **Den Aussagen meiner Patienten zufolge wirkt diese Therapie wie ein**

Jungbrunnen, denn sie fühlen sich danach wesentlich jünger und aktiver. Die Falten verschwinden und ihr Teint sieht frisch und gesund aus. **Schmerzen im unteren Rückengrat, in den Gliedmaßen und den Muskeln verschwinden vollkommen.** Ich persönlich wende diese Therapie alle 5 Jahre an und die Menschen, die mich nur gelegentlich sehen, sagen, dass ich überhaupt nicht zu altern scheine.

Die Entgiftung des Körpers
(Reinigung von Radionukliden und Schwermetallen)

Radionuklide und Schwermetalle sind krebserregende Stoffe; in unserem Körper verursachen sie die Bildung von Krebszellen. Mit der Luft, dem Wasser und der Nahrung gelangen sie in unseren Körper. Ohne Ausnahme finden sich im Körper aller Menschen, die in Städten leben, große Mengen dieser Stoffe. So besteht ständig die Gefahr, dass sich in einem ihrer Organe Krebs entwickeln kann. Deshalb sollte der Körper auch regelmäßig von Radionukliden und Schwermetallen entgiftet und diese Anwendung zu einem festen Bestandteil unserer ganzheitlichen Körperhygiene werden.

Methode A: Die Verwendung von Kiefernknospen

Geben Sie 4 Esslöffel junge Kiefernknospen in ein 0,5 Liter-Glas, gießen Sie 250 ml Honig darüber, und stellen Sie die Mischung anschließend in den Kühlschrank. Nach 2 Wochen werden die Knospen Saft produzieren. Nehmen Sie 3-mal täglich 1 Esslöffel davon ein.

Methode B: Die Verwendung von Kiefern- oder Fichtennadeln

Gießen Sie 1 Liter kochendes Wasser über 125 cm^3 Kiefern- oder Fichtennadeln, erhitzen Sie die Mischung 10 bis 15 Minuten lang langsam und bei geringer Wärmezufuhr bis zum Siedepunkt und sieben Sie sie anschließend durch. Trinken Sie 7 Tage lang 2-mal täglich 1 bis 2 Tassen der Lösung anstelle von Tee, legen Sie dann eine Pause von 2 Monaten ein, und wiederholen Sie die Anwendung für weitere 7 Tage. Führen Sie diese Therapie 1-mal pro Jahr durch.

Methode C: Die Verwendung von Leinsamen
Gießen Sie 1,5 Liter kochendes Wasser über 125 cm³ Leinsamen, kochen Sie die Mischung 2 Stunden lang bei geringer Wärmezufuhr, lassen Sie sie abkühlen und sieben Sie sie anschließend durch. Trinken Sie die ganze Mischung im Verlauf des Tages. Führen Sie diese Therapie 1-mal pro Jahr 2 Wochen lang durch.

Ölspülung (Ölziehen / Ölsaugen)
Diese Methode kann bei der Behandlung von chronischer Anämie, Venenentzündungen, Lähmungen, Ekzemen, Körperschwellungen, Störungen des Magen-Darm-Traktes, des Herzes und des Kreislaufes, bei Krebs, Gelenkproblemen sowie bei vielen anderen Leiden, die zwar nicht ernst, aber dennoch lästig sind, angewendet werden.

Sicherlich haben Sie schon kleine Kinder dabei beobachtet, wie sie an ihrem Daumen lutschen. Dieses Daumenlutschen ist ein natürlicher Reflex, der von dem unbewussten Selbsterhaltungstrieb des Kindes gesteuert wird. Seine Aufgabe besteht darin, große Mengen von Speichel zu produzieren, der eine antibakterielle Wirkung hat.

Dies ist wahrscheinlich auch der Grund, weshalb die volkstümliche Medizin eine Idee weiterverfolgte, die sich eines ähnlichen Mechanismus' bedient und die schließlich zu einer Therapie führte: Wenn Sie Pflanzenöl etwa 30 Minuten lang im Mund behalten, so besitzt es eine therapeutische Wirkung.

Die Blutmenge, die im Laufe von 30 Minuten durch den Mundbereich zirkuliert, entspricht etwa 3,5 bis 4 Litern. Pflanzenöl besitzt gute Aufnahmeeigenschaften. Die therapeutische Methode, die ich Ihnen nachfolgend beschreibe, bedient sich dieser Eigenschaften, um Giftstoffe aus dem Körper aufzunehmen.

Die Methode ist einfach, schmerzlos und völlig ungefährlich. Viele Generationen sibirischer Heiler wandten sie erfolgreich an. Hier nun die einzelnen Schritte:

Die Therapie sollte entweder morgens oder aber vor dem Schlafengehen (3 bis 4 Stunden nach Ihrer letzten Mahlzeit) auf nüchternen

Magen durchgeführt werden. Verwenden Sie nicht mehr als 1 Esslöffel Sonnenblumen- oder Erdnussöl, behalten Sie es für 25 bis 30 Minuten im vorderen Bereich Ihres Mundes und bewegen Sie das Öl auf die gleiche Weise, als wenn Sie ein Bonbon lutschen würden; die Lutschbewegungen sollten jedoch nicht sehr intensiv sein. Zunächst wird das Öl dickflüssiger, dann wieder dünnflüssiger und nimmt schließlich eine weißliche Farbe an. Spucken Sie das Öl anschließend aus und verschlucken Sie es nicht, da es viele krankheitserregende Stoffe enthält. Sie können die Methode so lange anwenden, wie sie es für nötig befinden. Schließlich werden Sie sich erfrischt, aktiv und ruhig fühlen; Ihr Erinnerungsvermögen wird sich verbessern und Sie werden wieder gut schlafen können. Akute Krankheiten werden schnell heilen (innerhalb von 2 bis 3 Wochen). Chronische Beschwerden werden allerdings erst nach mehreren Monaten bis einem Jahr abklingen. Während der ersten Woche kann die Therapie leichte Symptome auslösen (z.B. ein Schwächegefühl), was mit der Entkräftung der jeweiligen Krankheitsherde zusammenhängt und völlig normal ist. Eine richtig durchgeführte Therapie wird jedoch dazu führen, dass Sie sich morgens nach dem Aufwachen ausgeruhter, energiegeladener und den ganzen Tag über erfrischter fühlen; auch Ihr Appetit wird sich verbessern. Abhängig von Ihrem Gesundheitszustand sollten Sie selbst über die Dauer der Therapie entscheiden. Gesunde Erwachsene und Kinder können die Methode 2 Wochen lang zur Vorbeugung anwenden, um nicht nur die zuvor beschriebenen Krankheiten zu vermeiden, sondern auch giftige Schwermetalle zu beseitigen, die sich sogar in einem gesunden Körper finden. Ich denke, ich muss niemanden davon überzeugen, dass Vorbeugung besser als Heilung ist. Um die besten Ergebnisse zu erzielen, wenden Sie diese Methode 1 bis 6 Monate lang täglich an.

Sehr geehrte Leser,

nun sind Sie an der Reihe, sich für Ihren persönlichen „Gesundheitsweg" zu entscheiden. Ich selbst weiß nur allzu gut, dass solch ein Schritt nicht leicht fällt. Um gesund zu werden und gesund zu bleiben, müssen Sie mit schlechten Angewohnheiten brechen, die sich über viele Jahre hinweg eingeschlichen haben. Sie müssen Ihren Lebensstil und Ihr bisheriges Denken ändern. Wenn Sie spüren, dass sich Ihr Gesundheitszustand bereits verschlechtert hat, dann verschwenden Sie keine Zeit. Fangen Sie so schnell wie möglich an, und passen Sie in Zukunft besser auf sich auf.

Je früher Sie beginnen, desto schneller wird Ihre Gesundheit wieder zurückkehren! Es ist wichtig, dass Sie Ihren Lebensstil nach und nach ändern und Ihrem Körper genügend Zeit lassen, damit er sich daran gewöhnen kann.

Dieses Buch soll Ihr praktischer Gesundheitsratgeber sein. Wenn sie es häufig nutzen, werden Sie - wenn es um Ihre Gesundheit geht - mit Sicherheit fündig werden. Ich möchte Sie dazu ermutigen, die Informationen in diesem Buch mit Ihren eigenen Beobachtungen zu vergleichen. Sammeln Sie so viele Erfahrungen wie möglich und geben Sie sie anschließend an Ihre Kinder und Enkelkinder weiter; das wird Ihrer ganzen Familie auf Generationen hinaus eine gute Gesundheit bescheren. Ich hoffe, sie finden dieses Buch hilfreich.

In diesem Sinne wünsche ich Ihnen eine gute Gesundheit!

Ihr
Michail Tombak

# Kapitel 7

Gesundheit
ohne Medikamente

Volkstümliche Naturheilmittel

In vielen Briefen meiner Leser wiederholt sich immer wieder die gleiche Frage: Ist es für einen Diabetiker ungefährlich, Arzneimittel gegen hohen Blutdruck, starken Husten oder Grippe einzunehmen?

Alle nachfolgend beschriebenen Heilmittel enthalten ausschließlich natürliche Zutaten! Das bedeutet, dass sie völlig bedenkenlos und ohne das Risiko irgendeiner schädlichen Wechselwirkung gleichzeitig angewendet werden können. Wenn Sie allerdings vier oder fünf Heilmittel gleichzeitig anwenden, sollten Sie ihre Dosierungen um die Hälfte reduzieren.

Einige Hinweise zu der Zubereitung von Heilmitteln:

1. Am besten verwenden Sie Emaille- oder Glasgefäße.

2. Benutzen Sie zum Rühren nur hölzerne Kochlöffel.

3. Lagern Sie die Gefäße mit den Heilmitteln - wenn möglich - im untersten Fach Ihres Kühlschrankes.

4. Verwenden Sie Aufkleber, um die Gefäße beschriften zu können und notieren Sie sich darauf die Rezeptnummer, das Datum der Zubereitung, die Zutaten usw.

5. Obwohl die meisten Heilmittel ohne Bedenken für eine relativ lange Zeit gelagert werden können, empfehle ich eine maximale Lagerzeit von 6 Monaten.

Die Behandlung von wetterbedingten Krankheiten

Behandlung von Halsschmerzen, Grippe, Husten, Schnupfen und Bronchitis

REZEPT 1
Zutaten: 1 Esslöffel Himbeermarmelade, 1 Esslöffel Honig, 1 Esslöffel Wodka oder Weinbrand, ½ Zitrone
Zubereitung: Alle Zutaten in 1 Glas (250 ml) geben, den Saft der halben Zitrone hinzugeben und mit kochendem Wasser auffüllen.
Anwendung: Nehmen Sie 3 Teelöffel vor dem Schlafengehen in kleinen Schlucken ein.

REZEPT 2
Zutaten: 1 Zitrone, 100 g Honig
Zubereitung: Den Saft der Zitrone mit 100 g Honig vermischen.
Anwendung: Nehmen Sie 3-mal täglich 1 Esslöffel ein.

REZEPT 3
Zutaten: 100 g Lindenblüten, 100 g getrocknete Himbeeren, 1 Liter kochendes Wasser
Zubereitung: Gießen Sie das kochende Wasser über die Lindenblüten und die getrockneten Himbeeren, lassen Sie die Mischung 10 bis 15 Minuten lang abstehen und sieben Sie sie anschließend durch. Die Mischung kühl aufbewahren.
Anwendung: Trinken Sie jeweils 200 ml der aufgewärmten Mischung 2 bis 3 Tage lang vor dem Schlafengehen.

REZEPT 4
Zutaten: Je 125 g Rettichsaft, geriebener Meerrettich und Honig
Zubereitung: Mischen Sie die Zutaten und lassen Sie die Mischung 3 bis 4 Stunden lang ziehen. Die Mischung kühl aufbewahren.
Anwendung: Nehmen Sie 3-mal täglich 2 bis 3 Esslöffel ein.
Kinder nehmen 3-mal täglich 1 Teelöffel ein.

REZEPT 5
Zutaten: 50 g geriebene Zwiebel, 20 ml Apfelessig oder Weinessig, 60 g Honig
Zubereitung: Gießen Sie den Essig über die geriebene Zwiebel, geben Sie den Honig hinzu, rühren Sie alles gut durch, lassen Sie die Mischung 2 Stunden lang ziehen und sieben Sie sie anschließend durch.
Anwendung: Nehmen Sie jede halbe Stunde 1 Teelöffel ein.

REZEPT 6
Zutaten: 100 g geriebene Zwiebel, 100 g Kristallzucker
Zubereitung: Streuen Sie den Kristallzucker über die Zwiebel und lassen Sie die Mischung anschließend 1 Stunde lang ziehen. Sieben Sie die Mischung in einem Haarsieb durch, sodass nur noch der Saft übrig bleibt. Die Mischung kühl aufbewahren.
Anwendung: Nehmen Sie 3-mal täglich 2 Teelöffel des Saftes ein.

REZEPT 7
Zutaten: 100 g Knoblauch, 100 g Honig
Zubereitung: Pressen Sie den Saft aus dem Knoblauch, vermischen Sie ihn mit dem Honig, lassen Sie die Mischung 24 Stunden lang stehen und gießen Sie sie dann in ein Glas (200 ml). Die Mischung kühl aufbewahren.
Anwendung: Nehmen Sie 3-mal täglich 1 Teelöffel **oder** 1 Esslöffel mit etwas warmem Wasser vor dem Schlafengehen ein.

Behandlung von Halsschmerzen, Erkältungen und Husten

REZEPT 8
Zutaten: 125 ml Milch, 4 bis 5 Feigen
Zubereitung: Geben Sie Milch und Feigen in einen Topf, kochen Sie sie 5 bis 10 Minuten lang und lassen Sie die Mischung dann abkühlen.
Anwendung: Trinken Sie vor dem Schlafengehen die Milch in kleinen Schlucken und essen Sie anschließend die Feigen. Wenn der Husten weiter anhält, wiederholen Sie die Anwendung 3 bis 4-mal.

Die Behandlung von Erkältungen und Husten

REZEPT 9
Zutaten: 125 g Honig, 125 ml trockener Rotwein und 10 bis 15 g Knoblauch
Zubereitung: Gießen Sie den Wein über den Honig und vermischen Sie beides gut miteinander. Den Knoblauch schälen und zerreiben.
Anwendung: Reiben Sie mit dem zerriebenen Knoblauch vor dem Schlafengehen Ihre Füße ein und ziehen Sie sich Wollsocken an. Ziehen Sie einen warmen Schlafanzug an, erwärmen Sie den Rotwein und trinken Sie ihn.

Naturheilmittel gegen Husten

REZEPT 10
Zutaten: 200 g ungesalzene Butter, 200 g Schweineschmalz, 200 g Honig, 200 g Kakaopulver und 15 Eigelb
Zubereitung: Vermischen Sie alles gut miteinander, kochen Sie dann die Mischung 30 bis 40 Minuten lang bei geringer Wärmezufuhr und lassen Sie sie dann abkühlen. Die Mischung kühl aufbewahren.
Anwendung: Nehmen Sie 3-mal täglich 1 Teelöffel mit ½ Glas heißer Milch ein, indem Sie die Mischung in kleinen Schlucken trinken. Nach 5 bis 7 Tagen sollte der Husten abgeklungen sein.

REZEPT 11
Zutaten: 2 Esslöffel abgekochte, heiße Milch, 2 Esslöffel Brandwein
Zubereitung: Vermischen Sie die Zutaten miteinander.
Anwendung: Nehmen Sie die Mischung 3-mal täglich ½ Stunde vor dem Essen ein. Gehen Sie direkt danach nicht nach draußen (bei kühlem Wetter) und lassen Sie Ihren Körper nicht abkühlen. Nehmen Sie die Mischung so lange ein, bis der Husten nachgelassen hat.

REZEPT 12
Zutaten: 0,33 Liter Bier und 1 Esslöffel Honig

Zubereitung: Gießen Sie das Bier und den Honig in einen Emailletopf und kochen Sie die Mischung 5 Minuten lang bei geringer Wärmezufuhr.
Anwendung: Trinken Sie die warme Mischung 2-mal pro Woche in kleinen Schlucken.

Heilmittel gegen gelegentlich auftretenden, schweren Husten und Husten während der Nacht

REZEPT 13
Zutaten: 1 Zitrone, 2 Esslöffel Glyzerin, etwas Honig
Zubereitung: Kochen Sie die Zitrone 10 Minuten lang bei geringer Wärmezufuhr (sie wird dadurch weicher und gibt mehr Saft). Schneiden Sie sie in zwei Hälften und drücken Sie den Saft in ein Glas (ca. 200 bis 250 ml), geben Sie das Glyzerin hinzu, vermischen Sie beides gut miteinander, geben Sie dann Honig hinzu, um das Glas aufzufüllen und verschließen Sie es fest. Die Mischung kühl aufbewahren.
Anwendung: Nehmen Sie 1 Teelöffel vor dem Schlafengehen ein. Wenn Sie während der Nacht husten müssen, nehmen Sie 1 weiteren Teelöffel ein.

Heilmittel zur Behandlung von Husten bei älteren Menschen

REZEPT 14
Zutaten: 200 g Butter, 200 g Schweineschmalz und 200 g Honig
Zubereitung: Geben Sie die Zutaten in einen Topf, vermischen Sie sie gut miteinander, kochen Sie die Mischung 5 Minuten lang bei geringer Wärmezufuhr (bis sie zu einem homogenen Brei geworden ist) und lassen Sie sie dann abkühlen.
Anwendung: Geben Sie 3-mal täglich 1 Teelöffel der Mischung in ½ Glas heiße Milch und trinken Sie sie in kleinen Schlucken 1 bis 1½ Stunden nach den Mahlzeiten.

Die Behandlung von Halsschmerzen

REZEPT 15
Zutaten: 250 g geriebene Rote Bete und 250 ml Apfel- oder Weinessig
Zubereitung: Gießen Sie den Essig über die geriebene Rote Bete und lassen Sie die Mischung 2 bis 3 Stunden lang ziehen. Sieben Sie die Mischung in einem Haarsieb durch, sodass nur noch der Saft übrig bleibt, und füllen Sie sie anschließend in ein Glas.
Anwendung: Spülen Sie mit der Mischung Ihren Rachen und nehmen Sie 2-mal täglich 1 Esslöffel davon ein.

Heilmittel zur Anwendung nach dem Ausbruch einer Grippe
Unter allen volkstümlichen Heilmitteln zur Vorbeugung gegen Grippe nehmen Zwiebeln und Knoblauch den Spitzenplatz ein.
Sie sollten entweder gegessen oder 2 bis 3 Minuten vor dem Schlafengehen gekaut werden.

Im Falle einer bereits ausgebrochenen Grippeepidemie können Sie das folgende Knoblauchrezept zur Vorbeugung anwenden:

REZEPT 16
Zutaten: 2 bis 3 Knoblauchzehen, 30 bis 50 ml kochendes Wasser
Zubereitung: Hacken Sie den Knoblauch klein, gießen Sie das kochende Wasser darüber, lassen Sie die Mischung 1 bis 2 Stunden lang ziehen und sieben Sie sie durch, sodass nur noch der Saft übrig bleibt. (Den Saft können Sie 2 Tage lang im Kühlschrank aufbewahren.)
Anwendung: Wenden Sie den Saft als Nasentropfen an: 1 bis 2-mal täglich 2 bis 3 Tropfen in jedes Nasenloch.

- Um Ihre Familie nicht anzustecken, können Sie sich ein Baumwollsäckchen mit fein gehacktem Knoblauch (2 bis 3 Zehen) um Ihren Hals hängen. Um kleine Kinder vor einer Ansteckung zu schützen, legen Sie ein kleines Baumwollsäckchen oder stellen Sie einen kleinen Teller mit fein gehacktem Knoblauch neben ihr Bett.

- Eine weitere Möglichkeit, um grippalen Infekten vorzubeugen: Kauen Sie jeden Morgen ein Eukalyptusblatt und behalten Sie ein Stück davon in Ihrer Backentasche, wenn Sie Umgang mit Menschen haben, die bereits an Grippe erkrankt sind. Oder mischen Sie den Saft 1 frisch gepressten Rübe mit 1 Teelöffel Essig (3%), und spülen Sie damit jeden Abend Ihren Rachen.

Wenn Sie eine Infektion nicht verhindern konnten und bereits erkrankt sind, dann sollten Sie die folgenden Ratschläge beherzigen.

- Trinken Sie so oft wie möglich heißen Tee mit Zitrone (oder Himbeermarmelade) oder warme Milch mit Honig (1 Esslöffel pro Glas).
- Tauchen Sie Baumwolltupfer in frisch gepressten Zwiebelsaft, und stecken Sie sie sich 3 bis 4-mal täglich 7 Minuten lang in beide Nasenlöcher.
- Pressen Sie den Saft 1 frischen Zwiebel in eine kleine Schüssel, und riechen Sie 3-mal täglich 2 bis 3 Minuten daran.
- Zerreiben Sie eine Knolle Knoblauch und vermischen Sie sie mit der gleichen Menge Honig (Lindenblütenhonig ist am besten). Nehmen Sie von dieser Mischung täglich 1 Esslöffel vor dem Schlafengehen ein und trinken Sie etwas warmes Wasser nach.
- Zerreiben Sie eine Zwiebel, gießen Sie ½ Liter kochende Milch darüber, und bewahren Sie die Mischung an einem warmen Ort auf. Trinken Sie die eine Hälfte der erhitzten Mischung vor dem Schlafengehen, die andere Hälfte am nächsten Morgen.
- Gießen Sie 250 ml kochendes Wasser über 2 Esslöffel getrocknete (oder 100 g frische) Himbeeren. Lassen Sie die Mischung 10 bis 15 Minuten lang ziehen, geben Sie 1 Esslöffel Honig hinzu und vermischen Sie beides gut miteinander. Nehmen Sie die Mischung vor dem Schlafengehen warm ein, um das Schwitzen anzuregen.

Die Behandlung von Heiserkeit

Bei Halsschmerzen infolge von Erkältungskrankheiten sind volkstümliche Heilmittel zu empfehlen. Bei akuten Entzündungen des Rachens eignen sie sich jedoch nicht so gut wie Arzneimittel.

- Waschen Sie eine Birne, schälen Sie sie und pressen Sie den Saft aus. Trinken Sie den Saft von Zeit zu Zeit in kleinen Schlucken und behalten Sie jeden Schluck für eine Weile in Ihrem Mund.
- Waschen Sie einige Oliven und behalten jede von ihnen eine Weile im Mund, während Sie Ihren Speichel herunterschlucken.
- Schneiden Sie eine Rübe in Stücke und essen Sie 3-mal täglich 5 bis 10 Stück davon.

Störungen des Verdauungssystems

Die Behandlung von Magengeschwüren und Magenbluten

REZEPT 17
Zutaten: 4 Esslöffel (20 g) feine, trockene Eichenrinde, 250 ml kochendes Wasser
Zubereitung: Geben Sie die Eichenrinde in einen Emailletopf und gießen Sie das kochende Wasser darüber. Decken Sie den Topf mit einem Deckel zu, kochen Sie die Mischung 20 Minuten lang und rühren Sie sie gelegentlich um. Lassen Sie die Mischung abkühlen, sieben Sie sie in einem Haarsieb durch, sodass nur noch die Flüssigkeit übrig bleibt, füllen Sie sie anschließend in ein fest verschließbares Glasgefäß und bewahren Sie es an einem dunklen Ort auf.
Anwendung: Nehmen Sie täglich 2 bis 3-mal 1 Esslöffel davon ein.

Leberstörungen

Das Anregen der Gallensekretion bei Leberstörungen

REZEPT 18
Zutaten: 100 g Hagebutten, kochendes Wasser, etwas Zucker
Zubereitung: Geben Sie die Hagebutten in eine Thermoskanne (1 Liter), füllen Sie sie mit kochendem Wasser auf, verschließen Sie sie und lassen Sie sie über Nacht stehen.
Anwendung: Trinken Sie den Aufguss im Verlauf 1 Tages und geben Sie etwas Zucker hinzu, um den Geschmack zu verbessern.

Die Behandlung von Gallensteinen

REZEPT 19
Zutaten: Eine Hand voll getrockneter Birkenblätter, 250 ml kochendes Wasser
Zubereitung: Zerkleinern Sie die Blätter, gießen Sie das kochende Wasser darüber, und lassen Sie den Aufguss 20 Minuten ziehen (mit einem hölzernen Kochlöffel gelegentlich umrühren). Sieben Sie den Aufguss anschließend durch.
Anwendung: Trinken Sie morgens und abends jeweils 1 Tasse.

REZEPT 20
Zutaten: Frischer, schwarzer Rettich
Zubereitung: Zerkleinern Sie den frischen Rettich und pressen Sie den Saft aus.
Anwendung: Nehmen Sie täglich 2 bis 3 Esslöffel des Saftes ein.

Die Behandlung von Leberkoliken und Gallensteinen

REZEPT 21
Zutaten: 10 getrocknete Feigen, 250 ml kochendes Wasser, 125 ml heiße Milch und 1 Teelöffel Zucker

Zubereitung: Hacken Sie die Feigen klein, geben Sie sie in einen Emailletopf, gießen Sie das kochende Wasser darüber, kochen sie die Mischung kurz auf, geben Sie die Milch und den Zucker hinzu und lassen Sie sie abkühlen. Gießen Sie anschließend die Flüssigkeit ab.
Anwendung: Trinken Sie die warme Flüssigkeit in kleinen Schlucken und essen Sie dazu die Feigen.

Die Behandelung von Hämorriden, Leberstörungen und Verstopfungen

REZEPT 22
Zutaten: Sauerkrautsaft
Anwendung: Trinken Sie 14 bis 30 Tage lang täglich ½ bis 1 Glas des frischen Sauerkrautsaftes vor einer Mahlzeit.

Die Behandlung von Nieren- und Blasenstörungen

Anregen des Harndranges und die Behandlung von Nieren- und Blasensteinen

REZEPT 23
Zutaten: Frischer Meerrettich (mit Wurzeln und Blättern)
Zubereitung: Pressen Sie den Saft aus dem Meerrettich und den Blättern.
Anwendung: Nehmen Sie jeden Morgen und jeden Abend 1 Teelöffel des frisch gepressten Saftes ein.

REZEPT 24
Zutaten: 1 Teelöffel Teeextrakt, 50 g Salbei, kochendes Wasser
Zubereitung: Geben Sie den Teeextrakt und den Salbei in eine Thermoskanne (1 Liter), gießen Sie kochendes Wasser dazu, bis die Kanne aufgefüllt ist, und lassen Sie die Mischung 30 Minuten lang ziehen.
Anwendung: Trinken Sie täglich 6 bis 8-mal jeweils ½ Tasse des Aufgusses.

REZEPT 25
Zutaten: 250 g Honig und 250 ml Sauerkrautsaft
Zubereitung: Vermischen Sie den Honig und den Sauerkrautsaft, gießen Sie die Mischung in eine Glasflasche, verschließen Sie die Flasche und bewahren Sie sie an einem kühlen und dunklen Ort auf.
Anwendung: Nehmen Sie 3-mal täglich 1 Esslöffel 1 Stunde vor den Mahlzeiten ein.

REZEPT 26
Zutaten: 100 g unreife, grüne Walnüsse (gepflückt vor dem 7. Juli) und 100 g Kristallzucker oder Honig
Zubereitung: Hacken Sie die Walnüsse klein, füllen Sie sie in ein Glas, geben Sie den Kristallzucker oder den Honig hinzu, verschließen Sie das Glas fest und bewahren Sie es 1 Monat lang im Kühlschrank auf. Die Mischung auch weiterhin kühl aufbewahren.
Anwendung: Nehmen Sie täglich 1 Teelöffel 3-mal vor dem Essen.

Die Behandlung von Nieren- und Gallensteinen

REZEPT 27
Zutaten: 3 Zitronen (mit Schale, aber ohne Kerne), 150 g geschälter Knoblauch, 500 ml kühles, abgekochtes Wasser
Zubereitung: Zermahlen Sie die Zitronen zusammen mit dem Knoblauch in einem Mixer, geben Sie die Mischung in ein verschließbares Glasgefäß (1 Liter), füllen Sie das Glas mit dem abgekochten Wasser auf und lassen Sie die Mischung 24 Stunden lang ziehen. Sieben Sie die Mischung anschließend in einem Haarsieb durch, sodass nur noch die Flüssigkeit übrig bleibt. Verschließen Sie das Glas fest und bewahren Sie es an einem dunklen Ort auf.
Anwendung: Trinken Sie jeden Morgen 50 ml der Flüssigkeit.

REZEPT 28
Zutaten: 750 ml Wasser, 4 Zitronen (ohne Kerne), 250 g Honig und der frisch gepresste Saft von 1 Zitrone

Zubereitung: Gießen Sie das Wasser in einen Topf und geben Sie die Zitronen fein gehackt hinzu. Kochen Sie die Mischung so lange, bis nur noch ca. 250 ml der Flüssigkeit übrig ist, lassen Sie sie abkühlen, sieben Sie sie durch, gießen Sie sie in einen Glasbehälter, geben Sie den Honig und den frisch gepressten Zitronensaft hinzu, vermischen Sie alles gut miteinander und verschließen Sie das Glas mit einem Deckel. Die Mischung kühl aufbewahren.
Anwendung: Nehmen Sie täglich vor dem Schlafengehen 1 Esslöffel, so lange, bis die Mischung aufgebraucht ist.

Legen Sie sich im Falle einer Nierenkolik ein elektrisches Heizkissen in den Nierenbereich oder nehmen Sie ein heißes Bad.
Vorsicht: Akute Entzündungen anderer Organe im Bauchraum verursachen eventuell ähnliche Schmerzen. Wenn Sie nicht völlig sicher sind, dass der Schmerz von einer Nierenkolik verursacht wird, folgen Sie **nicht** dem obigen Ratschlag und verständigen Sie einen Arzt.

Die Behandlung von Nierengrieß

REZEPT 29
Zutaten: 1 Zitrone (ohne Kerne), 50 g Honig, 50 ml Pflanzenöl
Zubereitung: Legen Sie die Zitrone kurz in siedendes Wasser, nehmen Sie sie wieder heraus, trocknen Sie sie ab, zerkleinern Sie sie und füllen Sie die zerkleinerte Zitrone in einen Glasbehälter ein. Geben Sie den Honig und das Pflanzenöl hinzu, vermischen Sie alles gut miteinander und verschließen Sie das Glas mit einem Deckel.
Anwendung: Nehmen Sie täglich 1 Esslöffel davon 4 bis 5-mal ein.

Die Behandlung von Herz-Kreislauf-Störungen

In Fällen von Herz-Kreislauf-Störungen:
- Nehmen Sie 2 bis 3-mal täglich 1 Teelöffel Honig mit Milch oder Hüttenkäse (aus Vollmilch) zu sich.

- Trinken Sie täglich vor dem Schlafengehen 1 Becher warmen Tee mit 1 Esslöffel Honig.

REZEPT 30
Zutaten: 200 g Rosinen, 1 Liter kochendes Wasser, 1 Esslöffel frisch gepresster Zitronensaft
Zubereitung: Waschen Sie die Rosinen, gießen Sie das kochende Wasser darüber und kochen Sie die Mischung für weitere 5 Minuten. Lassen Sie die Mischung abkühlen, sieben Sie sie durch, geben Sie den frisch gepressten Zitronensaft hinzu und füllen Sie sie dann in einen fest verschließbaren Glasbehälter. Die Mischung kühl aufbewahren.
Anwendung: Trinken Sie 1 bis 2 Monate lang 3-mal täglich ½ Tasse dieser Mischung.

REZEPT 31
Zutaten: 1 Esslöffel Karottensaft, 1 Esslöffel geriebener Meerrettich, 125 g Honig und der frisch gepresste Saft von 1 Zitrone
Zubereitung: Geben Sie die Zutaten in einen Emailletopf, rühren Sie alles mit einem hölzernen Kochlöffel gut durch und füllen Sie die Mischung dann in ein fest verschließbares Glasgefäß. Bewahren Sie das fest verschlossene Gefäß an einem kühlen Ort auf.
Anwendung: Nehmen Sie 2 Monate lang 3-mal täglich 1 Teelöffel jeweils 1 Stunde vor den Mahlzeiten ein.

Die Behandlung zur Senkung des Blutdrucks bei schwacher Herzfunktion

REZEPT 32
Zutaten: 1 Esslöffel Melisseblätter und 250 ml kochendes Wasser
Zubereitung: Gießen Sie das kochende Wasser über die Melisseblätter, lassen Sie den Aufguss 1 Stunde lang ziehen und sieben Sie ihn anschließend durch.
Anwendung: Nehmen Sie 3-mal täglich 1 Esslöffel davon ein.

Behandlung zur Stärkung eines geschwächten Herzes

Kauen Sie jeden Tag auf einem Stück Zitronenschale, sie ist reich an ätherischen Ölen.

Die Behandlung von hohem Blutdruck

Um den Blutdruck zu senken, ist es zunächst notwendig, den Blutkreislauf und die Leber zu entgiften (siehe Kapitel 6, „Die Entgiftung der Leber", ab Seite 249). Reduzieren Sie den Konsum von Fetten und mehlhaltigen Produkten, nehmen Sie mehr Nahrungsmittel zu sich, die reich an Vitamin C sind, und seien Sie körperlich aktiver.

REZEPT 33
Zutaten: 500 ml Wodka und 200 g gehackter Knoblauch
Zubereitung: Gießen Sie den Wodka in eine dunkle Glasflasche (0,75 Liter), geben Sie den gehackten Knoblauch hinzu, verschließen Sie die Flasche fest und stellen Sie sie 6 bis 8 Tage lang an einen dunklen Ort (gelegentlich schütteln). Sieben Sie die Mischung durch, verschließen Sie sie fest und lagern Sie sie dann an einem kühlen Ort.
Anwendung: Nehmen Sie 3-mal täglich 1 Esslöffel vor dem Essen.

Die Behandlung von hohem Blutdruck, Herzstörungen und einer Entzündung des Zentralnervensystems

REZEPT 34
Zutaten: 1 Zitrone (ohne Kerne), 200 g Preiselbeeren, 200 g Hagebutten und 200 g Honig
Zubereitung: Legen Sie die Zitrone kurz in kochendes Wasser, nehmen Sie sie wieder heraus, trocknen Sie sie ab und zerkleinern Sie sie. Zerdrücken Sie die Preiselbeeren und die Hagebutten, füllen Sie die Zutaten in ein Glasgefäß, geben Sie Honig hinzu, vermischen Sie alles gut miteinander und lassen Sie die Mischung 24 Stunden lang ziehen.
Anwendung: Nehmen Sie 14 bis 30 Tage lang 3-mal täglich 1 Esslöffel dieser Mischung 15 Minuten vor den Mahlzeiten ein.

Die Behandlung von niedrigem Blutdruck

Menschen mit einer Neigung zu niedrigem Blutdruck sollten körperlich aktiv sein: Gehen und laufen Sie so viel wie möglich!

- Nehmen Sie 2 bis 3-mal täglich 1 Teelöffel Honig mit Milch oder Hüttenkäse (aus Vollmilch) zu sich.
- Besuchen Sie 1 Jahr lang 1-mal pro Woche eine Sauna, um Ihren Blutdruck wieder zu normalisieren.
- Als Alternative zur Sauna können Sie Wechselduschen nehmen, um Ihren Kreislauf anzuregen und den Blutdruck zu erhöhen.
- Eine Vibrationsmassage hilft den Blutdruck zu erhöhen: Stellen Sie sich auf Ihre Zehen, die Arme an Ihren Körper angelegt, und verlagern Sie dann Ihr Körpergewicht schlagartig auf Ihre Fersen. Wiederholen Sie diese Übung jeweils 20-mal morgens und abends. Als Alternative dazu können Sie mit Ihren Fersen auch rhythmisch auf dem Boden aufstampfen, um Ihren Blutdruck zu erhöhen.
- Wenn sich Ihr Blutdruck bei Wetterumschwüngen verschlechtert, trinken Sie eine Mischung aus 4 Teilen frisch gepresstem Karottensaft und 1 Teil frischem Rübensaft.

Die Behandlung von Arteriosklerose

- Trinken Sie 14 Tage lang morgens auf nüchternen Magen 125 ml frisch gepressten Kartoffelsaft.
- Führen Sie eine Zitronentherapie durch.
- Entgiften Sie Ihre Leber.
- Essen Sie morgens 1 Grapefruit auf nüchternen Magen und am Abend 1 Grapefruit, 2 Stunden nach Ihrer letzten Mahlzeit.
- Trinken Sie täglich 2 bis 3 Tassen grünen Tee.
- Entgiften Sie Ihr Lymphsystem.
- Nehmen Sie morgens und nachmittags Wechselduschen.
- Trinken Sie 3-mal täglich 15 Minuten vor dem Essen 1/3 Glas frisch gepressten Kürbissaft, 1 Glas frisch gepressten Wassermelonensaft oder 1/3 Glas frisch gepressten Rübensaft.

- Mischen Sie den frisch gepressten Saft ½ Grapefruit mit 1 Esslöffel Olivenöl. Trinken Sie diese Mischung 1 Monat lang täglich, legen Sie dann eine einmonatige Pause ein und fahren Sie in dem darauffolgenden Monat mit der Anwendung fort. Diese Anwendung sollten Sie 1-mal pro Jahr durchführen.
- Zerkleinern Sie 100 g Walnüsse, 100 g Rosinen und 100 g Feigen. Geben Sie 100 g Honig hinzu und vermischen Sie alles gründlich miteinander. Nehmen Sie über den Tag verteilt 2-mal 1 Esslöffel der Mischung ein.
- Mischen Sie 50 ml frisch gepressten Knoblauchsaft mit 250 ml Wodka, und stellen Sie die Mischung 3 Tage lang an einen warmen Ort. Nehmen Sie 3-mal täglich 8 Tropfen davon ein und trinken Sie danach 1 Schluck kaltes Wasser.

REZEPT 35
Zutaten: Saft von 2 großen Knollen Knoblauch und 250 ml Wodka
Zubereitung: Füllen Sie den Wodka in ein Glasgefäß (500 ml) und gießen Sie dann den Knoblauchsaft langsam **von oben** dazu. Lassen Sie die Flüssigkeit an einem dunklen Ort 12 Tage lang ziehen.
Anwendung: Nehmen Sie 3 Wochen lang 3-mal täglich 20 Tropfen 30 Minuten vor den Mahlzeiten ein. Legen Sie dann eine einmonatige Pause ein und fahren Sie in dem darauf folgenden Monat 3 Wochen lang mit der Anwendung fort. Wiederholen Sie so die Anwendung, bis die Mischung aufgebraucht ist.

Die Behandlung von Schmerzen in den Gelenken, Knochen und Muskeln

REZEPT 36
Zutaten: 125 ml frischer Saft aus schwarzem Rettich, 250 g Honig, 150 ml Wodka (40% Alkoholgehalt) und 1 Esslöffel Salz
Zubereitung: Vermischen Sie alles gut miteinander und bewahren Sie die Mischung an einem kühlen Ort auf.

Anwendung: Nehmen Sie täglich vor dem Schlafengehen 1 Esslöffel der Mischung ein.

REZEPT 37

Zutaten: 500 ml Wodka (40% Alkoholgehalt), 5 Schoten scharfe Peperoni, jeweils 6 bis 8 cm lang

Zubereitung: Zerhacken Sie die Peperonischoten in sehr kleine Stücke, geben Sie sie in ein Glas und gießen Sie den Wodka darüber. Verschließen Sie anschließend das Glas mit einem Deckel und lassen Sie die Mischung 1 Woche lang an einem dunklen Ort ziehen.

Anwendung: Tränken Sie ein Stück Baumwollstoff in der Mischung und legen Sie es 3 bis 4 Stunden lang auf die betroffene Stelle. Selbst dauerhafte Schmerzen sollten nach 7 bis 10 Sitzungen vollständig abgeklungen sein.

Sie können die Mischung auch 1-mal täglich vor dem Schlafengehen auf Ihre schmerzenden Gelenke und Muskeln reiben. Normalerweise verschwinden die Schmerzen innerhalb von 12 bis 15 Tagen.

REZEPT 38

Zutaten: 50 g Kampfer, 50 g pulverisierte Senfkörner, 10 ml Wodka (40% Alkoholgehalt) und 100 g rohes Eiweiß

Zubereitung: Gießen Sie den Wodka in ein Glas und lösen Sie den Kampfer und die pulverisierten Senfkörner darin auf. Geben Sie dann das Eiweiß hinzu und verrühren Sie die Zutaten zu einem dicken Brei. Lagern Sie die Mischung an einem kühlen Ort und wärmen Sie sie vor jeder Anwendung etwas auf.

Anwendung: Reiben Sie die betroffenen Muskel- und Gelenkpartien vor dem Schlafengehen nur so lange ein, dass noch ein Rest auf der Hautoberfläche zurückbleibt. Lassen Sie den verbliebenen Rest 20 Minuten lang einwirken und waschen Sie ihn dann mit einem warmem, nassen Baumwolltuch ab.

Die Behandlung von Diabetes

REZEPT 39
Zutaten: 100 ml frisch gepresster Zwiebelsaft und 100 g Honig
Zubereitung: Schälen Sie 1 Zwiebel, zerreiben Sie sie und drücken Sie den Saft in ein verschließbares Glas. Geben Sie Honig hinzu und vermischen Sie alles gut miteinander. Verschließen Sie das Glas fest und bewahren Sie es an einem dunklen Ort auf.
Anwendung: Nehmen Sie 1 Monat lang täglich 2 Teelöffel 3-mal vor den Mahlzeiten ein.

REZEPT 40
Zutaten: 10 mittelgroße Lorbeerblätter und 500 ml kochendes Wasser
Zubereitung: Zerkleinern Sie die Blätter, geben Sie sie in eine kleine Thermoskanne (500 ml) und füllen Sie die Kanne mit dem kochenden Wasser auf. Lassen Sie den Aufguss 2 bis 3 Stunden lang ziehen.
Anwendung: Trinken Sie 2 Wochen lang 3 bis 4-mal täglich ein ½ Glas warm vor den Mahlzeiten.

Die Behandlung zur Verzögerung der Wechseljahre

Um die Wechseljahre zu verzögern, beginnen Sie mit dieser Therapie im Alter von 40 Jahren.

REZEPT 41
Zutaten: 200 ml Weißwein und 10 bis 12 Knoblauchzehen.
Zubereitung: Erhitzen Sie den Wein langsam bis zum Siedepunkt, geben Sie den Knoblauch hinzu und kochen Sie die Mischung für weitere 30 Sekunden. Lassen Sie die Mischung abkühlen und gießen Sie sie in eine dunkle Glasflasche. Bewahren Sie die Flasche bei Zimmertemperatur an einem dunklen Ort auf.
Anwendung: Nehmen Sie an jeweils 3 mal 3 aufeinanderfolgenden Tagen im Monat (am 1., 2. und 3., am 11., 12. und 13., und am 21.,

22. und 23. eines jeden Monats) 3-mal täglich 1 Esslöffel 20 Minuten vor den Mahlzeiten ein. Durch diese Therapie kehrt auch die Empfängnisbereitschaft wieder zurück. Zudem verbessert Sie den Teint und führt zu allgemeinem Wohlbefinden.

Behandlung zur Beseitigung unangenehmer Begleiterscheinungen während der Wechseljahre.

REZEPT 42
Zutaten: 10 Orangenschalen, 2 Liter kochendes Wasser, etwas Zucker oder Honig
Zubereitung: Geben Sie die Orangenschalen in einen Topf mit kochendem Wasser, decken Sie ihn mit einem Deckel zu und kochen Sie die Mischung so lange, bis nur noch 1/3 der Flüssigkeit (ca. 700 ml) übrig ist. Sieben Sie die Mischung anschließend 2-mal durch und geben Sie etwas Zucker oder Honig hinzu, um den Geschmack zu verbessern. Gießen Sie die Flüssigkeit in eine Flasche und bewahren Sie sie an einem kühlen Ort auf.
Anwendung: Nehmen Sie 3 bis 4 mal täglich 1 Esslöffel davon ein.

Die Behandlung von Augenbeschwerden

- Gießen Sie 125 ml kochendes Wasser über 125 g Gurkenschale, geben Sie ½ Teelöffel Backpulver hinzu und vermischen Sie alles gut miteinander. Verwenden Sie die Mischung für Kompressen.
- Kochen Sie eine Zwiebel (mit Schale) in wenig Wasser, geben Sie etwas Honig hinzu und vermischen Sie alles gut miteinander. Spülen Sie sich täglich 4 bis 5-mal Ihre Augen damit aus (entfernt die Röte gereizter Augen).
- Reiben Sie einen Apfel oder eine Kartoffel, vermischen Sie den dadurch entstandenen Brei mit 1 Eiweiß. Tragen Sie die Mischung anschließend auf Ihre Augen auf und spülen Sie sie später mit warmem, abgekochtem Wasser wieder ab.

Die Behandlung von Verbrennungen

- Zerreiben Sie eine Karotte und legen Sie sie auf die betroffene Stelle.
- Vermischen Sie 1 Eigelb mit 1 Teelöffel Butter (sollte Mayonnaise ähneln), bestreichen Sie - je nach Größe der Brandverletzung - mit der Mischung einen Tupfer oder ein weiches Baumwolltuch und bedecken Sie damit die betroffene Stelle. Die Anwendung dieser Mischung lindert die Schmerzen und verhindert eine Narbenbildung.
- Spülen Sie die betroffene Stelle ausgiebig mit kaltem Wasser und streuen Sie reichlich Backpulver darauf.
- Bei Verbrennungen des Rachens spülen Sie ihn mit 1 Esslöffel Öl. Schlucken Sie das Öl anschließend herunter.

Die Behandlung von Wassersucht

- Aufgrund ihrer harntreibenden Wirkung sind bei Wassersucht Gemüse und Obst wie beispielsweise Sellerie, Zwiebeln, Knoblauch, Pastinaken, Spargel, Wassermelonen, Walderdbeeren und Johannisbeeren besonders zu empfehlen.

REZEPT 43
Zutaten: 2 mittelgroße Zwiebeln und 1 Esslöffel Zucker
Zubereitung: Schneiden Sie am Abend die Zwiebeln in Scheiben, streuen Sie den Zucker darüber und lassen Sie das Ganze über Nacht ziehen. Gießen Sie am nächsten Morgen den Zwiebelsaft ab.
Anwendung: Nehmen Sie täglich 2 Esslöffel davon ein.

- Trinken Sie täglich ½ Glas frisch gepressten Kürbissaft.

Behandlung zur Regeneration des Körpers nach einer schweren Krankheit

Die Kräftigung des Körpers

REZEPT 44
Zutaten: 100 g Nüsse, 100 g Aprikosen, 100 g Rosinen, 100 g getrocknete Pflaumen, 100 g Sonnenblumenkerne, 100 g Honig und 2 Zitronen mit Schale (aber ohne Kerne)
Zubereitung: Mahlen Sie alles gut durch, geben Sie den Honig hinzu und vermischen Sie die einzelnen Zutaten gründlich miteinander. Füllen Sie die Mischung anschließend in ein verschließbares Glasgefäß (1 Liter) und bewahren Sie es an einem kühlen Ort auf.
Anwendung: Erwachsene nehmen im Laufe des Tages 2 bis 4 Teelöffel, **Kinder** 1 Teelöffel täglich ein.

Die heilende Kraft von Apfelessig

Apfelessig
Für die Zubereitung von Speisen und zum Würzen verwenden viele Menschen große Mengen Essig. Weinessig und weißer, destillierter Essig enthalten gesundheitsschädliche Inhaltsstoffe wie z.b. Essigsäure ($C_2H_4O_2$). Essigsäure zerstört die roten Blutkörperchen, verursacht Anämie (Blutarmut), behindert die Verdauungsprozesse und die Nahrungsaufnahme. Zudem verursacht sie Leberzirrhose und eitrige Entzündungen im Dickdarm. (Nehmen Sie sich vor Essigsäure in Acht, wenn Sie eingelegte Gurken und Pilze oder marinierte Salate mögen).
Mein Ratschlag: Benutzen Sie einfach keinen Essig mehr, um Probleme mit Ihrem Verdauungstrakt von vornherein zu vermeiden.
Im Gegensatz zu Essigsäure besitzt Apfelessig völlig andere Qualitäten. Er enthält Apfelsäure ($C_4H_6O_5$). Wenn Apfelsäure mit Basen und Mineralien reagiert, produziert sie Glykogen, das dabei hilft, den Menstruationszyklus zu regulieren, den Zustand der Blutgefäße zu verbes-

sern und die Bildung von roten Blutkörperchen zu fördern. Eine der wertvollsten Eigenschaften von Apfelessig ist sein sehr hoher Gehalt an Kalium. Kalium beruhigt das Nervensystem und reguliert die hormonelle Funktion des Körpers. Zudem verhindert es den Abbau von Kalzium, Eisen, Magnesium und Silizium. Apfelessig können Sie entweder kaufen oder ihn sich zu Hause selbst zubereiten.

Die Zubereitung von Apfelessig
Die Menge der Zutaten, die Sie für die Zubereitung von Apfelessig benötigen, hängt davon ab, für welchen Zweck sie ihn verwenden wollen und wie viel Apfelessig Sie dafür brauchen.
Schneiden sie verfärbte oder beschädigte Stellen aus den Äpfeln heraus. Zerreiben Sie die Äpfel (einschließlich Schale, Kernen und Kerngehäuse). Füllen Sie den Apfelbrei in ein Emaille- oder Glasgefäß mit weiter Öffnung und geben Sie warmes, abgekochtes Wasser (1 Liter Wasser pro 800 g Apfelbrei) hinzu. Geben Sie außerdem pro 1 Liter Wasser 100 g Honig, 10 g Backhefe und 20 g dunkles, trockenes Brot hinzu. Verschließen Sie das Gefäß mit einem Deckel und stellen Sie es zum Gären an einen warmen Ort (Temperatur: 20 bis 30°C). Eine konstante Temperatur und die weite Öffnung des Gefäßes verbessern den Gärungsprozess. Rühren Sie den Inhalt jeden Tag mit einem hölzernen Kochlöffel um. Nach 10 Tagen füllen Sie den Brei in ein Mulltuch und pressen den Saft heraus. Filtern Sie den Saft erneut in ein Gefäß mit weiter Öffnung. Geben Sie pro 1 Liter Saft 80 g Honig hinzu und rühren Sie ihn so lange um, bis der Honig sich aufgelöst hat. Decken Sie das Gefäß mit einem Mulltuch ab und stellen Sie es an einen warmen Ort (Temperatur: 25 bis 30°C). Der Essig ist fertig, wenn er eine helle Farbe angenommen hat. Normalerweise dauert dieser Prozess 40 bis 60 Tage und hängt in erster Linie von der Apfelsorte, dem Honig und der Menge des Wassers ab. Sobald sich die Flüssigkeit hell verfärbt hat, verwenden Sie einen Trichter, um sie in Glasflaschen (500 ml) abzufüllen. Verschließen Sie die Flaschen fest mit einem Korken (Sie können die Korken auch mit Wachs übergießen, um die Flaschen noch mehr abzudichten) und lagern Sie sie an einem kühlen

Ort. Apfelessig können Sie als Heilmittel (siehe unten) oder zum Würzen Ihrer Salate und Speisen verwenden. Ich betone nochmals, dass Apfelessig das **einzig** saure Gewürz ist, dass Sie zur Verfeinerung Ihrer Speisen verwenden sollten.

Heiltherapien mit Apfelessig

Hinkender Gang infolge einer Verletzung
Vermischen Sie 1 Teelöffel Honig, 1 Teelöffel Apfelessig und 1 Eigelb. Reiben Sie die Mischung auf die betroffene Stelle.

Gürtelrose
Tränken Sie ein Stück Mull in unverdünntem Apfelessig und legen Sie es tagsüber 4-mal und nachts 3-mal auf die betroffene Stelle (wenn Sie der Juckreiz nicht schlafen lässt). Bereits nach 5 bis 10 Minuten lindert der Apfelessig Ihre Schmerzen, nach 3 bis 7 Tagen ist die Gürtelrose endgültig ausgeheilt.

Nächtliches Schwitzen
Reiben Sie Ihre Haut vor dem Schlafengehen mit Apfelessig ein.

Verbrennungen
Tränken Sie ein Stück Mull in unverdünntem Apfelessig und waschen Sie damit vorsichtig die betroffenen Stellen. Der Apfelessig lindert den Schmerz und verhindert das Vernarben.

Krampfadern
Tränken Sie ein größeres Stück Mull in Apfelessig und waschen Sie damit die betroffenen Stellen morgens und abends. Trinken Sie außerdem 2-mal täglich eine Mischung aus 2 Teelöffeln Apfelessig und einer Tasse warmem, abgekochtem Wasser. Nach einem Monat regelmäßiger Anwendung verengen sich die ausgedehnten Adern normalerweise.

Therapie zur Gewichtsabnahme
Trinken Sie vor jeder Mahlzeit eine Mischung aus 1 Glas abgekochtem Wasser und 2 Teelöffeln Apfelessig.

Überhöhte Tränenbildung
Bereiten Sie sich eine Lösung aus 1 Teelöffel Apfelessig, 1 Tropfen Jod und 1 Tasse Wasser zu. Trinken Sie diese Lösung 2 Wochen lang täglich. Trinken Sie danach die Lösung 2 Monate lang 2-mal pro Woche (z.b. dienstags und donnerstags).

Hinkender Gang infolge einer Gelenkentzündung
Nehmen Sie 10 Teelöffel Apfelessig vor jeder Mahlzeit ein. Die Anwendung sollte die Schmerzen zu 20% nach 2 Tagen und zu 50% nach 5 Tagen lindern. Nach 30 Tagen sollten die Schmerzen vollkommen abgeklungen sein.

Hoher Blutdruck
Einige Menschen leiden an hohem Blutdruck, der durch einen Mangel an Salzsäure in ihrem Verdauungstrakt verursacht wird. Um diesen Zustand wirksam zu behandeln, ist es erforderlich, den Verzehr von Fleisch einzuschränken. Eine deutliche Senkung des Blutdrucks tritt normalerweise ein, wenn man vor jeder Mahlzeit 1 bis 3 Teelöffel Apfelessig einnimmt. Um eine bessere Wirkung zu erzielen, können Sie den Apfelessig hin und wieder mit einem Teelöffel Honig einnehmen.

Kopfschmerzen
Gießen Sie 125 ml Apfelessig und 125 ml abgekochtes Wasser in einen Kochtopf. Vermischen Sie die Lösung, erhitzen Sie sie langsam bis zum Siedepunkt und stellen Sie dann den Herd ab. Atmen Sie den aufsteigenden Dampf 75-mal langsam ein. Die Kopfschmerzen werden sehr schnell verschwinden.

ANHANG A

Interviews mit dem Autor

In Harmonie mit der Natur

Ein Interview mit „Express Ilustrowany"

Ist es nicht so, dass wir gegen alle Krankheiten ein ganzes Arsenal hoch entwickelter Medikamente besitzen?
Tatsächlich ist das so, doch wir vergaßen die einfache Wahrheit, dass Schmerz ein Signal unseres Körper ist, dass etwas nicht stimmt. Als wir nach Möglichkeiten suchten, um Schmerzen zu beseitigen, erfanden wir Medikamente, die zwar die Symptome einer Krankheit beseitigen können, nicht aber ihre Ursache. Zudem führt eine hohe Anzahl an Arzneimitteln gleichzeitig auch zu mehr Krankheiten, weil alle Arzneimittel Nebenwirkungen besitzen; während sie eine Krankheit bekämpfen, schaffen Sie gleichzeitig eine andere, was zu einer ganzen Reihe neuer Probleme führt, die alle Körperorgane beeinflussen. Und weil es bequemer ist, hat sich die Medizin darauf spezialisiert, nur einzelne Teile des menschlichen Körpers zu behandeln. Auf diese Wiese wurde das ganzheitliche und komplexe System, das aus Körper **und** Seele besteht, in Herz, Leber, Nieren, Nervensystem, Gehirn, Rückenmark usw. unterteilt. Kardiologen begannen das Herz zu behandeln, Urologen die Nieren und Laryngologen den Hals, die Nase und die Ohren. Von diesem Moment an existierten wir nicht mehr als Ganzes. Trotz starker Medikamente und perfektionierter medizinischer Technologien werden wir auch in Zukunft noch an Krankheiten leiden. Hunderttausende sterben jedes Jahr an Krebs und Millionen an Herzanfällen. Und was besonders interessant ist: Reiche Gesellschaften leiden an ernsteren und komplizierten Krankheiten als die Menschen in den Entwicklungsländern. Gegen die Gewohnheit, zu viel zu essen, gegen falsche Atmung und körperliche Untätigkeit, also gegen einen ungesunden Lebensstil, hat noch niemand ein Medikament erfunden.

Haben wir das Schlimmste bereits gesehen?
Leider haben wir das nicht. Was Wissenschaftlern und Ärzten auf der ganzen Welt Sorgen bereitet, ist die Tatsache, dass das Immunsystem der meisten Menschen bereits im Alter von 20 Jahren geschwächt ist. Sogar die stärksten Antibiotika sind gegen einige neue Virusinfektion machtlos. Keime erklärten dem Menschen den Krieg, und der Ausgang dieses Krieges ist unvorhersehbar. Ein geschwächtes Immun-

system ist die Folge davon, dass die Gesetze der Natur gebrochen wurden.

Sie behaupten, dass die Schäden an unserer Gesundheit bereits im Säuglingsalter beginnen.
Die einzige Nahrung, die für einen Säugling geeignet ist, ist Muttermilch. Die Natur selbst stellt sie zur Verfügung. Nur Muttermilch schafft eine gesunde Mikroflora im Dickdarm, mit Bakterien, die den Säugling gegen alle Infektionen schützen. Muttermilch trägt zur Entwicklung des natürlichen Selbsterhaltungstriebes bei. Wenn ein Säugling aber von Geburt an praktisch nur mit künstlicher Nahrung gefüttert wird, degeneriert sein Dickdarm und ist nicht fähig, ihn vor Krankheiten zu schützen. Der Körper besitzt ein schwaches Immunsystem und wird häufig krank. Um Krankheiten zu bekämpfen, stopfen wir unsere Kinder mit Antibiotika voll, die alle Mikroorganismen zerstören, sowohl die krankheitserregenden als auch die gutartigen. Dies führt wiederum zu häufigen Verstopfungen, die sich durch den hohen Verbrauch künstlich verfeinerter und synthetisch hergestellter Nahrungsmittel sogar noch verschlimmern. Infolgedessen leidet der Körper unter einem Zustand, der als Dysbakteriose bezeichnet wird. Eine Dysbakteriose ist eine Rückbildung der Mikroflora im Darm und führt zu einer Schädigung des Immunsystems. Wie könnten wir erwarten, dass so ein Kind gesund ist?

Warum entwickeln sich immer mehr gefährliche, krankheitserregende Bakterien in unserem Körper?
Wie wir wissen, entwickeln sich krankheitserregende Bakterien am besten in einer alkalischen Umgebung. Ein übermäßiger Verzehr von Fleisch, Süßigkeiten und hellen Backwaren fördert das alkalische Milieu in unserem Körper. Wenn wir viele Jahre lang falsche Nahrung zu uns nehmen, schaffen wir die idealen Bedingungen für die Entwicklung schädlicher Bakterien.
Es dauert viele Jahre, um ein neues Antibiotikum zu erfinden, und die Bakterien, gegen die es entwickelt wurde, haben inzwischen genug

Zeit gehabt, um sich zu verändern. Die Natur erfindet keine neuen Medikamente. Schon seit Jahrhunderten wird Knoblauch gegen alle Arten von Infektionen verwendet und es wird auch in Zukunft das beste Antibiotikum bleiben.

Gibt es ein perfektes Medikament gegen alle Krankheiten?
Ich glaube keinen Werbespots, die ungewöhnlich effektive Arzneimittel gegen alle Krankheiten anbieten. Es gibt keine Wunderarzneien und keine leichten Methoden, um bei guter Gesundheit zu bleiben. Wir können Gesundheit nicht einfach in der Apotheke kaufen.

Welchen Ratschlag würden Sie denjenigen unserer Leser geben, die sich wünschen, lange zu leben und gesund zu sein?
Sie sollten zu einer einfachen und natürlichen Ernährung zurückkehren, lernen, richtig zu atmen, sich viel bewegen und Ihren Körper dem Wasser, der Luft und dem Sonnenlicht aussetzen.
Wenn wir im Einklang mit der Natur leben, heilt unser Körper und verjüngt sich aus sich selbst heraus.

* * *

Auszüge aus einem Interview, das Bohdan Gadomski, Redakteur der Zeitung »ANGORA«, mit Prof. Dr. Michail Tombak geführt hat.

Anmerkung des Verlages:
BOHDAN GADOMSKI, der Gastgeber dieses Interviews, ist einer der populärsten Pressepublizisten in Polen. Auch in Kreisen polnischer Auswanderer in den USA, Kanada und Europa ist er als Redakteur der wöchentlich erscheinenden Zeitung »Angora« bestens bekannt. In seiner Kolumne veröffentlicht er Interviews mit den interessantesten Persönlichkeiten aus Kultur und Gesellschaft. Seine Aufzeichnungen umfassen mehrere Tausend Interviews; durch einige von ihnen wurde er sehr bekannt. In Polen werden seine Beiträge unter anderem auch im Radio und im Fernsehen gesendet.

Ihre Ratschläge, wie man ein langes und gesundes Leben erreichen kann, sorgten für einige Kontroversen. Wo und wie haben Sie sich das Wissen angeeignet, das Sie mit anderen Menschen teilen?
Während meiner Studienjahre nahm ich an einer wissenschaftlichen Expedition in den Fernen Osten teil, wo ich mich mit tibetischen Mönchen traf. Ihre Betrachtungsweise des menschlichen Körpers ist anders als unsere und sehr interessant. Ich lernte einige Geheimnisse von ihnen, die es mir erlauben, Störungen im Körper bereits dadurch diagnostizieren zu können, indem ich mir anschaue, wie ein Mensch aussieht, wie er geht oder wie sich seine Schuhe abnutzen. Diese Mönche überzeugten mich auch, dass es in einem menschlichen Körper niemals nur ein einzelnes krankes Organ gibt. Denn wenn etwas Schmerzen verursacht, behandeln wir für gewöhnlich nur die Schmerzen, bekämpfen also nur die Symptome und nicht die eigentlichen Ursachen. Deshalb kann sich das Problem auch an einer anderen Stelle zeigen und verursacht dort Schmerzen, die mit einer vollkommen anderen Krankheit in Verbindung gebracht werden. Ich behandele Krankheiten nie als etwas Konkretes. Sie sind nur Unregelmäßigkeiten in der normalen Funktion unseres Körpers.

Warum wählten Sie Biologie und nicht Medizin als Studienfach?
Ich komme aus einer Ärztefamilie. Als Kind fragte ich meine Mutter, warum sie nicht fähig war, meinen kranken Vater zu heilen und warum sie an Kummer und Schlaflosigkeit litt. Als ich keine Antwort bekam, verstand ich, dass sich die Medizin lediglich mit der Anwendung von Arzneimitteln beschäftigt. Biologie ist eine viel umfassendere Wissenschaft, die es einem erlaubt, jedes kleine Detail des menschlichen Körpers zu hinterfragen. Deshalb habe ich Biologie gewählt, obwohl meine Mutter sich wünschte, dass ich Medizin studiere.

Ihren Werken zufolge hängt die „Gesundheit nicht nur von einer richtigen Ernährung ab, sondern auch ..."
Sie hängt auch von korrekter Atmung ab. Wir können einen Monat ohne Essen überleben, aber kaum einige Minuten ohne Luft. Wir können

nicht gesund sein, solange wir nicht richtig atmen. Neun von zehn Menschen atmen falsch, was einen ständigen Sauerstoffmangel in ihrem Körper zur Folge hat. Falsches Atmen führt dazu, dass sie vorzeitig altern und an allen Arten von Krankheiten leiden.

Was verursacht den meisten Schaden an unserer Gesundheit?
Es gibt mehrere Faktoren: Falsche Atmung, falsches Essen und Trinken, nicht genug Bewegung, keine Freude am Leben und Gefühle wie Neid, Gier, Ärger oder Hass. Wir haben ständig Probleme und stecken in der Klemme, und das verkürzt unser Leben bedeutend.

Sie haben geschrieben, dass Menschen wie Bäume sind. Worin besteht die Ähnlichkeit?
Ähnlich wie ein Baum besitzen wir eine stützende Konstruktion in Form unserer Wirbelsäule. Wir haben Wurzeln, die uns nähren. Wenn etwas mit unserer Wirbelsäule nicht stimmt, werden wir anfällig für verschiedene Krankheiten.

Kann der Alterungsprozess verzögert werden?
Unser Leben könnte sehr lang sein, wenn wir es nicht selbst verkürzen würden. In Georgien (Kaukasus) traf ich einmal zwei alte Männer. Einer war 160 und der andere 120 Jahre alt. Die beiden waren schlank und genossen es immer noch, zu tanzen und zu singen. Sie aßen nur frisch zubereitete Speisen; all ihre Mahlzeiten wurden zubereitet, kurz bevor sie gegessen wurden. Sie waren ständig in Bewegung, lächelten fortwährend und hatten eine sehr positive Lebenseinstellung. In Wirklichkeit müssen Menschen nicht altern. Im Alten Testament wird von Stammesoberhäuptern berichtet, die bis zu 950 Jahre lebten. Einem von Wissenschaftlern entwickelten Modell zufolge könnten unsere Nieren 1200 Jahre überdauern. Doch wir lassen es zu, dass sie bereits im Alter von 35 Jahren mit Steinen verstopft sind. Und wenn wir erst einmal über 50 sind, ist unser Gesundheitszustand im Allgemeinen schlecht, und wir investieren den größten Teil unserer Zeit darin, Gesundheitsprobleme zu bekämpfen.

Sie fördern einen gesunden Lebensstil. Sind Sie immer gesund gewesen?
Ich hatte einmal Leberzirrhose. Die Ursache lag in falscher Ernährung, für die meine Mutter verantwortlich war, die selbst Ärztin ist. Während meiner Kindheit litt ich häufig an Verstopfungen. Rückenmarksverletzungen führten dazu, dass ich zwei Jahre lang kein Gefühl in meinen Beinen hatte. Den Ärzten zufolge bestand für mich keine Chance, jemals wieder gehen zu können.

Wer ist besser dran: Fleischesser oder Vegetarier?
Statistiken zufolge haben Vegetarier zwar mehr Ausdauer als Fleisch-Esser, trotzdem leiden beide an verschiedenen Krankheiten. Es ist am besten, sich in allem zu mäßigen. Das ist eine der wesentlichen Voraussetzungen für unser Überleben. Die einzige Sache, bei der man sich nicht mäßigen sollte, ist Lachen, je mehr, desto besser.

Es besteht ein enormes Interesse an Ihrer Arbeit. Unmengen von Menschen pflegten in Moskau Tag und Nacht vor Ihrem Haus zu zelten. Sie fahren in Scharen nach Polen, sobald Sie beim „Festival des Ungewöhnlichen" zu sehen sind. Warum lehnen Sie es ab, Patienten zu sehen?
In Polen sehe ich keine Patienten, weil das der Grund war, Russland zu verlassen. Dort war es schwierig für mich, überhaupt mein Haus zu betreten. Diese Art von Leben wurde unerträglich. Alles, was ich weiß, steht in meinen Büchern.

ANHANG B

Auszüge aus

Artikeln des Monatsmagazins

„Czlowiek, Zdrowie, Natura-Szaman"

Anmerkung des Verlages:
Nina Grella ist eine sehr bekannte polnische Journalistin und seit vielen Jahren eine Förderin von Naturheilverfahren. Zu ihren Büchern zählen die beiden Bestseller »Natürliches Heilen« und »Ich kann ohne Brille sehen«. Sie ist Herausgeberin des Monatsmagazins »Czlowiek, Zdrowie, Natura-Szaman« und die Organisatorin der größten Veranstaltung, die Naturheilverfahren in Europa fördert, der Messe »Näher an der Gesundheit, Näher an der Natur«.

Auszüge aus dem Artikel „Michail Tombaks Gesundheits-Universität" von Nina Grella
Von dem Moment an, als ich Professor Michail Tombak traf (hinsichtlich meines Berufslebens war dieses Treffen eines der bedeutendsten Ereignisse für mich) bemühte ich mich darum, meine Leser und Zuhörer von den Vorteilen der Körperentgiftung zu überzeugen. Als wir gemeinsam das erste therapeutische Seminar zur Körperentgiftung organisierten (ursprünglich wurde es als Seminar zur Leberentgiftung angekündigt), wusste ich bereits, dass die darin vorgestellten Methoden und Therapien nicht nur in der Lage waren, Leberprobleme zu beseitigen, sondern auch die Funktionen der anderen Organe zu verbessern. Damals wusste ich jedoch noch nicht, dass diese Methoden und Therapien auf eine außergewöhnliche Weise auch den menschlichen Verstand „reinigen".

Auszüge aus dem Artikel „Eine Freundschaftswoche für Körper und Geist" von Nina Grella

Joanna
Wie bereits vor einem Jahr sitze ich wieder an meinem Computer, um alles niederzuschreiben, was ich während zweier therapeutischer Leberentgiftungsseminare mit Professor Tombak erlebte und lernte. Das Seminar im letzten Jahr stand unter dem Motto: „Eine Freundschafts-

woche für die Leber." Nach dem Seminar in diesem Jahr bin ich fest davon überzeugt, dass sich diese „Freundschaftswoche" nicht nur auf die Leber, sondern auch auf alle anderen Organe positiv ausgewirkt hat, denn die Wirkungen von Professor Tombaks außergewöhnlicher Therapie haben wesentlich weitreichendere Folgen. Sie stärken und heilen nicht nur den gesamten Körper, sondern verändern auch gleichzeitig die Psyche.

An Joanna erkannte ich das am deutlichsten. Als ich hier ankam, bemerkte ich neben dem Empfangsschalter ein freundliches Gesicht, das mich vertraut anlächelte.

„Erkennen Sie mich nicht?" fragte die blonde Frau.

„Ich denke ja, doch irgendwie ist kann ich mich nicht so recht daran erinnern, wann und wo wir uns begegnet sind."

„Ich nahm letztes Jahr an dem Seminar von Professor Tombak teil. Sie können sich doch bestimmt noch an die Frau erinnern, die aufgrund ihres Asthmas nicht in der Lage war, ohne ihren Respirator und ohne Pause eine Treppe hinaufzugehen."

„Das sind Sie?" rief ich überrascht. „Ich traue meinen Augen nicht! Sie sehen ja zehn Jahre jünger aus!"

„Das sagt mir jeder. Ich habe einfach zehn Kilo abgenommen und, das ist das Allerwichtigste, ich habe kein Asthma mehr."

„Nach dem Seminar fühlte ich mich wunderbar." fuhr sie fort. „Das ständige Gefühl von Atemnot verschwand und die Angst vor Anfällen ließ langsam nach. Erst zwei Wochen später bemerkte ich, dass ich meinen Respirator überhaupt nicht mehr benutzte, nahm aber dennoch weiterhin regelmäßig meine Medikamente. Doch mit dem Gedanken, sie einfach abzusetzen, hatte ich schon früher gespielt. Genau einen Monat nach dem Seminar wagte ich es dann und setzte meine Medikamente einfach ab. Zunächst ängstigte ich mich deshalb noch ein wenig, doch schließlich schaffte ich es, den ganzen Tag über an meiner Entscheidung festzuhalten. Am nächsten Tag war die Angst spurlos verschwunden. Ich nahm alle Medikamente aus meiner Handtasche und stellte sie zu Hause demonstrativ auf den Tisch, mir der Tatsache bewusst, dass ich - ohne Medikamente - auf der Arbeit einem Asthmaanfall schutzlos ausgeliefert sein würde. Diese überwältigende Erfahrung überzeugte mich davon, dass ich gesund war, und diese Überzeugung hält bis heute an. In diesem Jahr wurde ich zu einem völlig anderen Menschen. Im Gegensatz zu früher, als ich mich aus Unsicherheit lieber hinter anderen versteckte, um ja nicht aufzufallen, habe ich mittlerweile keine Ängste mehr. Stattdessen verspüre ich einen ungeheuren Tatendrang komme ständig auf neue Ideen. Angesichts meiner Lebensfreude und meines Optimismus' sind alle meine Mitarbeiter, meine Freunde wie auch meine Familie sehr angenehm überrascht."

Barbara
Barbara war eine weitere Seminarteilnehmerin, die ebenfalls ein zweites Mal an einem therapeutischen Seminar teilgenommen hatte. Unter der Aufsicht von Professor Tombak hatte sie ihre Leber entgiftet und sich die Fehlausrichtung ihrer Wirbelsäule korrigieren lassen, was bei ihr wahre Wunder bewirkte.
„Ich hatte plötzlich keine Muskel- und Sehnenkrämpfe mehr, meine sonst üblichen Migräneschmerzen waren verschwunden und ich konnte wieder aufrecht gehen. Zudem war diese Wirbelsäulenkorrektur eine hervorragende Vorbereitung auf die Leberentgiftung.
Zu diesem Seminar hatte ich meinen 20-jährigen Sohn mitgenommen. Als er nach unserer Rückkehr mit eigenen Augen sah, wie überaus positiv sich mein Gesundheitszustand verändert hatte, war auch er restlos überzeugt und entschloss sich - ohne, dass ich ihn dazu hätte überreden müssen - ebenfalls dazu, seinen Körper zu entgiften. Waldek ist sehr sportlich und erzielt ziemlich gute Ergebnisse. Leider hat er von mir die Neigung zu Allergien geerbt, was es für ihn schwierig macht, sein volles Potential auszuschöpfen. Als er bemerkte, dass ich auf meine Medikamente verzichtete, körperlich wieder voll leistungsfähig und auch psychisch ausgeglichen war, sagte er einige Zeit später zu mir: „Das mache ich jetzt auch!"
Dank der Vorträge von Professor Tombak und der aufmerksamen Lektüre seiner Bücher hält man Barbara in ihrem Freundeskreis mittler-

weile für einen Experten in Sachen Naturmedizin. Sie ist fest davon überzeugt, dass die Anwendung der Zitronentherapie und das strikte Befolgen und Anwenden von Professor Tombaks Ratschlägen das Leben des Ehemannes einer ihrer Freundinnen gerettet hat, der sich aufgrund von Lungenkrebs im vierten Stadium eines chirurgischen Eingriffs hatte unterziehen müssen.

Alicja
Ich bemerkte Alicja im dem Moment, als Dr. Hanna Pietriczenko, die dieses Jahr die Betreuung der beiden Teilnehmergruppen übernommen hatte, gerade ihre Karteikarte angelegte. Ich kannte Alicja schon viele Jahre und wusste daher, wie gewissenhaft sie sein würde, würde sie sich dazu entschließen, eine Leberentgiftung durchzuführen. Da sie in Kattowitz lebte, würde ich Gelegenheit haben, ihren Gesundheitszustand zu verfolgen, um den es damals alles andere als gut bestellt war.

„Ich habe mich entschieden, zum Seminar zu kommen" - sagte sie -, „hauptsächlich deshalb, weil ich mich schrecklich fühle. Ich habe 20 kg Übergewicht, ich habe einen Blutdruck von 160 : 100, ständig einen Puls von 100 und mein Cholesterinspiegel ist viel zu hoch, 300 mg/dL. Außerdem leide ich schon seit meiner Kindheit an häufigen Verstopfungen, Schwellungen, Schmerzen auf der rechten Bauchseite und in den Knien. Die Schmerzen in meinen Händen sind so schlimm, dass ich befürchte, bald nicht mal mehr einen Kugelschreiber halten zu können. Mein Hausarzt konnte mir auch nicht helfen. Seine Fehldiagnose und die daraus resultierende falsche Behandlung zwangen mich letztendlich dazu, verschiedene Kliniken aufzusuchen. Zu Beginn legten sich meine Schmerzen zwar etwas, doch ich hatte noch immer das Gefühl, dass die Ärzte lediglich die schlimmsten Symptome behandelten und die genaue Ursache meiner Beschwerden nicht finden konnten. Also entschied ich mich, die ganze Sache selbst in die Hand zu nehmen, und hier bin ich."
Alicja ist die Art von Patienten, die Ärzte als schwierig beschreiben. Sie will alles über die Behandlung wissen und verstehen. Skepsis ge-

hört zu ihrer Mentalität und das zeigt sich auf den ersten Blick. Bei Professor Tombaks Vorträgen beobachtete ich sie deshalb sehr genau. Während der ersten beiden Tage hatte sie deutliche Zweifel an dem, was da vor sich ging und machte sich daher auch keine Notizen. Am dritten Tag verschwand ihre Skepsis jedoch, und sie war mit ihrem Kugelschreiber und ihrem Notizblock vollauf beschäftigt. Später führte sie sogar eine Leberentgiftung durch. Nachdem sie die vorgeschriebenen Dosen an Öl und Zitronensaft zu sich genommen hatte, schied ihr Körper bereits um Mitternacht die erste überschüssige Gallenflüssigkeit aus. Um 2 Uhr folgten dann - selbstverständlich völlig schmerzlos - die ersten drei Lebersteine, um 3 Uhr wurden große Mengen grüner, reisähnlicher Substanzen und einige größere Sedimentbrocken, und gegen 7 Uhr schließlich etwa 40 große Gallensteine ausgeschieden. Überglücklich und 4 kg leichter verließ sie uns wieder, geheilt von ihren Schmerzen in Knien und Händen und ohne das zuvor verspürte Schweregefühl in ihrer Leber.

Zwei Wochen nach Ende des therapeutischen Entgiftungsseminares sah ich sie wieder, gerade bevor ich anfing, diesen Artikel zu schreiben. Sie schien ein vollkommen anderer Mensch zu sein; ihr Teint war schön, ihr Gesicht strahlte, und ihre Hände waren frei von Schwellungen. Die gesamte Veränderung ihres Gesundheitszustandes war einfach unglaublich: Ihr Blutdruck lag bei 110 : 72 und ihr Cholesterinspiegel bei 203 mg/dL. Außerdem hatte sie weitere 3 kg abgenommen und litt weder an Verstopfungen noch an Kopfschmerzen oder Schmerzen in ihren Händen. Nach ihrer Rückkehr hatte sie noch eine siebentägige Fastenkur eingelegt.

Ich muss gestehen, dass sie auch schwer an sich gearbeitet hat, um all diese Ziele zu erreichen.

„Ich bin ihnen so dankbar für ihr Programm, das mich hinsichtlich meiner Gesundheit endlich auf den richtigen Weg gebracht hat" sagte sie. Es lässt sich wirklich nicht miteinander vergleichen, wie hervorragend ich mich jetzt fühle und wie schlecht ich mich noch vor drei Wochen gefühlt habe. Ich halte es aber für ebenso wichtig, dass die bewusste Rückkehr zu meiner Gesundheit einen starken Willen und Selbstdisziplin von mir verlangen. Kein Arzt kann das erreichen. Wir müssen uns quasi selbst „reparieren", und zwar alles, was wir im Laufe vieler Jahre „beschädigt" haben."

Das waren drei Geschichten von Teilnehmern unserer therapeutischen Seminare zur Leberentgiftung. Es gibt jedoch noch weitere interessante Einzelheiten über die letzten beiden Seminare zu berichten, die ich bisher noch nicht erwähnt habe. Beispielsweise ist die Tatsache faszinierend, dass strenges Fasten insulinabhängigen Diabetikern (es gab drei von ihnen) ermöglicht, ohne Insulin auszukommen. Während der Fastentage fiel ihr Blutzuckerspiegel auf den Normalwert. Doch es gab noch mehr solcher Überraschungen, die seitens der Schulmedizin etwas mehr Beachtung verdient hätten.

Es war das dritte Mal, dass ich die Möglichkeit hatte, Seminarteilnehmer vor und nach ihrer Leberentgiftung zu beobachten und sowohl die physisch als auch die psychisch äußerst positiven Veränderungen persönlich mitzuerleben. Für mich ist die von Professor Michail Tombak entwickelte Therapie zur Entgiftung der Leber die beste Methode, vielen ernsten Leberleiden - einschließlich Zirrhose - vorzubeugen.

Auszüge aus dem Artikel „Körperentgiftung, der Schlüssel zu Ihrer Gesundheit" von Nina Grella

Als ich vor einem halben Jahr über meine sowie über die Beobachtungen und Erfahrungen anderer Teilnehmer der therapeutischen Entgiftungsseminare von Professor Michail Tombak berichtete, zeigte meine Berichterstattung unter anderem auch ein Gruppenfoto, das von den Teilnehmern zu Ende des Entgiftungsseminars gemacht worden war. Auf diesem Foto ist deutlich zu erkennen, dass alle darauf abgebildeten Personen sichtlich entspannt wirken und sich freudestrahlend präsentierten, was am ersten Tag der Therapie jedoch noch nicht der Fall war. Dr. Barbara Buczynska, die für die konventionellen medizinischen Untersuchungen verantwortlich war, konnte ihre Besorgnis nicht verbergen, als sie die Teilnehmer untersuchte; einige flehte sie regelrecht an, auf die Leberentgiftung am Ende des Seminars zu verzichten und sich stattdessen lieber auf das empfohlene Fasten und auf die Darmspülungen zu beschränken. Wie sich herausstellte, befanden sich unter den Teilnehmern sogar Krebs- oder Bypass-Patienten, einige litten an Diabetes und hohem Blutdruck, andere an chronischen Krankheiten. Lediglich einige gesunde Teilnehmer nahmen aus Gründen der Vorbeugung an dem Seminar teil. Heute bedauere ich es, nicht schon am ersten Tag ein Gruppenfoto gemacht zu haben. Es wäre sicherlich interessant gewesen, beide Bilder miteinander zu vergleichen.

Ein paar Monate nach dem Entgiftungsseminar unterrichteten mich einige der Teilnehmer über die erstaunlichen, positiven Veränderungen ihres Gesundheitszustandes, die sie zwischenzeitlich an sich bemerkt hatten. Einige von ihnen prahlten regelrecht mit ihren Erfolgen, die sie durch die wiederholte Entgiftung ihrer Leber erzielt hatten.

Als wir das Seminar wieder verließen, sagte mir eine der Teilnehmerinnen im Vertrauen, dass sie die allgemeine Begeisterung der Gruppe nicht habe teilen können, da sie fürchtete, die Therapie entspräche womöglich nicht den Erwartungen ihrer Tochter, die die Jüngste Teilnehmerin war. Doch einige Zeit später begegnete ich beiden bei einem Seminar zum Thema „Begegnungen mit der Naturheilkunde"; sie waren fröhlich und lächelten. Die Mutter teilte mir mit, dass ihre Tochter (beim Seminar war sie meine Lieblingsteilnehmerin) jetzt wieder einen besseren Appetit habe, besser schlafen könne, nicht mehr unter Kopfschmerzen leide und sich im Allgemeinen wesentlich gesünder fühle. Auch des Aussehen der Tochter war mit dem vor ein paar Monaten nicht zu vergleichen.

„Daran ist nichts Ungewöhnliches", entgegnete mir Professor Tombak, als ich ihm am Telefon von meinem Gespräch mit den zwei Frauen berichtete. „In manchen Fällen tritt die Verbesserung sofort ein, in anderen Fällen benötigt es ein wenig Zeit, doch die positive Wirkung der Leberentgiftung tritt immer ein, was in der Folge zu einer gründlichen Entgiftung des gesamten Körpers führt. Sogar durch eine richtige Ernährung" - betonte er - „nehmen die meisten von uns noch immer nicht die erforderlichen Mengen an Vitaminen, Enzymen, Spuren- und Makroelementen zu sich. Wir gehen beispielsweise davon aus, dass wir genügend Vitamin A zu uns nehmen, weil wir Möhrensaft trinken, rotes Gemüse essen und sogar Betakarotin einnehmen, doch plötzlich verschlechtert sich unser Sehvermögen. Das bedeutet, dass etwas mit unserer Leber, die die größte Filterfunktion in unserem Körper besitzt, nicht stimmt."

„Dieser Filter ist einfach verstopft, was eine Folge von Entzündungen, Infektionen, Stress, Schwierigkeiten und Ärger sein kann. Doch auch eine Ernährung, die reich an Fleisch, geräucherten Produkten, scharfen Gewürzen, Kaffee und Alkohol ist, oder die Gewohnheit, abends große Mahlzeiten zu sich zu nehmen, können Gründe dafür sein. Es gibt sehr viele Ursachen, die alle zu dem gleichen Ergebnis führen: Provitamin A, das in unserer Nahrung enthalten ist, passiert unseren Körper ohne Wirkung, was bedeutet, dass unser Körper nicht dazu in der Lage ist, Vitamin A zu bilden. Ein chinesisches Sprichwort besagt: „Die Augen sind die Blüten der Leber." Auf unsere Situation bezogen bedeutet das, dass diese „Blüte" zu welken beginnt. Zunächst verschlechtert sich unser Sehvermögen, dann folgen weitere Probleme: Ein Mangel an Vitamin führt zu einer Verschlechterung unserer Herzfunktion sowie des gesamten Blutkreislaufes, er verringert die Versorgung unseres Gehirns mit Sauerstoff und Nährstoffen und führt zu einer schlechten Funktion des Hormonsystems usw. Ähnliches passiert mit Vitamin E, das im Allgemeinen als Jugendvitamin bezeichnet wird und mit Vitamin A verwandt ist. Aus genau diesem Grund führen diese Leberprobleme auch zu vorzeitigem Altern, was sich an den Gesichtern der Leidenden deutlich ablesen lässt."

„Die Leberentgiftung bildet zwar die Grundlage unserer Therapie, doch die Wirkungen reichen weit über die Leber hinaus. Wenn wir die Funktionen unserer Leber (das „Chemielabor" unsers Körpers) deutlich verbessern, setzt das die Entgiftung unseres gesamten Körpers und damit Heilungs- und Verjüngungsprozesse in Gang. Menschen, die ihre Leber entgiftet haben, stellen schon nach kurzer Zeit fest, wie sich die Funktionen ihres gesamten Verdauungssystems (insbesondere die der

Bauchspeicheldrüse), ihres Dünn- und Dickdarmes sowie die Funktionen ihres Herzes, ihres gesamten Blutkreislaufes und ihres Gehirns grundlegend verbessern. Zudem erhöht eine Entgiftung der Leber die Fähigkeit, mit negativen Emotionen wie beispielsweise Stress usw. besser umgehen zu können und ermöglicht es uns, hinsichtlich unserer Gesundheit in sehr kurzer Zeit sehr gute Erfolge zu erzielen.

Um es hier noch einmal zusammenzufassen: In unserer Leber liegt der Schlüssel zu unserer Gesundheit. Ihr Zustand **bestimmt** nicht nur den Zustand unseres gesamten Körpers, sondern auch den unseres Verstandes."

Weitere Berichte und zusätzliche Informationen finden Sie auf unserer Homepage unter:

www.michail-tombak.de

ANHANG C

Rezepte für Ihre Gesundheit

Tibetische Verjüngungsrezepte

- Um das klare Weiß und den samtweichen Glanz ihrer Augen zu erhalten, trinken Sie täglich 50 ml frisch gepressten Pastinakensaft.
- Um zu verhindern, dass Ihre Augen mit dem Alter immer kleiner werden, massieren Sie sie vor dem Schlafengehen mit Ihrem kleinen Finger.
- Wenn Sie älter werden, werden Sie eventuell weitsichtig und benötigen daher eine Brille. Um das zu verhindern, massieren Sie Ihre Augen täglich jeweils 3 Minuten lang mit Ihrem Zeigefinger.
- Im Fernen Osten gibt es eine Massagetechnik, die sich „Freude für die Füße" nennt. Dabei massieren sich Paare gegenseitig die Füße, die jeweils mehr als 70.000 Nervenenden besitzen. Eine solche Massage beseitigt Müdigkeit, verbessert den Schlaf und erhöht die Lebenserwartung.

Vorbeugen gegen Gesichtsfalten

Rezept 1: Vermischen Sie 1 Eigelb, 1 Esslöffel Glyzerin und 1 Esslöffel Honig.
Anwendung: Tragen Sie diese Mischung jeden Morgen und jeden Abend als Gesichtsmaske auf und lassen Sie sie 10 bis 15 Minuten lang einwirken.

Rezept 2: Zerreiben Sie 1 Zitrone mit Schale und vermischen Sie sie in einem Glasgefäß mit 100 g Honig.
Anwendung: Tragen Sie diese Mischung 1-mal täglich als Gesichtsmaske auf und lassen Sie sie 10 bis 15 Minuten lang einwirken.

Rezept 3: Vermischen Sie in einem Glasgefäß 100 g Honig mit 100 ml Wodka, den Sie zuvor erwärmt haben.
Anwendung: Erwärmen Sie die Mischung etwas und wenden Sie sie 1-mal täglich 15 Minuten lang als Gesichtsmaske an.

Rezept 4: Kochen Sie einen Bund Petersilie 30 Minuten lang in 0,5 Liter Wasser, lassen Sie die Mischung bei Zimmertemperatur 30 Minuten lang ziehen, sieben Sie sie durch, füllen Sie die Lösung anschließend in ein fest verschließbares Glasgefäß, und bewahren Sie das verschlossene Glas 2 Tage lang an einem dunklen Ort auf.
Anwendung: Reiben Sie die Lösung jeden Morgen und jeden Abend auf Ihr Gesicht, lassen Sie sie einziehen und waschen Sie sie nicht ab.

Die Beseitigung von Falten und Flecken im Gesicht

Rezept: Zerhacken Sie 100 g Pastinaken, geben Sie sie in einen Topf, gießen Sie etwas kochendes Wasser darüber, und kochen Sie die Mischung für weitere 15 Minuten. Lassen Sie sie bei Zimmertemperatur 20 Minuten lang ziehen, sieben Sie sie durch, vermischen Sie sie mit 1 Esslöffel Zitronensaft, füllen Sie die Lösung dann in ein verschließbares Glas und bewahren Sie sie anschließend an einem dunklen Ort auf.
Anwendung: Waschen Sie mit dieser Lösung jeden Morgen und jeden Abend Ihr Gesicht.

Gesunde Küchenrezepte

Selbstgemachter Käse (arm an Kasein und Säure)
Bereiten Sie eine Mischung aus 1 Liter entrahmter Milch, 200 ml Kefir, 60 ml Sahne und einem gestrichenen Teelöffel Backpulver vor. Kochen Sie die Milch unter ständigem Rühren, gießen Sie den Kefir und die Sahne dazu, geben Sie - sobald die Mischung gerinnt - das Backpulver hinzu und gießen Sie anschließend das Wasser ab.

Die Zubereitung von hefefreiem Brot
Vermischen Sie 1 kg Mehl mit 0,5 Liter Mineralwasser, und kneten Sie den Teig so lange, bis er nicht mehr an Ihren Fingern klebt. Formen

Sie den Teig zu einem Laib, heizen Sie Ihren Backofen auf 100 bis 150° C vor, und backen Sie dann den Teig zu einem Brot. Um zu prüfen ob das Brot durchgebacken ist, können Sie eine Stricknadel oder eine Gabel verwenden. Bewahren Sie das Brot anschließend im Kühlschrank auf, damit es auch weiterhin weich und frisch bleibt.

Süßes Brot

Vermischen Sie ½ kg Mehl mit 50 ml Öl, 50 g Honig und 125 ml Wasser. Kneten Sie daraus einen Teig, formen Sie einen Laib, und backen Sie das Brot auf die gleiche Weise wie zuvor beschrieben (hefefreies Brot). Bewahren Sie das Brot anschließend im Kühlschrank auf, damit es lange weich und frisch bleibt.

Gesunde Süßigkeiten für Kinder

Legen Sie einige getrocknete Pflaumen, Feigen und Aprikosen in warmes Wasser und weichen Sie sie 6 bis 8 Stunden lang ein. Nehmen Sie sie danach wieder heraus und füllen Sie sie anschließend mit Walnüssen. Sie können das eingeweichte Obst aber auch in Honig tauchen und anschließend Kleie darüber streuen.

Süße Riegel für Kinder

Mahlen Sie 25 g geröstete Sonnenblumenkerne, 25 g Rosinen, 25 g getrocknete Pflaumen, 2 Feigen und 25 g Walnüsse. Vermischen Sie das Ganze und geben Sie anschließend 2 Esslöffel Honig hinzu. Formen Sie die Mischung in zu einem flachen Laib, legen Sie ihn 12 Stunden lang in den Kühlschrank und schneiden Sie ihn dann in handliche Riegel. Bewahren Sie die Riegel in Ihrem Kühlschrank auf, damit sie auch weiterhin frisch bleiben.

Ein gesunder Nachtisch für Kinder und Erwachsene

Zerreiben Sie 150 g Äpfel, füllen Sie den Apfelbrei in ein Glasgefäß, geben Sie den Saft ½ Orange, 10 Walnüsse sowie 2 Teelöffel Honig hinzu und vermischen Sie alles gut miteinander. So erhalten Sie einen sehr schmackhaften und gesunden Nachtisch für Ihre ganze Familie.

Universalwürze für Suppen, Salate, Fleischgerichte usw.
Vermischen Sie 250 ml Kefir mit dem frischen Saft von 3 Knoblauchzehen. Auf diese Weise erhalten Sie ein sehr schmackhaftes und äußerst gesundes Universalgewürz für Ihre Gerichte. Die meisten Menschen meiden Knoblauch wegen seines intensiven Geruchs. Diesen Geruch können Sie beseitigen, indem Sie klein gehackte Petersilie, einige Apfelstücke oder Zitronen- oder Grapefruitscheiben verzehren.

Frühlingssalate

1. Radieschen oder Rettich mit Walnüssen
Zerkleinern Sie 15 Radieschen oder Rettich (100 g) und vermischen Sie das Ganze mit 8 Walnüssen (ca. 40 g). Geben Sie 1 Teelöffel Pflanzenöl hinzu und streuen Sie gehackten Schnittlauch darüber.

2. Französischer Salat
Gießen Sie ½ Esslöffel Apfel- oder Weinessig über 100 g Kopfsalat, geben Sie dann 1 Esslöffel Pflanzenöl und 1 Teelöffel gehackte Zwiebeln hinzu und vermischen Sie alles gut miteinander.

3. Salat aus jungen Rüben
Reiben Sie 5 bis 6 junge Rüben, geben Sie 2 Esslöffel Sahne hinzu und würzen Sie das Ganze anschließend mit Kümmel.

4. Schnittlauch mit Erdnüssen
Mischen Sie je 50 g gehackten Schnittlauch und gemahlene Erdnüsse.

5. Radieschen mit Nüssen, Petersilie und Minze
Zerreiben Sie 15 Radieschen, geben Sie klein gehackte Petersilie, etwas Minze und Dill hinzu, und mischen Sie ½ Esslöffel Kümmel und 6 Esslöffel (50 g) gemahlene Nüsse darunter. Vermischen Sie alles gut miteinander. Als Dekoration können Sie einige Blätter Kopfsalat verwenden.

6. Spinatsalat
Zerpflücken Sie 1 Hand voll jungen Spinat, geben Sie 1 Esslöffel gehackten Sauerampfer und 1 Esslöffel gehackten Schnittlauch hinzu, vermischen Sie alles gut miteinander und geben Sie anschließend 3 Esslöffel gemahlene Erdnüsse sowie 1 Esslöffel Heidelbeeren hinzu.

7. Salat aus Spinat und Eiern
Schlagen Sie 1 Eigelb, geben Sie nach und nach 1 ½ Esslöffel Butter und dann 1 Esslöffel Zitronensaft hinzu. Die Mischung sollte einen dicken Brei ergeben und Spinat beigemischt werden.

8. Salat aus Rübenblättern
Zerpflücken Sie etwa 60 g junge Rübenblätter. Bereiten Sie anschließend ein Dressing zu, indem Sie 1 Esslöffel frisch gepressten Zitronensaft, ½ Teelöffel Senf, 1 Esslöffel Pflanzenöl, 1 Teelöffel gehackten Schnittlauch sowie 1 Eigelb gründlich miteinander vermischen. Verwenden Sie die Mischung als Dressing für die Rübenblätter.

Salate für Sommer und Herbst

1. Gurken und Tomaten
Vermischen Sie Gurkenstücke mit Tomatenscheiben und streuen Sie anschließend 4 Esslöffel gemahlene Nüsse darüber.

2. Frischer Kohlsalat
Vermischen Sie 4 Esslöffel frisch gepressten Grapefruitsaft mit 1 Esslöffel Honig und ½ Teelöffel Kümmel, und geben Sie die Mischung zu 100 g frisch gehacktem Kohl.

3. Erbsen und Tomaten
Vermischen Sie etwa 120 g frische Tomaten mit 2 Esslöffeln Sonnenblumenöl und geben Sie 50 g frische Erbsen hinzu. Streuen Sie anschließend frisch gehackte Petersilie und Schnittlauch darüber.

4. Erbsen und Karotten
Zerreiben Sie eine Karotte und vermischen Sie dann den Brei mit 1 Esslöffel Himbeer- oder Johannisbeersaft. Geben Sie anschließend etwa 50 g Erbsen sowie 1 Esslöffel Pflanzenöl und ½ gehackte Zwiebel hinzu.

5. Karotten mit Schnittlauch
Vermischen Sie 100 g geriebene Karotten mit 30 g fein gehacktem Schnittlauch, geben Sie 1 Esslöffel Pflanzenöl hinzu und streuen Sie fein gehackte Gurken darüber.

6. Salat zur Blutreinigung
Zerreiben Sie 50 g Rüben und 50 g Karotten, und geben Sie dann 50 g gehackten Kohl, 1 ½ Esslöffel Olivenöl und 1 ½ Esslöffel Honig hinzu. Vermischen Sie alles gründlich miteinander, und streuen Sie anschließend eine Tasse Beeren einer beliebigen Sorte oder rote Johannisbeeren darüber.

7. Kohl mit Kümmel
Zerkleinern Sie 100 g Kohl und geben Sie anschließend 1 Esslöffel Honig sowie 1 Teelöffel Kümmel hinzu.

8. Tomaten mit Karotten und Erdnüssen
Zerdrücken Sie 100 g frische Tomaten und vermischen Sie sie dann mit 100 g geriebenen Karotten, 30 g gehackter Petersilie sowie 50 g gemahlenen Nüssen. Geben Sie anschließend 1 ½ Esslöffel Olivenöl hinzu und vermischen Sie alles gründlich miteinander.

9. Salat aus grünen Bohnen
Nehmen Sie 60 g junge, zarte Brechbohnen, entfernen Sie die Fasern und hacken Sie sie in kleine Stücke. Geben Sie anschließend 50 g Kopfsalat in größeren Stücken sowie 2 Esslöffel Sonnenblumenöl hinzu (zur Verbesserung des Geschmacks können Sie auch 1 Teelöffel Honig hinzugeben).

10. Kürbissalat
Zerreiben Sie 1 Karotte, und geben Sie anschließend 50 g Kürbis, 25 g Sellerie, 25 g gehackten Schnittlauch oder 25 g gehackte rote Zwiebel sowie 1 Esslöffel gemahlene Nüsse hinzu und vermischen Sie alles gründlich miteinander.

Wintersalate

1. Rüben und Nüsse
Zerreiben Sie 1 große, gekochte und ½ kleine, rohe Rübe. Zerdrücken Sie 1 Knoblauchzehe und geben Sie 1 Esslöffel Pflanzenöl hinzu. Vermischen Sie anschließend die zerriebenen Rüben und die Knoblauch-Ölmischung gründlich miteinander und streuen Sie dann gemahlene Nüsse sowie etwas gehackten Schnittlauch darüber.

2. Vitaminreicher Salat
Zerreiben Sie 50 g Karotten, 75 g Kohl und 50 g Kartoffeln. Geben Sie 25 g gehackte Petersilie, 25 g Lauch, 2 Esslöffel Pflanzenöl, 1 Esslöffel Honig sowie 50 g gemahlene Nüsse hinzu und vermischen Sie alles gründlich miteinander.

3. Salat aus Karotten, Sellerie und Meerrettich
Zerreiben Sie eine große Karotte und 50 g frischen Sellerie. Geben Sie anschließend 1 Esslöffel frisch geriebenen Meerrettich, 10 g gemahlene Nüsse sowie 1 Esslöffel Pflanzenöl hinzu und vermischen Sie alles gründlich miteinander.

4. Feiertagssalat
Zerkleinern Sie 75 g Weiß- oder Rotkohl, geben Sie anschließend ½ geriebene Karotte (mittlere Größe) sowie die Scheiben ½ eingelegten Gurke, fein gehackten Lauch (ca. 10 cm einer mittelgroßen Stange), 5 gemahlene Walnüsse, 1 Esslöffel Pflanzenöl und 3 Esslöffel Hafer hinzu und vermischen Sie alles gründlich miteinander.

Soßen und Mayonnaisen

Gekaufte Soßen und Mayonnaisen enthalten normalerweise Konservierungsstoffe, Bindemittel, Farbstoffe sowie weitere synthetische Zusätze, die - erst einmal in den Körper gelangt - zur Verunreinigung des Blutes führen. Aus diesem Grund sollten Sie sich auch Ihre Soßen und Mayonnaisen selbst zubereiten.

1. Zitronenöl
Geben Sie 25 ml Pflanzenöl unter ständigem Rühren nach und nach dem frisch gepressten Saft von 1 bis 2 Zitronen zu, und Sie erhalten ein hervorragendes Zitronenöl.

2. Nussmayonnaise
(am besten frisch vor einer Mahlzeit zubereiten)
Verrühren Sie 2 Esslöffel gemahlene Nüsse mit 1 Teelöffel Pflanzenöl, bis Sie einen dicken Brei erhalten. Geben Sie dann weitere 3 bis 4 Esslöffel Pflanzenöl hinzu und schlagen sie die Mischung durch, indem Sie nach und nach den frischen Saft von 1 Zitrone hinzugeben.

3. Herzhafte Sahnesoße
Vermischen Sie 3 Esslöffel Sahne mit dem frischen Saft ½ Zitrone. Geben Sie dann 1 zerdrückte Knoblauchzehe und ½ Teelöffel fein gehackten Schnittlauch oder fein gehackte Zwiebel sowie 1 Esslöffel Pflanzenöl hinzu und vermischen Sie alles gründlich miteinander.

4. Tomatensoße
Vermischen Sie 6 Teile Pflanzenöl mit 1 Teil Zitronensaft sowie mit Tomatensaft, und geben Sie anschließend etwas geriebenen Sellerie dazu, um den Geschmack zu verbessern.

5. „Regenbogen" - eine vitaminreiche Mayonnaise
Schlagen Sie 2 Eigelb und geben Sie nach und nach 3 Esslöffel Pflanzenöl hinzu. Vermischen Sie dann das Eigelb mit dem Pflanzenöl mit 1

Esslöffel geriebenen Sellerie oder 1 Teelöffel geriebener Zwiebel, und geben Sie etwas Zitronensaft hinzu. Schlagen Sie die Mischung so lange weiter, bis sie die Konsistenz von normaler Mayonnaise angenommen hat. Mit Spinat-, Karotten- oder mit rotem Johannisbeersaft können sie diese vitaminreiche Mayonnaise anschließend einfärben.

Nachspeisen

1. Apfelschnee

Zerreiben Sie 2 oder 3 Äpfel und geben Sie 1 Esslöffel Honig hinzu, den Sie zuvor mit 1 Esslöffel Wasser verdünnt haben. Vermischen Sie alles gut miteinander. Schlagen Sie (getrennt davon) 2 Eiweiß, und geben Sie nach und nach etwas Zitronensaft hinzu. Vermischen Sie alles gründlich miteinander, und schlagen Sie die Mischung dann erneut durch. Anschließend können Sie das Ganze mit Pfirsichen, Birnen, gefrorenen Erdbeeren, frischen Himbeeren oder Johannisbeeren dekorieren.

2. Apfelschaum

Schlagen Sie 2 Eigelb und 2 Eiweiß getrennt voneinander. Vermischen Sie beides und schlagen Sie die Mischung erneut durch. Lösen Sie dann 1 Esslöffel Honig in 1 Esslöffel warmem Wasser auf. Reiben Sie 3 süße Äpfel und geben Sie 2 Teelöffel Zitronensaft hinzu. Vermischen Sie alles gründlich miteinander und schlagen Sie die Mischung erneut durch. Als Dekoration können Sie anschließend frische Beeren, Orangen- oder Grapefruitstücke verwenden.

3. Honigkuchen

Vermischen Sie 30 ml Zitronensaft mit 60 g gemahlenen Wal- oder Erdnüssen. Lassen Sie die Mischung ½ Stunde lang ziehen und geben Sie 2 Esslöffel Honig sowie 60 g gemahlenen Reis hinzu. Vermischen Sie alles gut miteinander, formen Sie kleine Küchlein, und streuen Sie dann geröstete und gemahlene Sonnenblumenkerne darüber.

Nahrungsmittel, die für eine einwandfreie Funktion des Gehirns unerlässlich sind:

Aprikosen	Äpfel	Kohl	Karotten
Nüsse	Kirschen	Rosenkohl	Sellerie
Grapefruits	Johannisbeeren	Blumenkohl	Gurken
Honig	Maisöl	Minze	Knoblauch
Himbeeren	Olivenöl	Meerrettich	Leber
Petersilie	Sonnenblumenöl	Stachelbeeren	Orangen
Kartoffeln	Rosinen	Weintrauben	Weizenkeime
Erbsen	Rohes Eigelb	Kopfsalat	Getrocknete Pflaumen
Zwiebeln			

ANHANG D

Äußere Warnzeichen innerer Erkrankungen

Sehr geehrte Leser,
Ihr Körper warnt Sie bereits vor beginnenden Krankheiten, bevor sie durch eine medizinische Diagnose endgültig bestätigt werden. Ob Sie sich nun krank oder gesund fühlen, Ihr Körper gibt Ihnen durch äußere Warnzeichen deutlich zu verstehen, ob Sie in absehbarer Zeit erkranken werden. Deshalb sollten Sie auch Ihre volle Aufmerksamkeit den nachfolgenden Ausführungen widmen, damit Sie zukünftig in die Lage sind, sich vor unangenehmen Überraschungen zu schützen, die Ihrer Gesundheit großen Schaden zufügen können.
Ich möchte jedoch ausdrücklich betonen, dass in jedem Falle ein Arzt die abschließende Diagnose einer Krankheit stellen sollte. Ihre eigenen Beobachtungen, wie Ihr Körper sich verhält und was Sie an ihm bemerkt haben, soll Ihrem Arzt lediglich die Diagnose erleichtern.
Mittlerweile existieren so viele Krankheiten, dass eine Aufzählung all ihrer äußeren Warnzeichen dieses Buches sprengen würde. Aus diesem Grund zähle ich hier auch nur die wichtigsten von ihnen auf.

Erkrankungen / Störungen	Äußere Warnzeichen
Anämie	Fahles Gesicht, bräunliche Augenlider, perlenfarbige Sklera (das Weiße des Auges), perlenfarbige Zähne, bleiche Ohren, wunde Mundwinkel, brennendes Gefühl auf der Zunge, glatte und rote Zungenoberfläche
Hoher Blutdruck	Rote Nase mit Schleimklümpchen und winzigen, sichtbaren Adern, zusammengewachsene Augenbrauen, rote Wangen
Niedriger Blutdruck	Fahles Gesicht oder Gesichtsteile, fahle Stirn, hängende Augenlider

Häufige Kopfschmerzen	Zusammengewachsene Augenbrauen, Falten auf einer Seite der Stirn, senkrechte Falte zwischen den Augenbrauen
Hämorriden	Ein tiefes Grübchen in der Kinnspitze, gelben Flecken auf den Zähnen
Leberentzündung	Gelbe sklerotische Beläge der Augen, gelbe Haut am Körper oder um den Mund, eingefallene Wangen, sichtbare winzige Adern auf den Seiten der Nase, braune Haut um die Augen, weiße Stellen auf den Nägeln, vergrößerte Unterlippe
Gastritis	Weißer Belag auf der Zungenmitte, fahle Seiten der Nase
Diabetes	Trockene, glatte, bläulichrote Unterlippe, stumpfes Haar, vorzeitiges Ergrauen
Neigung zu Diabetes	Trockene und aufgeraute Zunge, schmale Oberlippe
Ungesunde Überlastung der Bauchspeicheldrüse	Faltiges Gesicht, schmale Oberlippe
Prostataentzündung	Stark vergrößerte Unterlippe, fahlrosa Haut um die Augen
Ungesunde Belastung der Schilddrüse	Gewölbte Nägel, kurze Augenbrauen (Fehlen der äußeren Teile), häufiges

	Blinzeln, Rückstände auf den unteren Augenlidern, geschwollener Hals, schmale Nase, Ohrspitzen unnatürlich gefaltet
Schwache Funktion der weiblichen Fortpflanzungsdrüsen	Haare über der Oberlippe (Damen--bart), gerundete Falten auf der Stirn, buschige Augenbrauen
Empfindlicher Magen	Spitze Nase
Magenkrämpfe	Gekrümmte Haltung beim Gehen
Andere Magenstörungen	Verformte Nägel an den Mittelfingern, brüchige Nägel
Kreislaufstörungen	Weiße Nasenspitze, zusammengewachsene Augenbrauen, frühes Ergrauen, fahles Gesicht, bleiche Lippen, dicke Nägel, flacher Hinterkopf
Lungenstörungen	Beide Schultern zurückgezogen, rote Wangen, langer Hals, häufiges Nasenbluten, gewölbte Fingernägel
Schmerzhafter oder unregelmäßiger Menstruationszyklus	Dünne Augenbrauen
Mangel an Vitamin A	Unfähigkeit, während das Weinens Tränen zu produzieren, Unfähigkeit, alles zu erkennen, wenn man plötzlich einen dunklen Raum betritt
Mangel an Vitamin B	Geschwollene Zunge

Eisenmangel	Bläuliche untere Augenlider, gelegentlich weiße Stellen auf den Nägeln, rote Ohren, häufig entzündete Mundwinkel
Kalziummangel	Glänzende Haut an den Ohren
Magnesiummangel	Zucken der unteren Augenlider, Energieschub nach 20 Uhr, gerötete Haut um die Nase
Mangel an Mineralien	Brüchige Nägel
Östrogenmangel bei Frauen	Dünne Augenbrauen
Überstrapaziertes Nervensystem	Schwierigkeiten beim Treppensteigen (besonders in jungem Alter)
Stoffwechselkrankheiten	Rückstände auf den unteren Augenlidern, weiße Stellen auf den Nägeln
Neigung zu Fettleibigkeit	Gerundete, dicke Ohren, sehr dicke Ohrläppchen
Zu viele Verspannungen im Körper, Erschöpfung	Kleine Ohren
Verdauungsstörungen	Furchen in den Nägeln, Pickel, rote Ohren
Häufige Rückenschmerzen und Rückenleiden	Flacher Hinterkopf, breiter Gang, nach den Seiten schwankend
Degenerierte Halswirbel	Tiefe Falte an rechter Augenbraue

Niedriger Sexualtrieb bei Männern	Senkrechte Falten unter den Ohren
Der Anfang der Wechseljahre bei Frauen	Viele kleine und tiefe Falten über der Oberlippe
Nierenkrankheiten	Große und dicke Oberlippe, dicke und faltige Haut auf der Stirn, rote Lippen, geschwollene untere Augenlider, schmale und gewölbte Nägel mit bleibenden weißen Stellen, Tränensäcke
Störungen der Gallenblase	Gelbe Haut um Mund und Augen, gelbe Zähne, Schmerzen im Bereich des rechten Schulterblattes, eine gelbliche Sklera (der weiße Bereich des Auges)
Blasenstörungen	Geschwollene, bläulich-rosafarbene untere Augenlider, ungewöhnlich kurzer Körper
Rheuma	Schäumende Streifen auf beiden Seiten der Zunge
Neigung zu Rheuma	Die linke Schulter steht höher als die rechte, spitze Vertiefungen in den Nägeln
Schlechte Herzfunktion / andere Herzstörungen	Geschwollene und wachsartig aussehende untere Augenlider, vergrößerte Adern am Hals, kurzer Hals, kurze Nase, Schwierigkeiten beim Treppensteigen

Neigung zu Herzanfällen	Runzlige Ohrläppchen, der Bereich zwischen der Unterlippe und dem Kinn wird gefühllos, sobald darauf Druck ausgeübt wird
Sklerose	Sichtbare Adern in den Handinnenflächen, die Handflächen können nicht gerade ausgesteckt werden
Thrombose (Blutgerinnsel)	Sichtbare, kleine durchlässige Blutgefäße um die Nase
Schlechter Cholesterinspiegel	Kleine braune Erhebungen (ähnlich wie Warzen) auf dem oberen Augenlid
Neigung zu Epilepsie	Zusammengewachsene Augenbrauen
Neigung zu Magengeschwüren	Schmale, geteilte Nasenspitze
Magengeschwüre	Schmerzen im linken Schulterblatt, weiße Nasenspitze

ANHANG E

Der Biorhythmus und Ihre Haut

Der Biorhythmus und Ihre Haut

Die Gesundheit Ihrer Haut wird zwar von Tierkreiszeichen beeinflusst, sie hängt aber auch vom Zustand Ihrer Verdauungsorgane wie dem Dickdarm ab. Aus diesem Grund sollten Sie von Zeit zu Zeit Ihren Körper und insbesondere Ihren Dickdarm entgiften, gleich, unter welchem Sternzeichen Sie geboren sind. Mit anderen Worten, lernen Sie einerseits von den Sternen, tragen Sie aber andererseits auch Ihren Teil zu der Arbeit mit bei.

Alle physiologischen Prozesse, die in Ihrem Körper ablaufen, werden von der Sonne und den Planeten (kosmische Rhythmen) beeinflusst. Ihre Haut durchläuft - abhängig vom Tierkreiszeichen, unter dem Sie geboren wurden - bestimmte Veränderungen.

Widder

Die Haut eines Widders ist für Entzündungen und Eiterbildung anfällig. Da Menschen, die unter diesem Sternzeichen geboren wurden, ungeduldig sind, neigen sie dazu, ihre Gesichtshaut zu schädigen, indem sie jeden noch so kleinen Pickel ausdrücken. Feuchtigkeitsspendende Gesichtsmasken aus Tomaten, Erdbeeren, Äpfeln und Karotten sowie aus Obst oder Gemüse, die reich an Vitamin A und B sind, helfen, dieses Problem in den Griff zu bekommen.

Stier

Unter diesem Zeichen geborenen Frauen sollten der Haut an ihrem Hals besondere Aufmerksamkeit schenken; sie ist ihre „Schwachstelle". Die Haut dieser Menschen neigt im Allgemeinen zu Allergien und übermäßiger Schweißbildung. Die Hautpflege sollte daher die Anwendung von feuchtigkeitsspendenden Vitaminmasken mit einbeziehen, die aus Walderdbeeren, Gurken, Bananen und Karotten und mit etwas Olivenöl zubereitet werden. Heu, Tafel- oder Meersalz sind als Badezusätze besonders geeignet. Nach Wechselduschen sollten sie ihre Haut mit einem Extrakt aus Salbei, Eichenrinde oder grünem Tee einreiben. Die Haut am Hals bedarf besonderer Pflege. Um sie jung und geschmeidig aussehen zu lassen, empfiehlt sich 1-mal wöchentlich die Anwendungen mit Kompressen: 3 Minuten lang eine heiße Kompresse auflegen und anschließend 1 Minute lang eine kalte Kompresse. Der Vorgang sollte 2 bis 3-mal wiederholt werden. Auch Halsmassagen mit einem Esslöffel (von oben nach unten), der zuvor mit warmem Pflanzenöl bestrichen wurde, sind sehr hilfreich.

Zwilling
Unter diesem Zeichen geborene Menschen neigen normalerweise zu einem misstrauischen Wesen und bringen einem geregelten Lebensrhythmus nur wenig Achtung entgegen. Meist lassen sie sich von ihrer Arbeit derart in Anspruch, dass sie nur sehr wenig Zeit finden, um sich um ihre Gesundheit zu kümmern. Ihre Haut ist sehr trocken und neigt daher zu Schuppenbildung. Der Haut an ihren Armen und Händen sollten diese Menschen besondere Beachtung schenken. Packungen und Gesichtsmasken, die aus Kiwis, Bananen, Eiern, Hüttenkäse oder Hefe zubereitet werden, gefolgt von einem Kräuteraufguss (1 Esslöffel Kräuter, beispielsweise Salbei oder Brennnesseln usw. mit 0,5 Liter kochendem Wasser aufbrühen), sind besonders zu empfehlen.

Krebs
Unter diesem Zeichen geborene Frauen vertrauen keiner Kosmetikerin und kümmern sich daher lieber selbst um ihr Aussehen; allerdings könnten sie von Massagen sowie anderen physiotherapeutischen Anwendungen sehr profitieren. Sie besitzen eine sehr sensible Haut, die viel Pflege benötigt und wenden daher am besten einen Kräuteraufguss aus Pfefferminze, Kamillen- und Lindenblüten oder Thymian an. Menschen, die unter diesem Sternzeichen geboren wurden, besitzen eine Neigung zu Allergien und Schwellungen. Um diese Beschwerden zu beseitigen, können sie einen Aufguss aus Birkenblättern oder Birkenknospen zubereiten und ihn anschließend als Kompressen anwenden. Um ihre Haut mit Nährstoffen zu versorgen und sie so gleichzeitig zu verjüngen, sind Gesichtsmasken, die aus Kohl, Gurken oder Roggenbrot zubereitet wurden, besonders zu empfehlen.

Löwe

Weibliche Löwe-Menschen möchten immer schön und gepflegt aussehen, um so einen starken Eindruck bei ihren Mitmenschen zu hinterlassen. Ihre übergroße Vorliebe für Süßigkeiten führt in ihrem Gesicht jedoch oft zur Bildung von Pickeln. Da ihre Blutgefäße die Neigung besitzen, sich auszudehnen, zeigen sich unter ihrer Haut winzige Äderchen. Menschen, die unter diesem Sternzeichen geboren wurden, sind gegen ultraviolette Strahlung sehr empfindlich und sollten daher ihre Haut nicht zu lange direktem Sonnenlicht aussetzen und mehr Zeit im Schatten verbringen. Die Haut von Löwe-Menschen ist normalerweise gesund, in einigen Fällen leiden sie jedoch unter Allergien. Gesichtsmasken aus Kartoffeln, Bananen oder Wassermelonen sind besonders hilfreich. Um ihre Haut mit Nährstoffen zu versorgen, empfehlen sich vor allem Cremes, die Auszüge aus Mandeln oder Kokosmilch enthalten.

Jungfrau

Die Haut der Menschen, die unter diesem Sternzeichen geboren wurden, weist auf den Zustand ihrer Därme hin. Verschiedene Arten von Hautausschlägen, Pickeln sowie Hautirritationen sind die Folgen von Verstopfungen oder einer Entzündung des Verdauungstraktes. Jungfrau-Menschen besitzen einen sehr empfindlichen Magen und müssen daher bei ihrer Ernährung sehr vorsichtig sein. Eine Ernährung, die reich an pflanzlichen Nahrungsmitteln ist, verhilft der Haut zu einem frischen und jugendlichen Aussehen. Besonders zu empfehlen sind Masken, die aus Äpfeln, Hafer und Kürbissen zubereitet werden. Sehr gute Heilmittel gegen Verstopfungen sind frisch gepresste Säfte aus Rüben und Äpfeln sowie aus getrocknete Früchten, die 5 bis 8 Stunden lang eingeweicht wurden.

Waage

Die Haut von Waage-Menschen ist empfindlich, trocken, anfällig für Allergien und neigt zu frühem Altern. Da sich unter den Augen schnell dunkle Ringe und Schwellungen bilden (vor allem in Zeiten seelischer

Anspannungen oder nervöser Frustrationszustände), sollte diesem Bereich auch ganz besondere Beachtung geschenkt werden. Feuchtigkeitsspendende Masken aus Walderdbeeren, Pfirsichen oder Gurken sind daher sehr empfehlenswert. Zudem empfiehlt es sich, vor dem Schlafengehen ein Glas kaltes Mineralwasser zu trinken.

Skorpion
Die Haut von Menschen, die unter diesem Sternzeichen geboren wurden, neigt zu eiterigen Ausschlägen, vor allem um die Lippen und auf der Nase. Feuchtigkeitsspendende Gesichtsmasken aus Äpfeln und Kirschen sowie pflegende Gesichtsbehandlungen, die unter Verwendung von Hüttenkäse und Eiern durchgeführt werden, sind sehr empfehlenswert. Zusätzlich empfiehlt es sich, dem Badwasser einen Aufguss aus schwarzen Johannisbeeren und Pfefferminze beizumischen. Der Körper eines Skorpion-Menschen benötigt große Mengen der Vitamine B, C und E.

Schütze
Schütze-Menschen besitzen oft eine fettige und großporige Haut mit grünlichen Verfärbungen. Zur Anwendung von Gesichtsbehandlungen empfehlen sich daher vor allem Gurken und Trauben. Als Badezusatz eignen sich auch Heidelbeer- oder Himbeerblätter oder Petersilie ganz hervorragend. Weil die Menschen, die unter diesem Sternzeichen geboren wurden, eine empfindliche Leber besitzen, leiden sie oft unter Furunkulose (wiederholtes Auftreten von Furunkeln).

Steinbock
Die Haut von Steinbock-Menschen neigt zu Allergien, Trockenheit sowie zu Schuppen- und Warzenbildung. Bei Hautproblemen verwendet man zum Waschen am besten abgekochtes Wasser oder Mineralwasser. Besonders zu empfehlen sind feuchtigkeitsspendende Masken, die aus Kohl, Spinatblättern oder Eigelb zubereitet werden. Menschen, die unter diesem Sternzeichen geboren wurden, sollten bei ihren Zähnen besondere Sorgfalt walten lassen und zum Reinigen anstelle einer

Zahnbürste lieber ihren Zeigefinger und etwas Zahnpaste benutzen. Diese Art des Zähneputzens wirkt auf das Zahnfleische wie eine Massage und verhindert Erkrankungen der empfindlichen Zähne sowie des Zahnfleisches.

Wassermann

Ein Wassermann hat normalerweise keine Hautprobleme. Treten jedoch häufig Stresssituationen und nervöse Belastungen auf, so kann dies zu einer Bildung von Ekzemen sowie zu Juckreiz an verschiedenen Körperstellen führen. Menschen, die unter diesem Sternzeichen geboren wurden, sollten sich daher bemühen, ihre Emotionen zu kontrollieren und sich häufiger entspannen. Feuchtigkeitsspendende Gesichtsbehandlungen mit Orangen, Grapefruits, Zitronen und Wassermelonen sind ganz besonders zu empfehlen. Zudem benötigt die Haut hohe Mengen der Vitamine D und B.

Fische

Unter diesem Tierkreiszeichen geborene Menschen besitzen normalerweise eine empfindliche Haut, die für Schwellungen und Allergien anfällig ist. Masken, die aus Karotten, Walderdbeeren, Gurken und Trauben zubereitet werden, versorgen die Haut mit Feuchtigkeit. Ein Aufguss aus Salbei oder Wermut können als Hautreiniger verwendet werden. Körper und Gesichtsmassagen helfen, die Haut in einem guten Zustand zu erhalten.